ROBERT SCHLEIP
mit Johanna Bayer

FASZIEN FITNESS

Vital, elastisch, dynamisch in Alltag und Sport

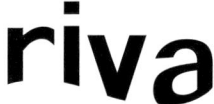

Bibliografische Information der Deutschen Nationalbibliothek:
Die Deutsche Nationalbibliothek verzeichnet diese Publikation in der Deutschen National-
bibliografie; detaillierte bibliografische Daten sind im Internet über http://d-nb.de abrufbar.

Wichtiger Hinweis
Dieses Buch ist für Lernzwecke gedacht. Es stellt keinen Ersatz für eine individuelle Fitnessberatung
und medizinische Beratung dar. Wenn Sie medizinischen Rat einholen wollen, konsultieren Sie bitte
einen qualifizierten Arzt. Der Verlag und die Autoren haften für keine nachteiligen Auswirkungen,
die in einem direkten oder indirekten Zusammenhang mit den Informationen stehen, die in diesem
Buch enthalten sind.

Für Fragen und Anregungen:
info@rivaverlag.de

Originalausgabe
3. Auflage 2015
© 2014 by riva Verlag, ein Imprint der Münchner Verlagsgruppe GmbH
Nymphenburger Straße 86
D-80636 München
Tel.: 089 651285-0
Fax: 089 652096

Alle Rechte, insbesondere das Recht der Vervielfältigung und Verbreitung sowie der Übersetzung,
vorbehalten. Kein Teil des Werkes darf in irgendeiner Form (durch Fotokopie, Mikrofilm oder ein anderes Verfahren) ohne schriftliche Genehmigung des Verlages reproduziert oder unter Verwendung
elektronischer Systeme gespeichert, verarbeitet, vervielfältigt oder verbreitet werden.

Redaktion: Caroline Kazianka
Umschlaggestaltung: Maria Wittek
Umschlagabbildungen: Vukašin Latinović
Models: Daniela Meinl, Markus Rossmann
Layout und Satz: Meike Herzog
Druck: Florjancic Tisk d.o.o., Slowenien
Printed in the EU

ISBN Print 978-3-86883-483-3
ISBN E-Book (PDF) 978-3-86413-649-8
ISBN E-Book (EPUB, Mobi) 978-3-86413-650-4

Weitere Informationen zum Verlag finden Sie unter

www.rivaverlag.de

Beachten Sie auch unsere weiteren Verlage unter www.muenchner-verlagsgruppe.de.

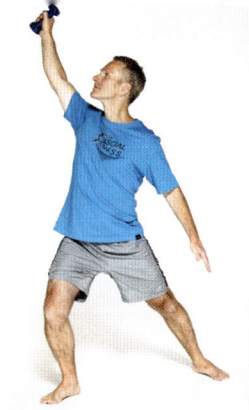

INHALT

Vorwort von Klaus Eder.. 5

Zur Einführung: Warum Sie Ihre Faszien trainieren sollten.................. 9

1. Kapitel: Faszien und Bindegewebe – was ist das?...................... 17

2. Kapitel: Die Prinzipien des Faszientrainings........................ 49

3. Kapitel: Die Übungen... 105

4. Kapitel: Faszien, Physiotherapie und sanfte Heilmethoden............ 187

5. Kapitel: Fitte Faszien: Essen und gesunder Lebensstil............... 199

Schlusswort: Die Zukunft gehört den Faszien............................... 208

Adressen, Links, Infos.. 210

Die Autoren... 211

Bildnachweis.. 212

Übungsübersicht... 214

Register.. 216

FASZIEN-FITNESS

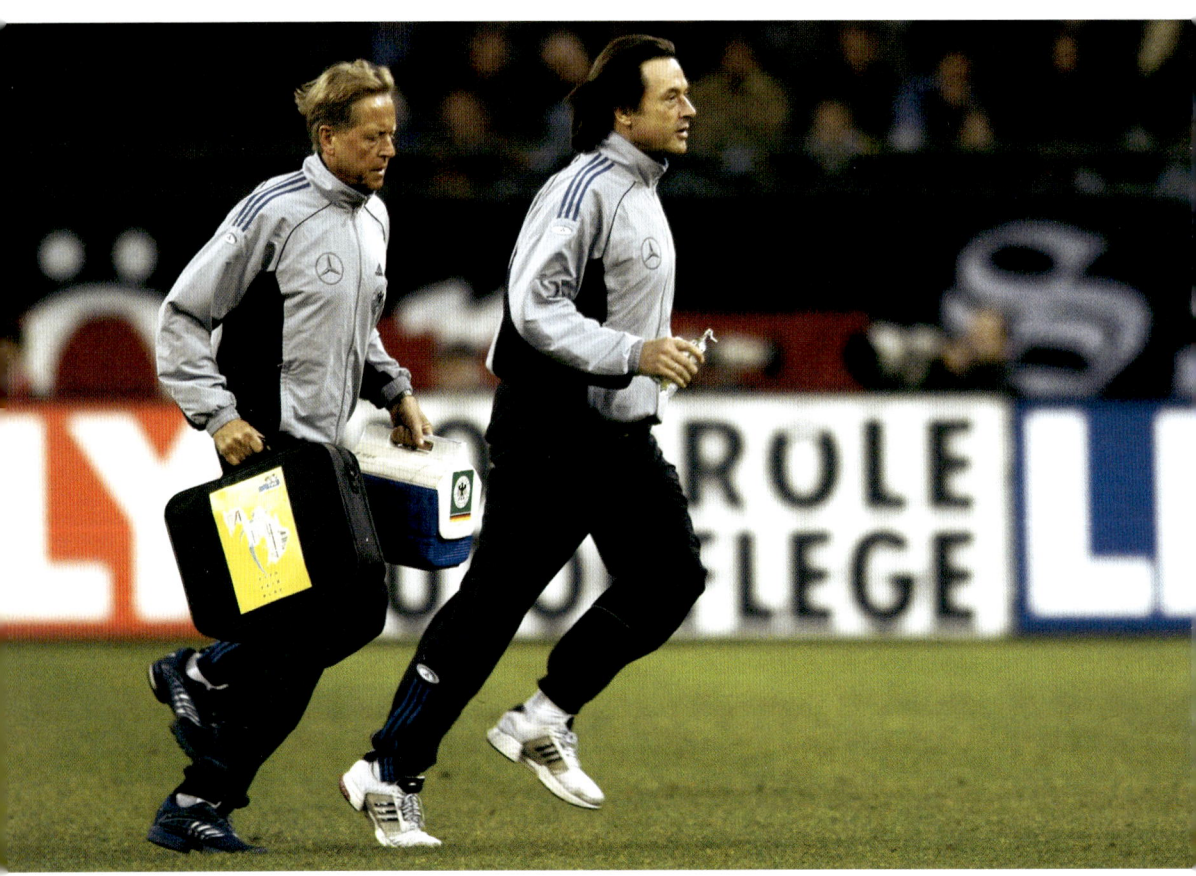

Klaus Eder (links) auf dem Weg zur Sofortmaßnahme

VORWORT

von Klaus Eder

Der Einladung, ein Vorwort zu einem Buch über mein Lieblingsthema Faszien zu schreiben, kann ich beim besten Willen und selbst bei knappstem Terminkalender einfach nicht widerstehen. Noch dazu wenn dieses Buch von einem Kollegen kommt, dessen Arbeit ich über alle Maßen schätzen und mit dem mich schon seit vielen Jahren die Faszination für die Rolle der Faszien im menschlichen Körper, und hier ganz besonders im Bereich der Sportmedizin, verbindet: Dr. Robert Schleip.

Mit seiner Forschungsarbeit und seinem Einsatz auf dem Feld der Physiotherapie hat Dr. Robert Schleip die Faszien nicht nur zum Gegenstand der Wissenschaft gemacht, sondern auch in den Fokus von Sportphysiotherapeuten und manueller Behandlung gerückt.

Ich kann Ihnen gar nicht sagen, wie sehr es mich freut, dass er jetzt auch mit einem allgemeinverständlichen Buch das Wissen über Faszien einer breiten Leserschaft und vielen Menschen zugänglich macht.

Seit Jahrzehnten arbeite ich mit Hochleistungssportlern und sie vertrauen mir ihre Körper an. Die deutsche Fußballnationalmannschaft betreue ich schon seit 1988 und habe in dieser Rolle »unsere Jungs« über insgesamt sieben Weltmeisterschaftsturniere begleitet. Von 1990 bis 2012 durfte ich auch das deutsche Davis-Cup-Tennis-Team als zuständiger Physiotherapeut betreuen.

Mein Diagnose- und Behandlungsinstrument sind dabei meine bloßen Hände und ich kenne inzwischen die Härte und Weichheit der Muskeln und Faszien bei den meisten dieser Spitzensportler so gut wie meinen eigenen Garten.

Ebenso kenne ich aber auch die oft dramatischen persönlichen Herausforderungen, wenn ein Spieler aufgrund von Verletzungen oder Überlastungsschäden ganz oder vorübergehend ausscheidet – und ich weiß: Fast immer ist Fasziengewebe betroffen. In vielen Fällen kann ich dann aber mit meinen Händen das Ausmaß und die Zeitdauer des Leidens verkürzen. Dabei helfen mir vor allem meine Kenntnisse der faszialen Anatomie sowie meine langjährige Behandlungserfahrung.

Allerdings beruhte vieles, was ich und andere auf diesem Feld über lange Zeit gemacht haben, mehr auf Intuition und Erfahrung als auf gesichertem Wissen. Erst die Arbeit von Dr. Robert Schleip hat das geändert: Er und seine Kollegen von der Universität Ulm haben in Experimenten ganz neue Grundlagen für das Verständnis von den Faszien gelegt, denn sie zeigten, dass Faszien sich unabhängig vom Muskel verhärten können und dass dies auch mit Stress im Zusammenhang steht.

Als Manualtherapeut habe ich schon seit Jahrzehnten mit meinen Fingern solche Verhärtungen bei meinem Sportlern und Patienten ertasten können, Doch mit Erklärungen und Mitteilungen musste ich mich oft bedeckt halten – ich hatte keine, ich hatte nur mein Gefühl. Als Praktiker habe ich im Gespräch mit Orthopäden und Medizinern dann feststellen müssen, dass diese ganz bestimmte Modelle über die Entstehung dieser Verhärtungen im Kopf hatten, die zu meiner Intuition nicht passten. Und es war alles andere als einfach, mit ihnen zu diskutieren.

Es freut mich daher ganz besonders, dass Robert Schleip für seine experimentellen Arbeiten im Jahr 2006 den renommierten Vladimir Janda Preis für Muskuloskeletale Medizin' bekommen hat.

Vor allem, weil ich bei Prof. Vladimir Janda, dem großen Muskelforscher und Neurophysiologen aus Prag, selbst noch gelernt habe. Prof. Janda war einer der ersten, die mich und andere Pioniere im Feld der heutigen Sport-Physiotherapie darauf hinwiesen, wie wichtig die Faszien für den Ablauf gesunder Bewegungen sind und wie deutlich sie auf die Behandlung reagieren.

Das beobachte ich nicht nur bei meinen Spitzensportlern, sondern auch bei den Freizeitsportlern, die wir in unserem Behandlungszentrum Eden Reha in Donaustauf seit vielen Jahren mit betreuen.

Daher begrüße ich es außerordentlich, dass mit diesem Buch das Faszientraining für alle Menschen, ob Leistungs- oder Hobbysportler, zugänglich wird, und dass es in verständlicher Weise die Funktion der Faszien im Körper erklärt.

Dieses gezielte Faszientraining, das Robert Schleip mit seinen Kollegen in den letzten Jahren entwickelt hat, hat aus meiner Sicht ein sehr großes Potential. Es würde mich sehr freuen, wenn dieses Buch dazu beiträgt, dass mehr Menschen Spaß und Erfolg im Sport haben, ohne sich zu verletzen und auf die rettende therapeutische Hilfe von mir und anderen faszienkundigen Kollegen angewiesen zu sein.

Dabei werden wir, die Sportphysiotherapeuten, bestimmt nicht arbeitslos – aber dank der Arbeit von Forschern wie Robert Schleip werden wir es in Zukunft leichter haben.

Donaustauf, im August 2014
Klaus Eder

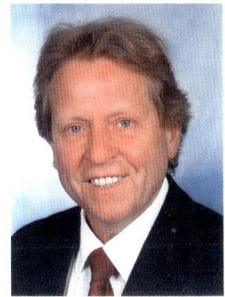

■ Klaus Eder

ist Physiotherapeut und betreut seit vielen Jahren Spitzensportler und Olympiateilnehmer aus verschiedenen Sportarten, darunter auch die deutsche Fußballnationalmannschaft und das deutsche Davis-Cup-Team. In Donaustauf betreibt er Eden Reha, eine Praxis für Physiotherapie und Krankengymnastik mit einer angeschlossenen Rehabilitationsklinik für Sport- und Unfallverletzte. Darüber hinaus bietet Eden Reha laufend Fortbildungen für Ärzte, Gesundheitsfachleute und Sportlehrer an, etwa zur Sportphysiotherapie oder zur Faszium-Therapie.

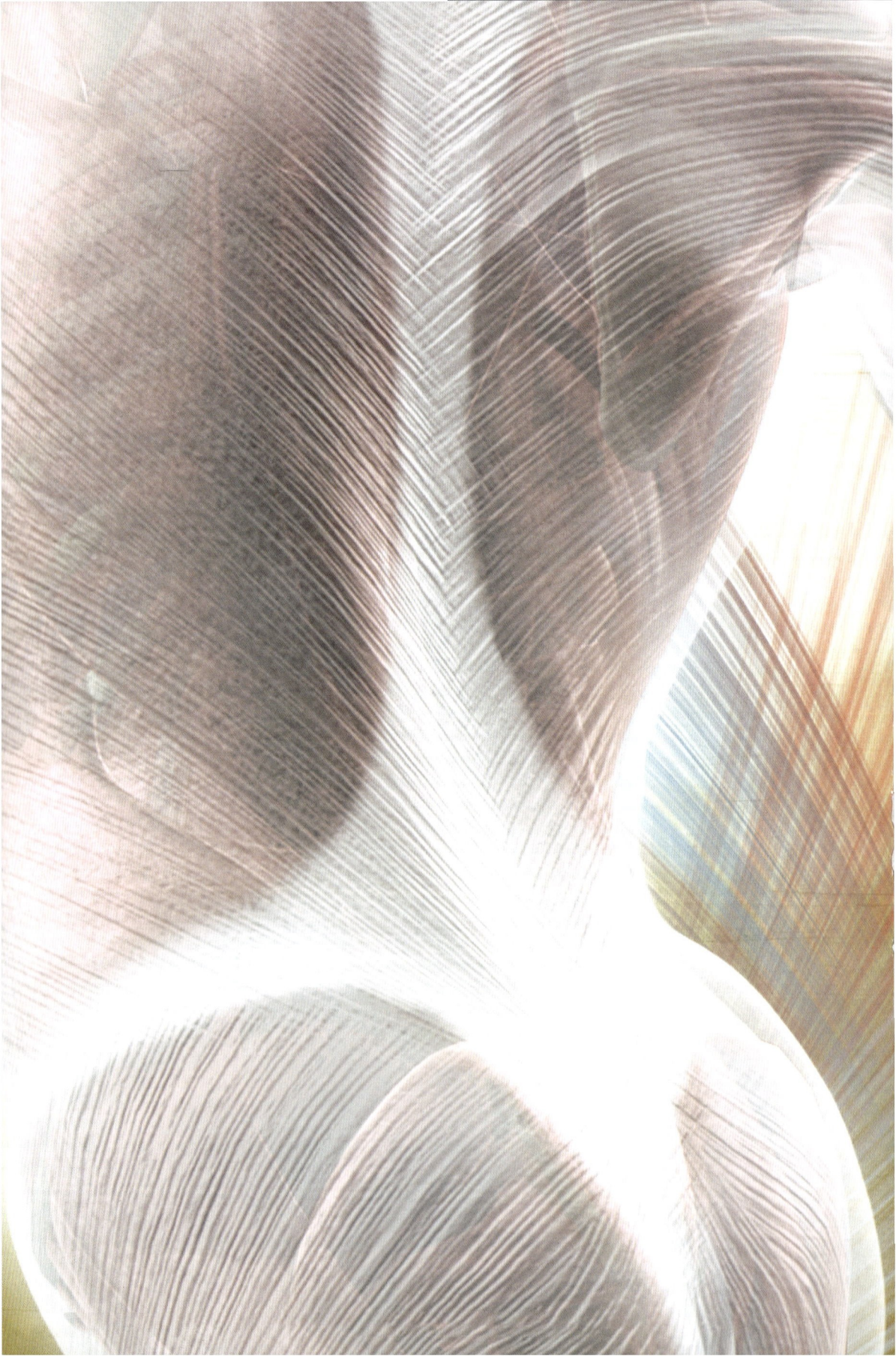

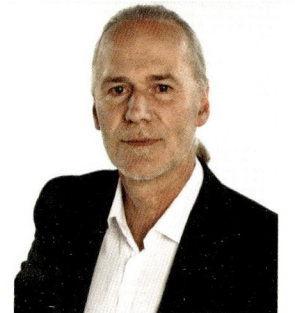

ZUR EINFÜHRUNG

Warum Sie Ihre Faszien trainieren sollten

Faszien faszinieren mich. Die Faszien, auch Bindegewebe genannt, sind der universelle Baustoff, der unseren ganzen Körper durchzieht, alle Organe umhüllt und uns Form und Struktur gibt. Dieses Material und seine Eigenschaften sind so interessant, dass ich vom Körpertherapeuten zum Naturwissenschaftler wurde: Ich wollte wissen, welchen Anteil die Faszien an menschlichen Bewegungen haben und was sie für Körper und Psyche wirklich bedeuten. Inzwischen ist mir klar, dass ihre Leistung gar nicht hoch genug eingeschätzt werden kann – und dass wir gut daran tun, uns in Alltag und Sport der Faszien viel mehr bewusst zu werden.

Was das bedeutet, möchte ich Ihnen in diesem Buch nahebringen. Denn viel zu lange standen die Faszien im Abseits, auch wenn Mediziner, Trainer und Physiotherapeuten sehr wohl um ihre Existenz und ihre Funktionen wussten. Doch wenn an chronischen Rückenschmerzen mit Operationen herumlaboriert wurde, wenn man in der Physiotherapie Schmerz und Verspannungen lindern wollte, wenn Sportler nach langem Training in der Leistung stagnierten, konzentrierte man sich auf Muskeln, Nerven, Knochen, Koordination und Kraft. Die Faszien wurden nicht als eigenständiger Akteur gesehen. Das hat sich in den letzten Jahren mas-

FASZIEN-FITNESS

siv geändert: Die Faszien sind aus ihrem Aschenputteldasein herausgetreten.

Einiges, was sich in den letzten Jahren an Wissen rund um das Bindegewebe angesammelt hat, wirft alte Konzepte über den Haufen oder löst manchmal geradezu einen Paradigmenwechsel aus: Ein Muskelkater etwa kommt weniger aus dem Muskelgewebe, sondern entsteht hauptsächlich in den Faszien, die den Muskel umhüllen. Rückenschmerzen haben ihre Ursache in vielen Fällen nicht in Wirbel- oder Bandscheibenschäden, sondern in den Faszien, Sportverletzungen sind zum allergrößten Teil keine Muskelprobleme, sondern Faszienverletzungen. Und die Faszien gelten inzwischen als eines unserer wichtigsten Sinnesorgane, das Bindegewebe schickt sogar Signale bis ins Gehirn und den Sitz des Bewusstseins. Alle Körperbewegungen werden von Sensoren in den Faszien mitbestimmt: Fallen sie aus, kann der Mensch seine Bewegungen nicht mehr steuern. Die Liste dieser neuen Erkenntnisse ist ziemlich lang, und fast täglich kommen aus aller Welt weitere dazu.

Sie stammen aus der medizinischen oder biologischen Forschung, aber auch von Physiotherapeuten und anderen Praktikern. Und weil ich selbst als Körper- und Bewegungstherapeut gearbeitet habe, bevor ich in die Wissenschaft ging, ist es mir besonders wichtig, Theorie und Praxis miteinander zu verbinden. So haben wir von der Fascial Fitness

Sportverletzungen sind fast immer Verletzungen an Bändern, Gelenkkapseln oder Sehnen – also an faszialem Bindegewebe. Hier reißt sich die Nr. 28 von Bayern München, Holger Badstuber, gerade das Kreuzband im rechten Knie.

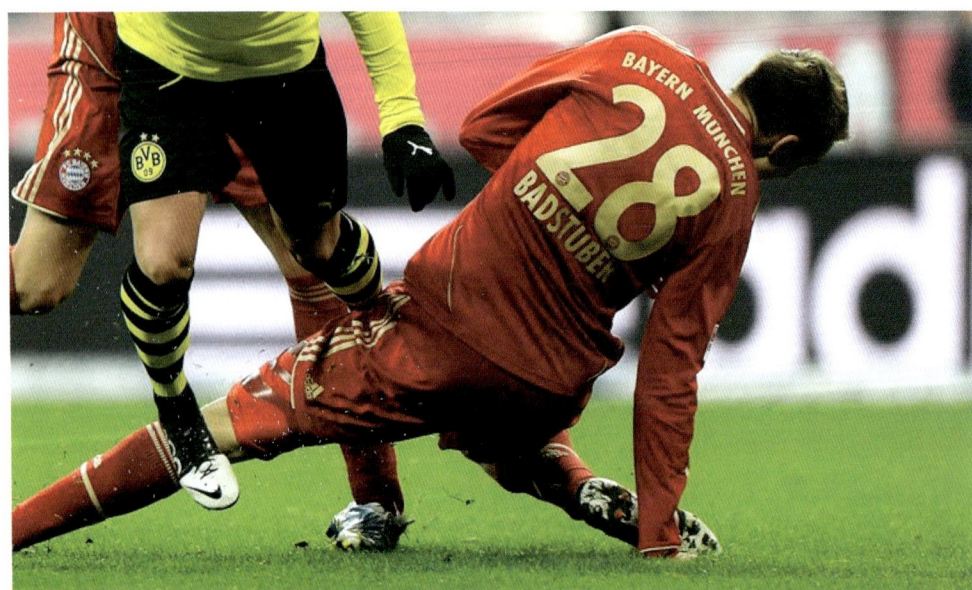

Zur Einführung

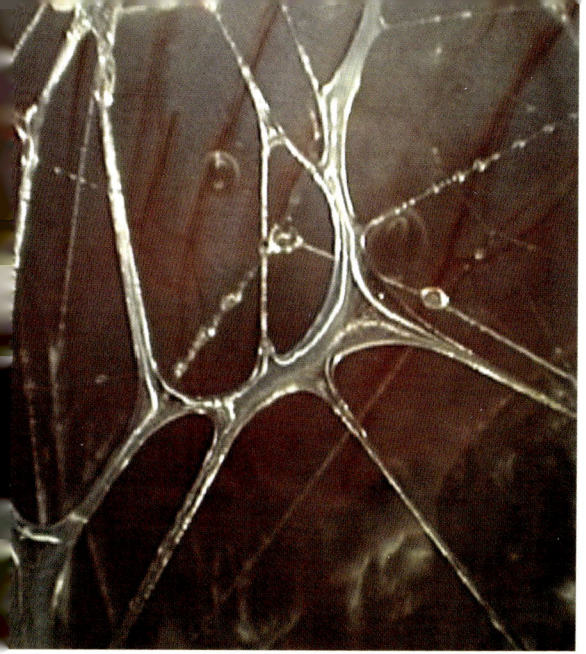

Unsichtbares Netzwerk: die Faszien. Diese einmaligen Mikroskopaufnahmen stammen von dem französischen Chirurgen J. C. Guimberteau.

Association schon 2009 damit begonnen, die vielen Entdeckungen rund um die Faszien in ein Trainingsprogramm umzusetzen, das das Gewebe gezielt stimuliert, kräftigt und pflegt. Heute spannt sich das Netz von Faszienforschern, Sportwissenschaftlern und Bewegungstherapeuten, die das gezielte Faszientraining anwenden und weiterentwickeln, um die ganze Welt.

Natürlich gibt es schon Hunderte von Büchern und Trainingsprogrammen, die alle viel und überdies dasselbe versprechen: mehr Kraft, bessere Leistung und Ausdauer, mehr Beweglichkeit, Gesundheit, Wohlbefinden und einen schöneren Körper. Wenn jetzt jemand sagt: »Was sollen wir denn noch alles machen?«, würde ich das gut verstehen. Und wenn jemand sagt: »Warum soll ich die Trainingsmethode wechseln? Ich komme gut klar«, würde ich auch das verstehen. Denn viel hilft nicht viel, wie gerade Sportler wissen – das Richtige muss es sein. Und mit dem Faszientraining kommt eine bislang fehlende Komponente ins Spiel. Ein gezieltes Faszientraining kann die Leistung optimieren, neuen Leistungszuwachs erzielen, im Alltag von Schmerzen und Steifigkeit befreien, und es lässt sich vor allem mühelos in ein anderes Trainingsprogramm integrieren, das Sie schon befolgen. Das heißt: Faszientraining ersetzt nicht alle bisherigen Trainingsprogramme, es ergänzt sie. Es bereichert sie um das Element, das bisher fehlte. Denn die Schwerpunkte in Sportwissenschaft und Trainingslehre waren über Jahrzehnte Kraft, Ausdauer und Koordination. Sie zielten also auf Muskeln, Kreislauf und neuronale Steuerung – ohne die Faszien zu berücksichtigen.

Viele Trainingsprogramme betonen zwar, dass sie die Faszien mittrainieren. Aber das stimmt so nur bruchstückhaft, und es ist vor allem nicht effizient: Faszien brauchen eigene Impulse und bestimmte Bewegungen. In den üblichen, festgelegten und stereotypen Programmen fehlen diese Impulse meist ganz oder treten nur zufällig und ohne abgestimmte Dosierung auf. Zum Vergleich: Wer für einen Marathon trainiert, trainiert auch irgendwie seine Muskeln mit. Doch große Gewichte wird er nicht stemmen können – denn die dafür nötigen Muskeln sind nicht gezielt aufgebaut worden. Gezieltes Training ist also das Schlüsselwort für die Optimierung.

Heute wissen wir, dass die Bedeutung der Faszien für das Funktionieren der Muskeln sowie die optimale Koordination enorm ist – aber dass sie eine spezielle Stimulation brauchen. Das wirkt sich auf die Trainingskonzepte aus, die schon mehrere Erneuerungswellen durchlaufen haben. Nachdem früher einzelne Muskeln trainiert wurden, richtete man danach das Augenmerk auf Muskelketten und funktionale Bewegungsabläufe – und heute zeichnet sich etwas Neues ab: Training muss auch das ganze Fasziennetzwerk und seine langen Zugbahnen erfassen. Denn der Zustand der Faszien beeinflusst Ausmaß und Heilung von Verletzungen ebenso wie die Regeneration nach Training und Wettkampf. Er bestimmt sogar viel mehr – und das erfahren Sie in diesem Buch.

Faszientraining macht also Ihr persönliches Programm komplett. Das bedeutet nicht, dass Sie zusätzlich ein Riesenpensum bewältigen oder sich völlig umstellen müssen. Die Übungen, die wir vorschlagen, lassen sich problemlos integrieren und sorgen fast nebenbei für Wartung und Pflege Ihres Fasziennetzwerks im Körper. Sie sollen das Bindegewebe beleben und regenerieren, es vital und geschmeidig halten, damit Sie Ihre Muskeln noch besser trainieren können, Ihre Bewegungen flüssig und elegant werden und Ihre Widerstandskraft steigt. Denn Faszientraining erhöht die Belastbarkeit von Sehnen und Bändern, vermeidet schmerzhafte Reibereien in Hüftgelenken und Bandscheiben, schützt die Muskulatur vor Verletzung und hält den Körper in Form, weil es für eine jugendliche und straffe Silhouette sorgt. Das ist gerade auch im Alltag und mit zunehmendem Alter wichtig.

Das Ganze ist erstaunlich wenig aufwendig: zehn Minuten zweimal in der Woche reichen. Besondere Kleidung oder Geräte sind nicht erforderlich, das gesamte Programm ist unkompliziert, alltagstauglich und geeignet für alle Alters- und Trainingsstufen. Die Vorteile des Faszientrainings für den Sport, aber vor allem im Alltag liegen dabei auf der Hand:

- Die Muskeln arbeiten effizienter.
- Die Regenerationszeit verkürzt sich, sodass man schneller fit wird für das nächste Training und die nächste Anforderung.
- Die Leistungsfähigkeit steigt.
- Bewegungsabläufe und Koordination verbessern sich.
- Die Bewegungen erlangen einen Ausdruck von geschmeidiger Eleganz und wirken weniger hölzern.
- Körperhaltung und -form werden straffer und jugendlicher.

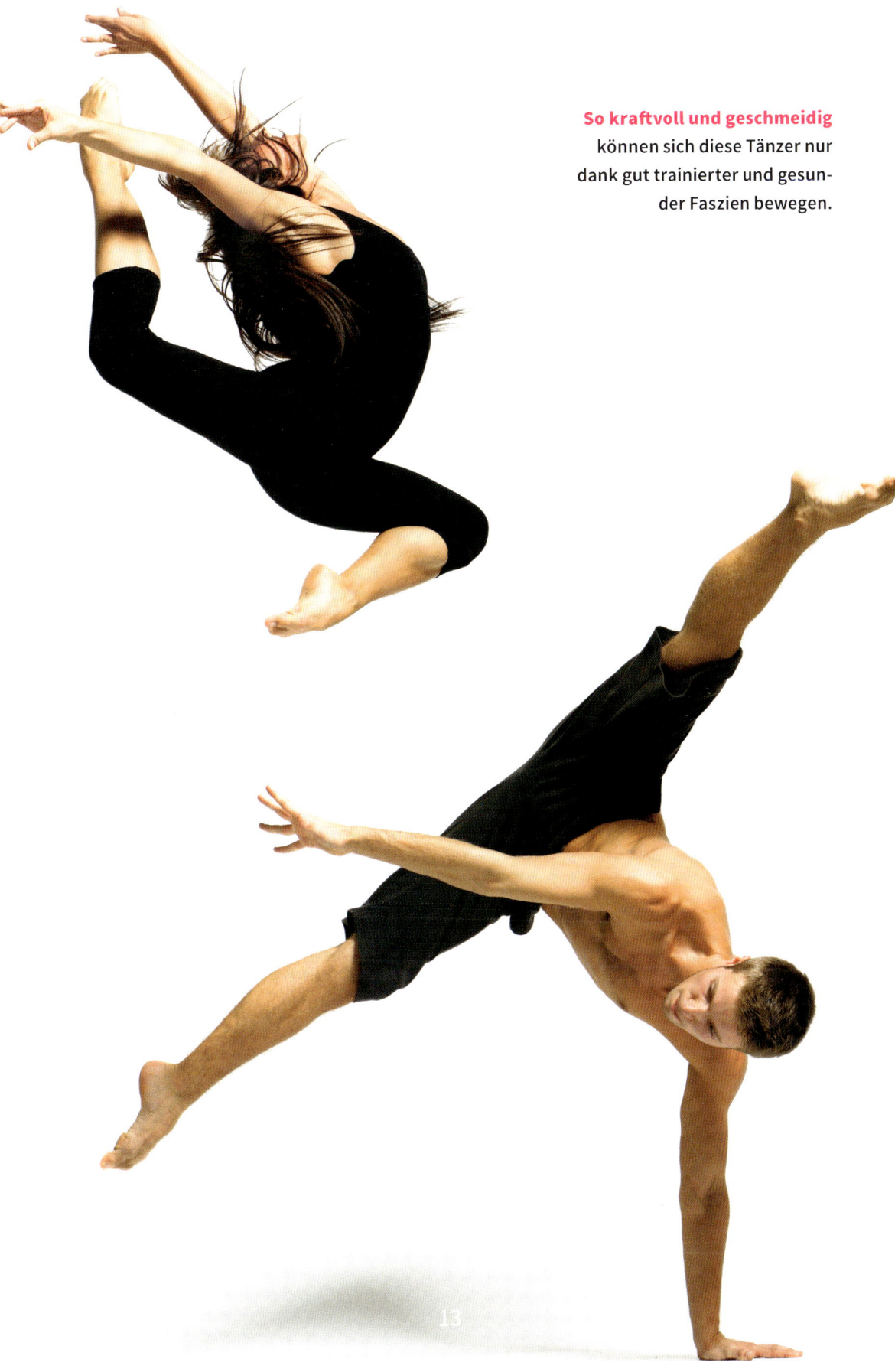

So kraftvoll und geschmeidig können sich diese Tänzer nur dank gut trainierter und gesunder Faszien bewegen.

- Ein guter Faszienzustand bietet langfristig Schutz vor Verletzungen und Schmerz.

- Es gibt viel mehr Spaß und Abwechslung im Training.

- Faszientraining verleiht ein Gefühl von Jugendlichkeit und Spannkraft.

Die Übungen sind außerdem variierbar für verschiedene Bindegewebstypen oder Problemzonen. Auch im Hinblick auf das Altern, das uns ja alle trifft, ist ein regelmäßiges Faszientraining wichtig: Wir sind so alt wie unser Bindegewebe! Fitte Faszien halten Sie in Form, mit dem richtigen Training können Sie ein Leben lang jugendlich und straff bleiben. Wer also jung bleiben oder wieder jung werden will, tut gut daran, seine Faszien richtig zu pflegen. Was das alltägliche Leben angeht, so gibt es aber noch weitere Auswirkungen. Viele kennen die üblichen Zipperlein, die uns oft und lange begleiten und sich zu Problemen auswachsen können: Rückenschmerzen, Schulter- und Ellenbogenprobleme, Nackenschmerzen, Verspannungen, Kopfschmerzen sowie Fußprobleme wie der Fersensporn. Mediziner erkennen zunehmend, dass bei allen diesen Syndromen der Zustand des Bindegewebes eine wesentliche Rolle spielt, dass Störungen im Bindegewebe sogar die Ursache sein können, etwa bei Schulterproblemen wie der schmerzhaften Schultersteife, auch »Frozen Shoulder« genannt. Und dass sie mit faszienbetonten Behandlungen und Trainingsprogrammen zu lindern oder zu beseitigen sind.

EINE REISE IN DIE UNBEKANNTE WELT DER FASZIEN

Als Körpertherapeut, forschender Humanbiologe und Lehrer sehe ich die Faszien und ihre Bedeutung unter vielen verschiedenen Perspektiven, ob in meiner naturwissenschaftlichen Arbeit oder in der Aus- und Fortbildung von Medizinern, Physiotherapeuten, Rolfern und Osteopathen. Aber jeden Tag erlebe ich auch, was das alles für mich selbst und meinen Körper bedeutet: beim Aufstehen, wenn ich mich genüsslich räkele und strecke, weil das so wohltuend wach macht. Nach einem anstrengenden Tag, wenn ich im Park um die Ecke im Klettergerüst herumturne und alle Gelenke maximal dehne – sehr zur Freude der Kinder und Nachbarn, die einen 60-Jährigen im Klettergerüst herumhangeln sehen. Frühmorgens, wenn ich barfuß jogge, um meinen Körper zu spüren und meine Sinne auf den Tag einzustellen. Und während der Arbeit, wenn ich lange sitzen muss und immer wieder mit kleinen Übungen die starre Haltung unterbreche. Das Pensum, das ich als Forscher, Lehrer und Autor zurzeit

Zur Einführung

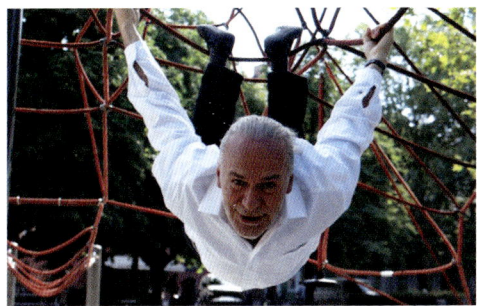

Im Park bei meiner Wohnung in München-Schwabing. Nach einem langen Tag gibt es kaum etwas Erfrischenderes, als mich dort auszutoben.

erledige, könnte ich nicht schaffen, wenn ich meinen Körper und besonders mein Fasziensystem nicht pflegen würde.

Ich wünsche Ihnen, dass Sie – auch durch dieses Buch – dasselbe erleben und in Ihrem Körper spüren können. Daher lade ich Sie ein, mich auf eine Reise zu den bisher verborgenen Strukturen zu begleiten, die Sie und mich ausmachen. Anfangs ist es eine Spurensuche, und es werden auch einige etwas trockenere Landstriche zu durchqueren sein. Das sind die Kapitel, die Grundlagen erklären samt anatomischen und physiologischen Details. Sie gehören aber einfach dazu, wenn man die Prinzipien des Faszientrainings verstehen will, die über Muskeltraining und Kraftaufbau hinausgehen und viel mit den Eigenschaften des Gewebes zu tun haben. Und ich bin davon überzeugt, dass es nicht nur für Sportler, Trainer und Bewegungslehrer aller Art interessant und nützlich ist, sich etwas tiefer auf das Geschehen in den Faszien einzulassen. Sondern auch für Leser, die einfach ein befriedigendes Körper- und Bewegungsgefühl erlangen möchten – eigentlich für alle. Besonders auch für Menschen mit Schmerzen, Ältere, die ein sinnvolles, einfaches Trainingsprogramm und Informationen suchen, oder Ungeübte, die sanft in den Sport einsteigen wollen. Praxistipps gibt es außer im Übungskapitel auch im Abschnitt über Ernährung und gesunden Lebensstil.

Auf unserer Reise in die unbekannte Welt der Faszien werden Sie einiges erfahren, von denen Sie vielleicht noch nie gehört haben. Anderes ist Ihnen beim Training oder auf der Bank des Physiotherapeuten möglicherweise schon begegnet. Aber verschaffen Sie sich ruhig erst einen Überblick über die Eigenschaften und Funktionen der Faszien, bevor Sie sich mit Feuereifer auf die Übungen stürzen. Sie werden so viel mehr vom Training profitieren und auch für Ihren Alltag einige neue Einsichten erlangen.

Vor allem aber soll unser Faszientraining auch Spaß machen! Denn sinnliches Vergnügen ist, das werden Sie noch erfahren, aus vielen Gründen wesentlich für unsere Art von Faszientraining. Und so starten wir jetzt unsere Expedition mit der Aussicht auf neue Freude am eigenen Körper und an der Bewegung.

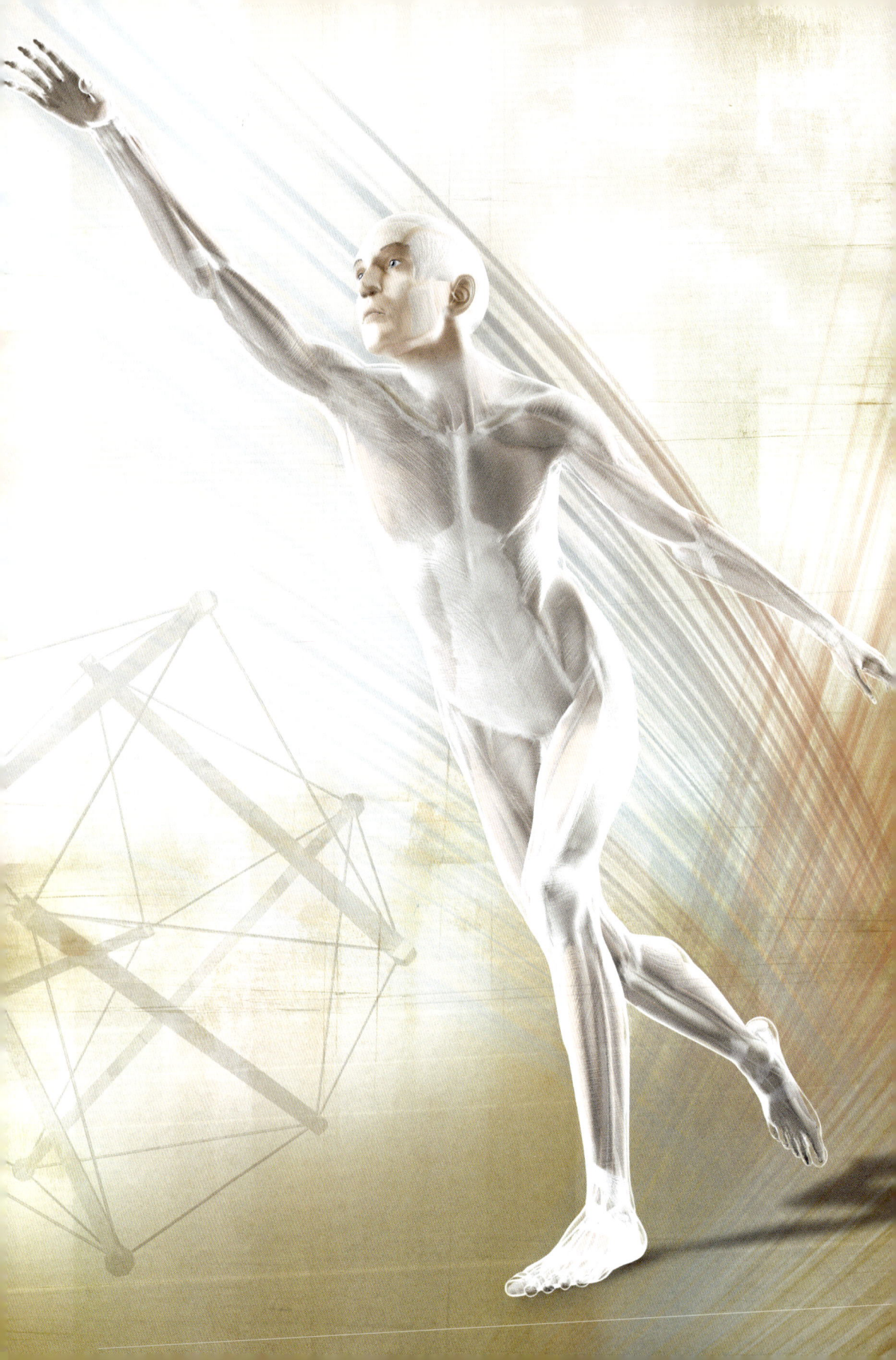

1. KAPITEL

Faszien und Bindegewebe – was ist das?

Bevor Sie trainieren, sollten Sie mehr über die Faszien und die Bedeutung des Bindegewebes für Ihren Körper wissen. Denn das Bindegewebe ist erstaunlich vielfältig und hat Funktionen, die den ganzen Organismus betreffen. Deshalb möchte ich Ihnen in diesem Kapitel einen Überblick über die verschiedenen Typen von Fasziengewebe und seine Eigenschaften geben. Sie werden sehen, dass bestimmte Grundfunktionen des Bindegewebes für fast alle Typen gleich sind. Und nicht nur das – über weite Körperstrecken ist das Bindegewebe vernetzt, auch über verschiedene Organe hinweg. Das alles hat Auswirkungen auf die Art des Trainings, das ich mit meinen Kollegen entwickelt habe und das wir Ihnen in Kapitel 3 vorstellen. Noch wichtiger werden diese Eigenschaften oder Funktionen dann, wenn man bedenkt, dass sie auch mit Schmerzen, bestimmten Krankheiten oder Funktionseinschränkungen zusammenhängen, sich im Alter verändern und sogar die psychische Gesundheit beeinflussen können. Dazu werfen wir auch einen Blick in die Wissenschaft von den Faszien.

Die folgenden Abschnitte sind daher wichtig, wenn Sie von Ihrem Training maximal profitieren wollen. Wer es sehr eilig hat, wird dieses Kapitel vielleicht überspringen wollen und gleich zu den Übungen in Kapitel 3 blättern. In einer ruhigen Minute sollten Sie die Lektüre allerdings besser nachholen – Sie werden mehr von den Übungen haben und vielleicht wichtige Erkenntnisse in Ihren Alltag übernehmen können.

FRISCHE FASZIEN!

Wahrscheinlich hat jeder schon einmal ein Stück Faszingewebe in der Hand gehabt und sogar mit dem Messer traktiert – in der Küche. Da wir gerne das Muskelfleisch von Tieren verzehren, bekommen wir auch oft die dazugehörigen Faszien zu Gesicht: Sie durchziehen als feine Marmorierung die Fleischstücke und sitzen sichtbar als weiße Schicht darauf. In der Regel schneiden Metzger, Koch oder Hausfrau die Sehnen und weißen Schichten weg. Je nach Fleischsorte und Gericht behält man sie manchmal aber auch, denn sie geben Geschmack und Fett ab. Wenn man es bei einem Schweinebraten zum Beispiel auf eine schöne, knusprige Schwarte abgesehen hat, lässt man ein dickes Stück der Bauchfaszie samt Fett am Braten. Bei einem typischen Roastbeef, das aus der Lende stammt, ist wie hier im Bild meistens ein Teil der großen Rückenfaszie des Tieres zu sehen. Sie wird zum Braten eingekerbt. Diese Faszien, die Sie im Bild sehen, sind also Muskelfaszien, es gibt aber auch noch andere Typen von faszialem Gewebe.

URSTOFF MIT VIELEN FUNKTIONEN

Faszien bestehen im Wesentlichen aus den Urbausteinen des Lebens: Protein und Wasser. Wie das Gewebe genau zusammengesetzt ist, entscheidet die Funktion an der Körperstelle, an der es sich befindet. Diese Funktionen und damit auch die Bautypen sind so vielfältig, dass das für Nichtfachleute verwirrend sein kann. Und auch Fachleute haben sie bis vor Kurzem nicht unter einem einheitlichen Blickwinkel betrachtet. Sehr wohl bekannt war den Medizinern, Physiologen und Anatomen allerdings, dass die großen Faszienblätter, auch Sehnen und Bänder, die strammen Hüllen um Organe wie Niere oder Herz, die hauchdünnen Schichten rund um Muskelbündel sowie die Gelenkkapseln aus demselben Material bestehen. Und dass sie alle mit dem lockeren Unterhautfettgewebe, dem losen, netzartigen Füllgewebe im Bauchraum und sogar Knorpeln und Fettgewebe wesentliche Bau- und Funktionsprinzipien gemein haben. Tatsächlich handelt es sich bei allem Bindegewebe um eine Art Universalbaustoff im Körper: Es sind

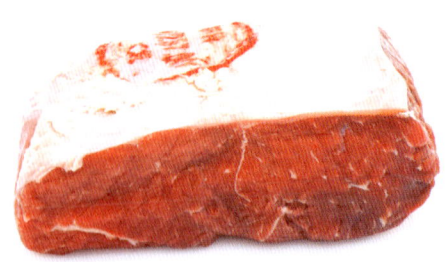

Faszien live: ein typisches Roastbeef, innen fein marmoriert mit Fett und Bindegewebe. Die weiße Schicht obendrauf ist ein Stück der großen Rückenfaszie.

Fasern in einem Netz, das mal fester, mal lockerer geknüpft ist und mal mehr, mal weniger Flüssigkeit enthält. Dieses Netz kann sowohl dehnbar als auch dicht, zug- und reißfest oder weich und lose sein. Und immer besteht es aus denselben Bausteinen in unterschiedlichen Anteilen: Kollagen, Elastin und einer wässrigen Grundsubstanz.

Auf dem ersten Weltkongress zur Faszienforschung 2007 haben daher die Initiatoren, zu denen auch ich gehörte, beschlossen, den Begriff neu zu fassen: Das Bindegewebe im Bewegungsapparat sowie die festen Hüllen um die Organe bezeichneten wir fortan als »Faszien«. Wir wollten außerdem die Gesamtheit der Bindegewebsfunktionen im Blick behalten. Unser Veranstaltungsteam zog damit die Konsequenz aus dem Wissen, das Ärzte, Physiologen, Biologen, Orthopäden, Anatomen, aber auch Physiotherapeuten und Masseure, Bewegungstherapeuten und alternative Heiler aller Disziplinen seit den 1960er-Jahren zusammengetragen hatten.

Heute betrachten Faszienforscher weltweit das gesamte Bindegewebe als ein eigenes Organ, als System, das den ganzen Körper durchdringt und das sowohl allgemeine als auch einige sehr spezifische Aufgaben hat. Und sie verwenden die Begriffe »Faszien« und »Bindegewebe« weitgehend synonym – so ist es auch in diesem Buch. Allerdings machen nicht alle Anatomen und Mediziner das so. Mediziner verstehen unter »Bindegewebe« auch Blut, Knochen und weitere Gewebe, und sie betrachten nur bestimmte Teile des muskulären Bindegewebes als Faszien. Hier halten wir uns aber an den modernen Faszienbegriff: Danach ist das, was man in der Alltagssprache unter Bindegewebe versteht, gleichbedeutend mit dem Wort »Faszien«.

DIE BAUSTEINE DER FASZIEN

Kollagene

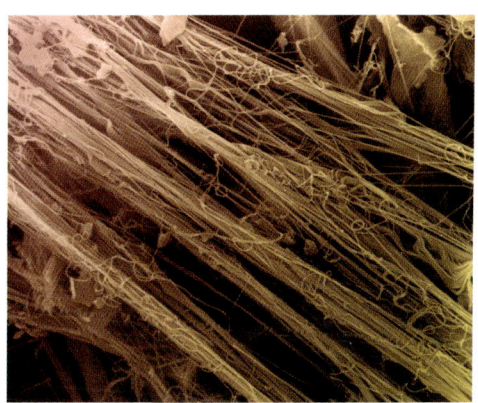

Kollagenfasern unter dem Rasterelektronenmikroskop

Als Bestandteil der Faszien spielen vor allem Kollagene eine Rolle. Kollagene sind recht feste Fasern, die dem Menschen und allen Wirbeltieren buchstäblich Form geben. Man nennt sie deshalb auch Gerüsteiweiße oder Strukturproteine. Mit einem Anteil von 30 Prozent sind Kollagene die am häufigsten im Körper vorkommenden Proteine, also wahrhaft ein Urstoff: Sogar die Knochen gehen ursprünglich aus Kollagenfasern hervor. Im Mutterleib produziert der Embryo zunächst Kollagen, das dann Mineralien, darunter Kalzium, einlagert. So wird aus weichen Fasern harter Knochen.

Die Kollagene gibt es in rund 28 unterschiedlichen Typen, davon sind vier sehr häufig. Und sie haben interessante mechanische Eigenschaften: Sie sind leicht dehnbar und trotzdem sehr reißfest – ihre Zugfestigkeit ist höher als die von Stahl!

● Elastin

Elastin ist das zweite Strukturprotein, das im Fasziengewebe vorkommt. Sein Name deutet bereits seine wichtigste Eigenschaft an: Es ist elastisch, lässt sich also dehnen und kehrt wieder in seine alte Form zurück wie ein Gummi. Bei Zug kann es sich auf mehr als die doppelte Länge ausdehnen, bevor es – bei Überlastung – schließlich reißt.

Die Dehnbarkeit ist gerade für Körperteile wichtig, die mechanisch beansprucht werden oder ihre Form verändern müssen, für die Blase zum Beispiel, die sich abwechselnd füllt und entleert. Dank des hohen Anteils an Elastin kann sie sich wie ein Gummiball ausdehnen und wieder zusammenziehen. Auch die Haut, die naturgemäß bei Bewegungen gedehnt wird, enthält Elastin.

● Die Bindegewebszellen

Beide Faserproteine, Kollagen und Elastin, werden von Zellen in den Faszien hergestellt, den eigentlichen Bindegewebszellen. Diese Fibroblasten sitzen verteilt in dem Geflecht, aus dem das Fasziengewebe besteht. Nur sie produzieren die Fasern des Bindegewebes, und zwar in dem Anteil, wie er im dazugehörigen Organ gerade gebraucht wird. Dabei reagieren sie auch auf Belastung, also Anforderungen von außen – trainiert man viel und entwickelt Kraft, produzieren die Fibroblasten auch mehr Fasern, die dem wachsenden Muskel hel-

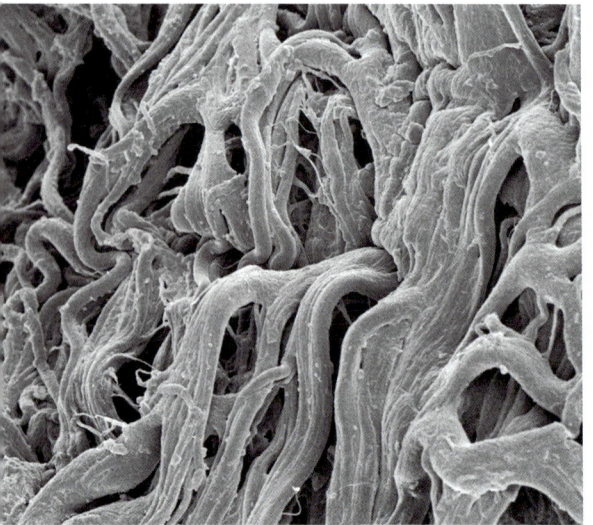

Elastinfasern aus der Hauptschlagader

Faszien und Bindegewebe – was ist das?

fen. Die Bindegewebszellen tauschen das Gewebe regelmäßig aus, allerdings eher langsam – innerhalb eines Jahres etwa die Hälfte des Fasziengewebes im Körper. Außer den nötigen Strukturproteinen scheiden die Bindegewebszellen auch Enzyme aus und dazu Botenstoffe, mit denen die Fibroblasten miteinander sowie mit anderen Zellen kommunizieren. Mittels dieser Botenstoffe wirken sie auch auf das Immunsystem ein. Diese Flüssigkeit und die darin schwimmenden Lymphzellen, Immunzellen und allerlei anderen Stoffe werden von Fachleuten »Grundsubstanz« genannt.

● Die Matrix

Die Bindegewebszellen und Fasern sind also umgeben von Flüssigkeit mit darin schwimmenden weiteren Stoffen – das ganze Gemenge an Fasern und Grundsubstanz zusammen nennt sich »Matrix«. Dabei besteht der Flüssigkeitsanteil, die Grundsubstanz, aus Wasser, Zuckermolekülen, die das Wasser binden, sowie verschiedenen Stoffen und Zellen. Die Matrix spielt eine entscheidende Rolle für die Versorgung der Bindegewebszellen und auch des Organs, zu dem das Bindegewebe gehört. Wir kommen darauf etwas weiter

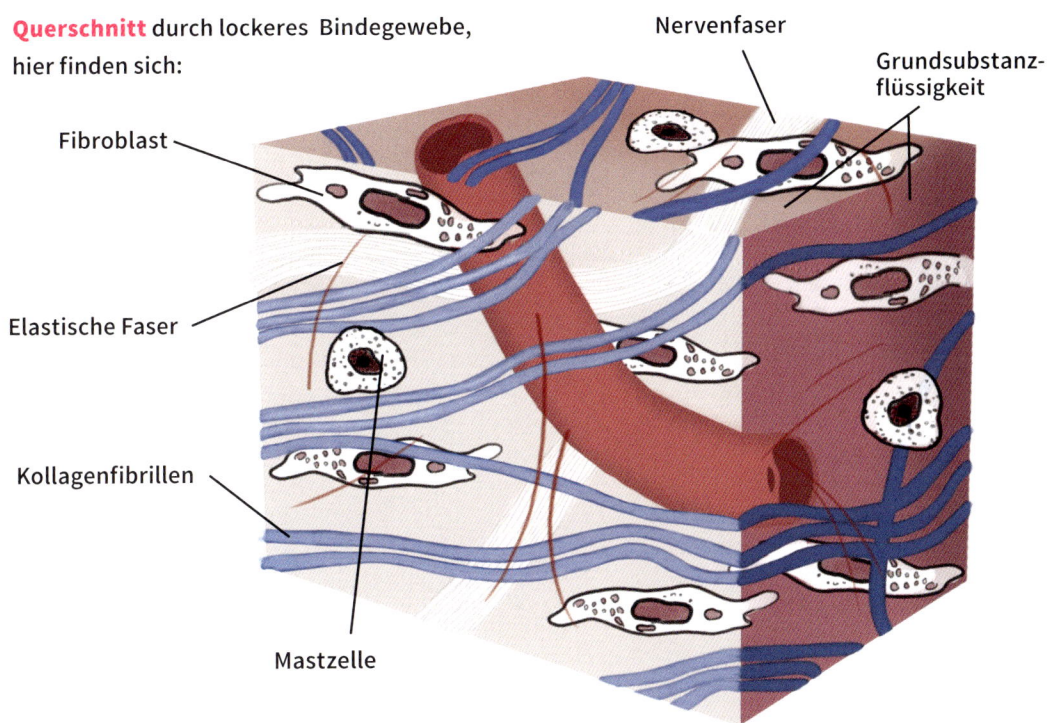

Querschnitt durch lockeres Bindegewebe, hier finden sich:
- Fibroblast
- Elastische Faser
- Kollagenfibrillen
- Mastzelle
- Nervenfaser
- Grundsubstanzflüssigkeit

unten zurück, wenn wir uns den tieferen Geheimnissen der Faszien in der Wissenschaft zuwenden. Wichtig an dieser Stelle ist aber, dass die Matrix in verschiedenen Bindegewebstypen unterschiedlich große Anteile an Abwehrzellen, Lymphzellen oder Fettzellen sowie Nervenendigungen und Blutgefäßen beherbergt. Und dass ihr Wassergehalt variiert.

Das Wasser ist als Medium für den Zellstoffwechsel entscheidend. Verschiedene Techniken, mit denen man Faszien behandelt, zielen daher genau auf den Wassergehalt und auf den Austausch von Flüssigkeit ab, auch dazu kommen wir später noch. Mitverantwortlich für den Wassergehalt ist ein ganz wichtiger Bestandteil der Matrix: die Hyaluronsäure, chemisch gesehen, ein Zuckermolekül. Hyaluronsäure wird, wie die Fasern, von den Bindegewebszellen produziert. Sie ist zäh trotz guter Fließeigenschaften und bildet deshalb die Gelenkschmiere in Knie, Schulter oder Hüfte. Weil Hyaluronsäure hervorragend Wasser speichern kann, spielt sie auch eine wichtige Rolle für den Flüssigkeitsanteil in den lockeren Typen des Bindegewebes. Viel von diesem Stoff findet sich auch besonders in den Bandscheiben. Und in der Haut sammelt die Hyaluronsäure zwischen den Kollagen- und Elastinfasern ebenfalls viel Wasser an und schafft so etwa im Gesicht einen prallen, faltenfreien Teint. Der Stoff erfreut sich deshalb bei der Kosmetikindustrie großer Beliebtheit: Hyaluronsäure wird in Cremes und Präparaten verarbeitet, und Schönheitschirurgen spritzen damit die Lippen von Starlets auf.

TYPEN UND FUNKTIONEN DES BINDEGEWEBES

Der erstaunlichen Allgegenwart von Faszien im Körper entsprechen verschiedene Bautypen und Aufgaben. Grob lassen sich dabei folgende Gewebearten unterscheiden:

● Lockeres, faseriges Bindegewebe

In diesem Gewebetyp gibt es relativ viel Grundsubstanz, also Flüssigkeit, aber auch Bindegewebszellen sowie Kollagen- und Elastinfasern. Es ist geknüpft wie ein zartes, weitmaschiges Netz. Im Bauch füllt lockeres Bindegewebe Zwischenräume rund um die Organe aus, schützt, polstert und stabilisiert sie und hat sehr wichtige Funktionen für den Stoffwechsel und die Versorgung der inneren Organe. Lockeres Bindegewebe polstert auch unsere Haut in den unteren Schichten ab und beherbergt Haar-, Talg- und Schweißdrüsen, Blutgefäße sowie viele Nervenenden und Sensoren für Druck, Berührung, Bewegung oder Temperatur. Typisch für lockeres Bindegewebe sind sein Reichtum an Abwehr- und Lymphzellen und die Tatsache, dass darin, wie in der Haut, viele Nervenendigungen, Bewegungssensoren, Drüsen oder andere Zellen zu finden sind. Es hat den größten Anteil an Bindegewebe im ganzen Körper.

• Elastisches Bindegewebe

Im elastischen Bindegewebe gibt es einen höheren Anteil an Elastin, diesen Typ findet man in Organen, die häufig gedehnt werden, etwa die Blase, die Gallenblase, die Aorta, die Lunge sowie die Unterhaut.

• Parallelfaseriges, straffes Bindegewebe

Dieses Gewebe mit sehr hohem Kollagenanteil bildet Sehnen, Bänder, die festen Kapseln rund um die Organe wie etwa um die Nieren oder den Herzbeutel und all die dünnen Schichten, die die Muskeln umgeben. Die Fasern liegen parallel in eine Richtung ausgerichtet, in der aus anatomischen und physiologischen Gründen oft starker Zug erfolgt. Sie halten durch die parallele Anordnung sehr starke Zugkräfte aus.

• Unregelmäßiges Bindegewebe

Hier gibt es weniger Grundsubstanz und dafür viele Fasern, vor allem dicke Kollagenbündel, demgegenüber sehr wenig Elastin. Solches Gewebe bildet die Hirnhaut und die Unterhaut (Lederhaut). Dieser Typ hält hohe Dehnbelastungen und Zug aus. Seine

Das Prinzip Grapefruit: Faszien halten alles in Form

Buchstäblich alle Organe sind von Bindegewebe umgeben, der ganze Körper ist davon durchzogen, in verschiedenen oberflächlichen und tiefen Schichten. Dafür, wie Faszien auf diese Weise den ganzen Körper in Form halten, hat mein Kollege Thomas Myers ein anschauliches Bild gefunden: das einer Grapefruit. Ihr Fruchtfleisch ist in kleinen Abteilungen von weißen Häuten umschlossen und außen noch einmal von einer festen weißen Haut umgeben, die dicht an der Schale anliegt.

Würde man alles Fruchtfleisch entfernen und nur das Weiße stehen lassen, könnte man nur anhand dieser Struktur die gesamte Frucht und ihre Form rekonstruieren. So wäre es auch mit Faszien und dem menschlichen Körper: Allein anhand des Bindegewebes, ohne Fleisch und ganz ohne Knochen, könnte man in etwa erkennen, wie die Person aussieht. Das gilt für das Skelett zum Beispiel nicht.

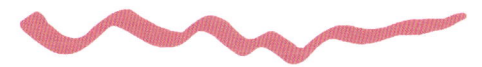

Fasern sind in Richtung der verschiedenen Zugkräfte, denen sie ausgesetzt sind, angeordnet. Es können mehrere Zugrichtungen auftreten, deshalb heißt dieser Typ unter Fachleuten auch »mehrdirektional«. Zwischen den Fasern liegen die Bindegewebszellen charakteristisch eingequetscht, der Flüssigkeitsanteil ist minimal.

• Retikuläres Bindegewebe

Dieser Typ Bindegewebe besteht aus einer Kollagenart, die sehr dünne Fasern bilden kann. Er ist typisch für das Bindegewebe von Milz, Lymphknoten, Thymusdrüse sowie frisch verheilenden Narben.

• Spezielles Bindegewebe

Fettgewebe, Knorpel und die gallertartige Substanz der Nabelschnur gehören auch zum Bindegewebe. Fettgewebe enthält allerdings weniger Grundsubstanz und weniger Kollagen. Seine spezialisierten Zellen sind die Adipozyten, die außer Fett auch Wasser speichern. Diese Fettzellen sind von Elastinfasern umgeben. Fettgewebe hat erstaunlich viele Funktionen im Körper, es speichert Energie, isoliert gegen Kälte, sondert Hormone und Botenstoffe ab, ist also stoffwechselaktiv, polstert Organe und Gelenke, etwa an Knie und Fersen oder um die Nieren, und formt typische Körperstellen wie Oberschenkel, Po oder die weibliche Brust.

Das Bindegewebe: Zahlen und Fakten

- Jeder Mensch trägt 18 bis 23 Kilogramm Bindegewebe in sich herum.

- Das Bindegewebe speichert ein Viertel des gesamten Körperwassers.

- Es versorgt Zellen und Organe mit Nahrung.

- Es reagiert auf Belastung und Anforderungen und passt sich an.

- Das Bindegewebe erneuert sich ständig, allerdings langsam: Nach einem Jahr ist ungefähr die Hälfte der Kollagenfasern ausgetauscht.

- Im Alter nimmt der Anteil des Wassers im Bindegewebe ab, und die Kollagenfasern verfilzen zunehmend.

DAS NEUE BILD VOM KÖRPER

Zurzeit arbeiten weltweit Anatomen unter den Faszienforschern, so etwa Carla Stecco von der Universität Padua, an neuen Darstellungen des Körpers speziell unter Berücksichtigung der Faszien: Sie zeigen, wo die Faszienhüllen sitzen und welches körperweite Netzwerk sie bilden. So umschließt etwa die Unterhautfaszienschicht wie ein Taucheranzug den ganzen Körper sehr dicht.

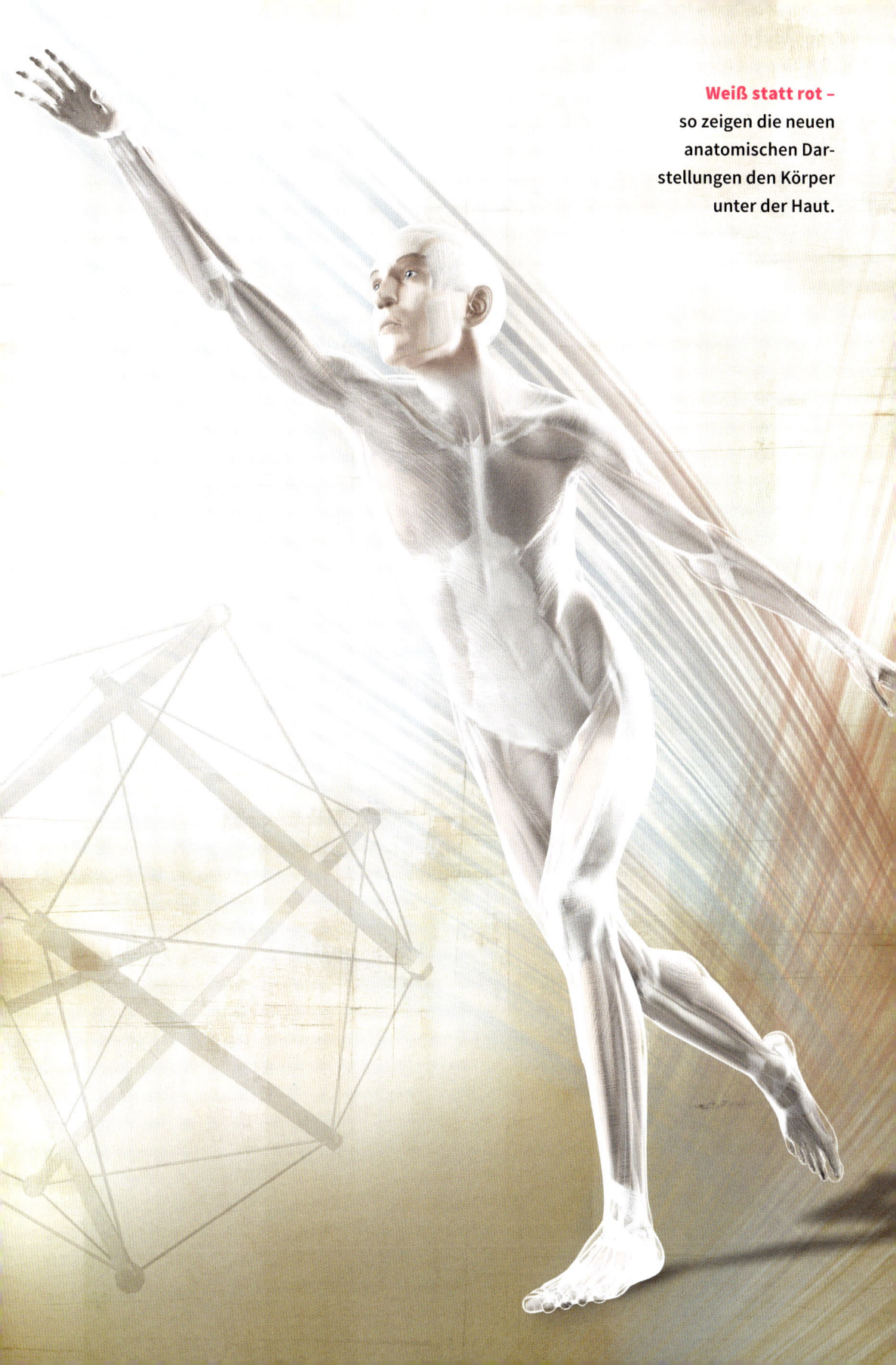

Weiß statt rot – so zeigen die neuen anatomischen Darstellungen den Körper unter der Haut.

DIE VIER GRUNDFUNKTIONEN DER FASZIEN

So unübersichtlich die Liste der verschiedenen Bindegewebstypen auf den ersten Blick wirkt – man kann darin vier Grundfunktionen erkennen:

- **Formen:** umhüllen, polstern, schützen, stützen, Struktur geben.
- **Bewegen:** Kraft übertragen und speichern, Spannung halten, dehnen.
- **Versorgen:** Stoffwechsel, Flüssigkeitstransport, Nahrung zuführen.
- **Kommunizieren:** Reize und Informationen empfangen und weiterleiten.

Da die verschiedenen Funktionen praktisch immer zusammen auftreten, sich ergänzen und gegenseitig bedingen, sehen wir sie als eine Art Kontinuum. Deshalb stellen wir sie in einen Kreis – dieses Symbol wird Ihnen im Buch öfter begegnen.

Die vier Grundfunktionen gehören also zu jedem Typ von Faszien- oder Bindegewebe, ganz gleich, an welchem Körperteil oder Organ es seinen Dienst tut. Nur die Anteile und Schwerpunkte verschieben sich – Teile der Muskelfaszien enthalten mehr Wasser und dienen eher der Versorgung, andere haben einen geringeren Wasseranteil, die Sehnen wiederum haben praktisch keine Versorgungsfunktion. Aber alle Faszien schicken Signale, denn sie enthalten Rezeptoren und Sensoren, und alle dienen auch der Bewegung.

Formen und Bewegen gehen dabei auf rein mechanische Eigenschaften des Materials zurück. Faszien dienen mechanischen oder statischen Zwecken im Körper: Sie sorgen für Struktur, für Körperform, für Spannung in den Muskeln, für Bewegung der Körperglieder, für Stütze, Schutz, Umhüllung oder Polsterung. Diese Aufgaben sind schon von Anatomen im Mittelalter erkannt worden. Doch man sah die Leistungen lange Zeit vor allem abhängig von Muskeln, Knochen und anderen Organen und hielt das Bindegewebe im Grunde für passiv – für totes Material wie Haare und Nägel.

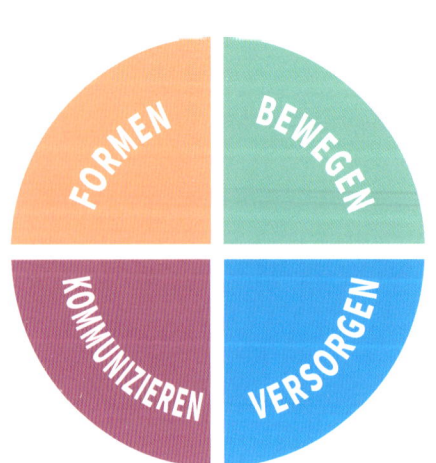

Faszien und Bindegewebe – was ist das?

Ein Kontinuum mit vier Dimensionen:
Das sind die Grundfunktionen der Faszien. Diese Leistungen erbringen Faszien für den ganzen Organismus.

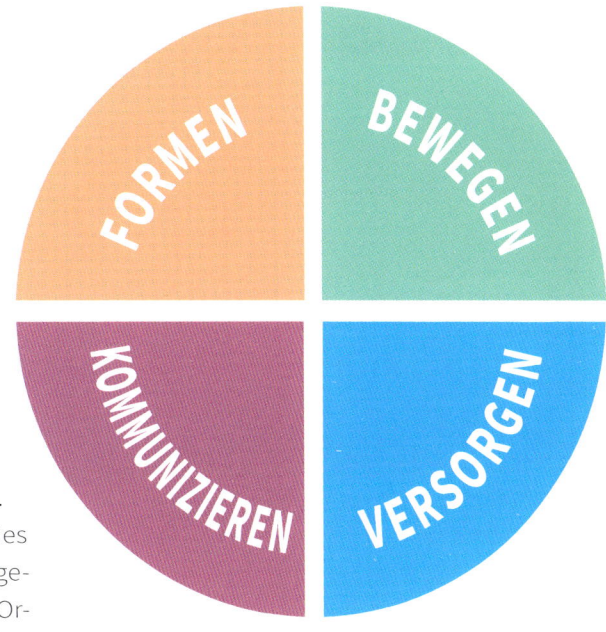

Heute wissen wir, dass das nicht so ist: Denn die beiden anderen Grundfunktionen – Versorgen und Kommunizieren – kommen fast immer beide dazu. Sie sind physiologische Leistungen des lebendigen Gewebes. Und durch die Allgegenwart des Bindegewebes, das jedes Organ umgibt, sind sie unentbehrlich für den gesamten Zellstoffwechsel im Körper, für die innere Wahrnehmung von Bewegung und Organaktivität sowie für die Weiterleitung von vielen Signalen.

Die physiologischen Aufgaben des Bindegewebes konnten übrigens frühestens seit Ende des 19. Jahrhunderts in Betracht gezogen werden. Und erst in unserer Zeit, seit etwa den 1960er-Jahren, werden sie systematisch erforscht. Seitdem hat sich das Bild vom Bindegewebe massiv verändert: vom toten Füll- und Stützgewebe zum eigenen Organ und sogar zu einem unentbehrlichen Sinnesorgan.

Besonders wichtig sind die physiologischen Leistungen des Bindegewebes rund um Organe sowie unter der Haut. Sie ermöglichen den Stoffwechsel von Zellen und Organen: Lymphe, Blutbahnen und Nerven verlaufen im Bindegewebe, es gibt einen Wasser- und Stoffaustausch sowie viele Immunzellen. Die allgemeine Stoffwechselfunktion dieser Bindegewebsschichten wird heute von Physiologen als zentrale Aufgabe eingeschätzt. Und da sich gerade das lose Bindegewebe unter der Haut wie ein Netz durch den ganzen Körper zieht, gehen Forscher inzwischen auch von Kommunikationsphänomenen aus: Wird an einer Stelle das Versorgungsnetzwerk gestört oder verwundet, gibt es körperweite Reaktionen und Stressantworten im Bindegewebe.

In diese faszinierende Welt der Faszien tauchen wir im Abschnitt über die Wissenschaft von den Faszien noch etwas tiefer ein. Und Sie werden den vier Grundfunktionen wieder begegnen, wenn es in Kapitel 2 um die vier Dimensionen des Faszientrainings geht.

DIE TIEFEN SCHNITTE DER CHIRURGEN

Werner Klingler, mit dem ich an der Universität Ulm in der Faszienforschung zusammenarbeite, ist Oberarzt in der Anästhesie. Fast jeden Tag steht er im Operationssaal, der einer Hightechwerkstatt gleicht, mit lichtstarken Endoskopen und vielen Monitoren, auf denen die Ärzte die Vorgänge im Inneren beobachten und operieren können. Von älteren Chirurgen weiß er, dass man früher bei Eingriffen im Inneren recht beherzt und großzügig vorgegangen ist: Um bei einer Operation im Bauchraum, etwa an der Galle oder dem Blinddarm, die Organe zu erreichen, machte man lange und tiefe Schnitte. Dabei wurde das bindegewebige Polster beiseitegeräumt, durchtrennt oder weggeschnitten. Dies geschah aus der Not heraus – man wollte schlicht an den Ort des Geschehens gelangen, um dort so gut wie möglich arbeiten zu können. Dem unscheinbaren Füllgewebe maß man dabei nur eine untergeordnete Bedeutung zu. Also wurden die Organe freigelegt, bearbeitet, dann nähte der Chirurg die Bauchdecke zu, nicht selten war er besonders stolz auf seine schöne äußere Naht. Dass man im Inneren sensibles Gewebe zerstört und Narben und Verwachsungen verursacht hatte, die das operierte Organ und seine Versorgung dauerhaft beeinträchtigten, nahmen die Chirurgen in Kauf – es gab keine andere Lösung.

Erst nach und nach, mit den Fortschritten der Technik, zeigte sich, dass kleinere Narben und möglichst geringe Verletzungen im Inneren der Bauchhöhle, auch wenn diese »nur« das Füllgewebe betrafen, für die Patienten wesentlich besser waren: Sie hatten weniger Schmerzen, die Wunden heilten schneller und es gab weniger Folgeschäden und Nachwirkungen. Das war so augenfällig, dass man Verfahren entwickelte, die man heute Schlüssellochchirurgie nennt: Operationen mithilfe kleiner Kameras, optischer Instrumente und mikrochirurgischer Geräte, die bei geringer Öffnung der Haut und des Körpers eingesetzt werden. Mediziner bezeichnen diese

Sichtbare Narben am Bauch will man heute vermeiden.

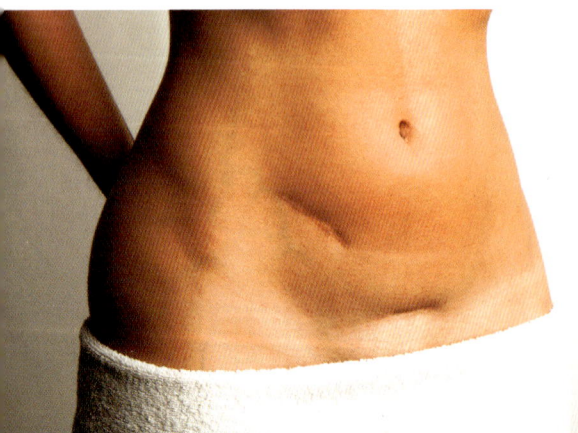

Eingriffe als minimalinvasiv. Sie hinterlassen nur ganz kleine Schnitte und Eingriffe gerade im inneren Gewebe. Und viele Studien haben bestätigt: Je weniger Schnitte im Bindegewebe es gibt und je weniger Narben entstehen, desto besser verläuft der Wundheilungsprozess, desto weniger Schmerzen haben die Patienten, desto schneller sind sie wieder gesund.

Allerdings sind die Chirurgen noch nicht am Ziel. Wie sich gezeigt hat, hinterlassen minimalinvasive Eingriffe zwar kleinere Narben in der Haut, die kosmetisch weniger stören. Das ist attraktiv für den Patienten, denn wer will schon gerne eine lange Narbe auf dem Bauch haben? Aber es führt auch dazu, dass heute immer öfter unauffällige Einstiegsstellen gesucht werden, die vom Operationsort weit entfernt liegen. Und je nachdem, wie das Zielorgan erreicht wird, durchtrennt man auf dem Weg dorthin immer noch Fasziengewebe – manchmal sogar mehr als vorher mit dem Schnitt direkt über dem Organ. Denn in dem Bestreben, an möglichst unauffälligen Stellen in den Körper einzudringen und sich dann im Inneren vorzuarbeiten, werden die Wege, die der Chirurg mit seinem Instrument nimmt, sogar länger als vorher. Die Folge: Ganze Schichten von Faszien werden jetzt über längere Strecken voneinander gelöst, Schnitte und Verletzungen gehen horizontal durch das Bindegewebe. Vorher war es ein vertikaler Schnitt. Wie es scheint, ist auch das neue Vorgehen daher nicht unproblematisch. Dass wegen des Bindegewebes möglichst schonend operiert werden muss, ist dadurch noch klarer geworden – aber wie das am besten geht, dafür gibt es noch kein Patentrezept.

HÖCHSTLEISTUNG: DIE FASZIEN IM BEWEGUNGSAPPARAT

Mechanische und physiologische Höchstleistungen erbringt das Bindegewebe im Bewegungsapparat. Dass wir uns überhaupt bewegen können, geht sogar entscheidend auf die Faszien zurück: Jeder einzelne Muskel, die einzelnen Faserbündel und sogar jede einzelne Faser sind umhüllt von dünnen Faszienschichten. Diese Hüllen leiten die Kraft der Muskelfasern weiter, machen die Bündel von Muskelfasern gleitfähig und ermöglichen es, dass der Muskel im wahrsten Sinne des Wortes reibungslos arbeitet. Sehnen – straffes fasziales Gewebe – sorgen für den Krafttransfer an den Knochen. Sehnen und Sehnenscheiden gehören also auch zum faszialen Aufbau des Muskels. Denn jeder Muskel ist über Sehnen mit Knochenansatzpunkten verbunden. Darüber hinaus verbinden lange Leitbahnen von Faszien-Muskel-Einheiten mehrere Körperteile miteinander, und zwar über weite Strecken, von den Füßen über den Rücken bis zum Kopf oder über die Körperseiten.

Eine Arbeitseinheit: Muskel und Faszie

Muskeln bestehen aus vielen Tausenden von Fasern, die in dichte Bündel gepackt sind. Jedes Bündel ist umhüllt von einer dünnen Faszienschicht. Das Ganze ist noch einmal in eine äußere Muskelfaszie eingehüllt, die dafür sorgt, dass der Muskel immer in seiner Form bleibt. Unter der glatten Oberfläche dieser äußeren Muskelfaszie liegt ein Polster von weicherem Bindegewebe, es lässt die Muskelfasern locker an der Wand der äußeren Hülle liegen.

Muskelfaser: Muskeln bestehen aus Tausenden von faserförmigen Strukturen.

Epimysium: Die äußerste Faszienhülle des Muskels hält den Muskel in Form.

Faserbündel: Tausende von Fasern bilden dichte Bündel.

Perimysium: Die Faserbündel sind jeweils umhüllt von Bindegewebe.

Endomysium: hauchdünne Bindegewebsschicht um einzelne Muskelfasern

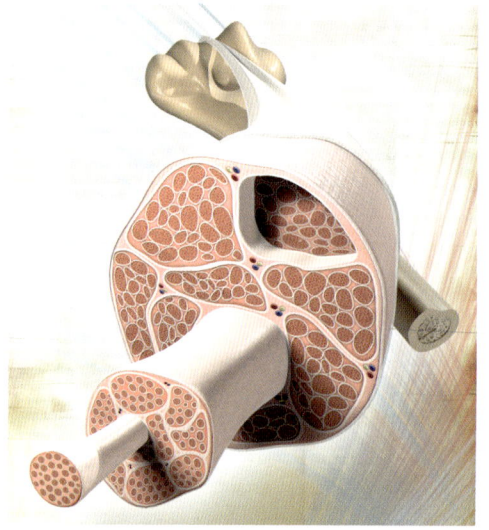

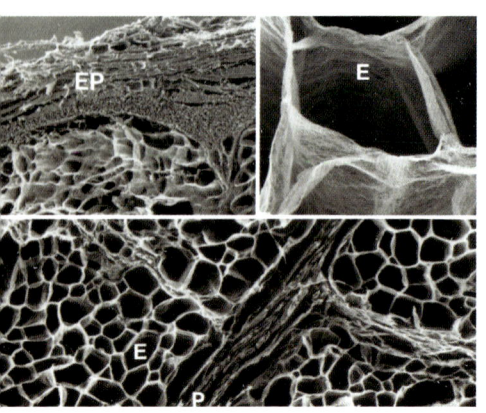

Bindegewebshüllen in einem Stück Muskelfleisch unter dem Mikroskop. Japanische Forscher haben dazu das rote Muskelgewebe in Natronlauge aufgelöst. So bleiben die wabenartigen Hüllen stehen:
Oben links ist das Epimysium zu sehen, oben rechts daneben das Endomysium, das eine einzelne Muskelfaser umhüllt. Das untere Bild zeigt einen Querschnitt durch das Muskelinnere. Hier sieht man neben den zahlreichen Endomysien (E) auch ein Perimysium (P), mit dem verschiedene Muskelfaserbündel umhüllt und voneinander abgegrenzt werden.

■ Wegpräpariert und ignoriert

Auch im Umfeld der Muskeln ereilte die Faszien das Schicksal, das das unauffällige Stützgewebe im Bauchraum erlitt: Die dünnen Hüllen von Bindegewebe wurden über Jahrzehnte nicht weiter beachtet. Stattdessen fesselten das auffällige rote Muskelfleisch und seine sichtbare Arbeit unter der Haut die Aufmerksamkeit der Anatomen. Auf ihren Seziertischen schälten sie säuberlich alles Weiße – das Bindegewebe – von Haut und Muskeln ab, legten das rote Fleisch frei und beschrieben Gestalt und Leistung. Natürlich wussten und sahen sie, dass alle Muskeln komplett von Bindegewebe umhüllt und durchwachsen sind. Doch allenfalls den dicken Sehnen, Bändern und flächigen Faszien, die die Muskeln sichtbar mit dem Knochen verbinden, schenkten die Fachleute Beachtung. Die Folgen sind bekannt: Bis heute zeigen anatomische Abbildungen und Studien zum Bewegungsapparat im Wesentlichen Skelett und Muskeln. Anatomieatlanten sind daher voll von roten Muskelpaketen – doch das dazugehörige Bindegewebe ist weg. Sichtbar sind nur wenige große Faszienblätter, die als Verteilzentren gelten, etwa die große Rückenfaszie. Selbst große Standardwerke der Anatomie widmen dem Bindegewebe nur wenige Seiten.

Übrigens ist sogar am Knochen wieder eine Schicht Bindegewebe das entscheidende Element, nämlich die Knochen-

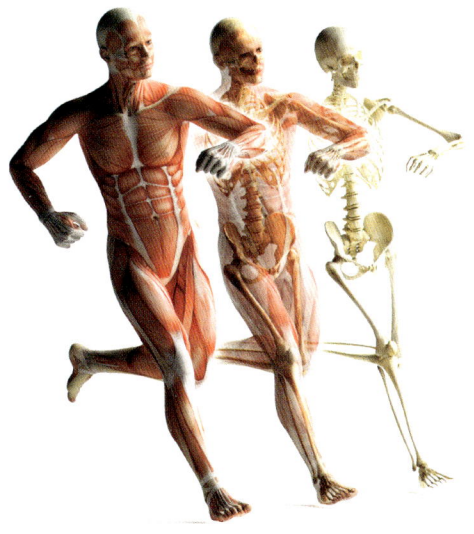

Muskeln und Knochen – aber kaum Bindegewebe: typische Studie zur Anatomie der menschlichen Bewegung, bereinigt um das Bindegewebe

haut. Denn auch der Knochen hat, wie alle Organe des Körpers, eine bindegewebige Schicht – denken Sie an das Bild von der Grapefruit: Alles ist umhüllt. So setzen Sehnen oft nicht am harten Knochen an, sondern an seiner Außenhaut, von Medizinern »Periost« genannt.

Muskeln selbst enthalten in ihren kleinsten Einheiten auch noch elastische Fasern, die auf Zugbelastung spezialisiert sind. Es sind ebenfalls Strukturproteine, die den Motorzellen ihre Beweglichkeit verleihen: Aktin und Titin. Das Aktin sitzt in der Zellwand der Muskelzelle selbst und macht sie beweglich. Das Titin stellt nach der Kontraktion die Muskelfaser wieder in die alte Position zurück. Es ist ein Strukturprotein wie Kollagen und Elastin auch – besteht also aus Bindegewebsmaterial. So sorgen elastische Faserelemente innen für die Kontraktion der Muskelzellen und außen für die Form des Muskels.

DIE INFORMATIONSZENTRALE: FASZIEN ALS SINNESORGAN

In den feinen kleinen sowie den dickeren Faszienschichten in und rund um die Muskeln verlaufen alle nötigen Nerven und Blutgefäße, die den Muskel versorgen. Und eine Fülle von Rezeptoren gibt Informationen an den Muskel oder bezieht sie aus ihm und leitet sie ans Gehirn. Diese Rezeptoren sind Nervenendigungen verschiedenen Typs – sie leiten ihre Informationen also ins Nervensystem weiter und berichten über Dehnung, Bewegung und Lage des Muskels, Organs oder Körperteils. Im Einzelnen sind das:

- Pacini-Körperchen,
- Ruffini-Körperchen,
- Golgi-Apparate,
- interstitielle Rezeptoren.

Medizinisch gehören alle vier Typen in die Gruppe der Mechanorezeptoren – das sind Sensoren, die Bewegung, Veränderungen der Lage, des Drucks, der Berührung oder der Dehnung registrieren. Sie sind auf verschiedene Reizqualitäten und -intensitäten spezialisiert.

Pacini-Körperchen sind auf schnelle Druckwechsel, auf Vibrationen oder ruckhafte Impulse programmiert. Und sie brauchen Abwechslung – sie reagieren nicht mehr, wenn eine Bewegung oder ein Reiz längere Zeit gleich ist.

Ruffini-Körperchen sind auf langen, wechselnden und anhaltenden Druck spezialisiert, also eher auf ruhigere, stetige Reize wie bei einer Massage oder langsamer Dehnung bei der Gymnastik.

Golgi-Apparate reagieren nicht auf passive Reize, sondern nur auf die Aktion des Muskels. Sie sitzen an den Sehnenübergängen und bei Zugbelastung der Sehnen durch Muskelkontraktion senken sie die Muskelspannung. So schützen sie Sehnen und Gelenke vor Überlastung.

Interstitielle Rezeptoren haben eine Verbindung zum vegetativen Nervensystem, das unbewusste Vorgänge und Bewegungen steuert, etwa die Verdauung. Sie signalisieren außer Druck auch Schmerz und Temperatur und sind der am häufigsten vorkommende Rezeptortyp.

Alle vier Rezeptorentypen tragen zur sogenannten Propriozeption bei – der Eigenwahrnehmung von Lage und Bewegungen im Raum. Schon früher war bekannt, dass es solche propriozeptiven Sensoren und Meldestellen vor allem in den tieferen Bindegewebsschichten der Haut und auch in den Gelenken gibt. Das erschien nur logisch, denn die Haut ist ein Tastorgan und unterliegt vielfältigen Dehnungen, und die Gelenke werden oft bewegt. Dass es dort Reizmelder gibt, überraschte Physiologen und Neurologen deshalb nicht.

Doch neu ist, dass solche Sensoren auch Muskelfaszien und Sehnen besiedeln und unablässig Signale ans Gehirn schicken. Erstaunlicherweise sind sie zahlenmäßig wesentlich häufiger als Nervenfasern, die die Muskelbewegung auslösen, die Motoneuronen: Nerven wie der Ischiasnerv bestehen aus fast dreimal so vielen sensorischen wie motorischen Neuronen. Menschliche Bewegungen scheinen daher also wesentlich vom Spüren der Bewegung über das Nervensystem abzuhängen, nicht nur vom Auslösen der Muskelaktion.

Und wie Physiologen erst seit einigen Jahren wissen, übersteigt die Anzahl verschiedener Sensoren und Nervenendigungen im Fasziengewebe rund um den Muskel die Anzahl derer im Muskel selbst bei Weitem. Das gilt besonders für diejenigen, die Schmerz melden – Schmerzen entstehen also vor allem in den Faszien und nicht im Muskel. Auf diese tiefgreifende Erkenntnis werden wir später noch zurückkommen. So wirft die Entdeckung, dass die tiefe Rückenfaszie von Schmerzfühlern übersät ist, seit einigen Jahren ein ganz neues Licht auf den chronischen, ungeklärten Rückenschmerz, an dem viele Menschen leiden.

■ Der Draht zum Nervensystem

Diese Entdeckungen der neueren Physiologie haben das Bild vom Bindegewebe komplett verändert: Speziell die Faszien im Bewegungsapparat gelten heute als ein eigenes Sinnesorgan und körperweites Informationssystem, das unentbehrlich für das Gehirn ist. Denn unser Gehirn scheint auf diese ständigen Reize angewiesen zu sein, es rechnet geradezu mit der Fülle von Informationen, die es andauernd aus den Faszien bekommt. Die Wahrnehmung des Körpers über sich selbst ist sogar für so scheinbar einfache Tätigkeiten wie das Aufrechtstehen zentral wichtig. Das Spüren von Bewegungen ist buchstäblich der »sechste Sinn«, auch Tiefensensibilität oder Bewegungssinn, Bewegungswahrnehmung genannt.

Diese innere Wahrnehmung liefern vor allem Faszien und Bindegewebe rund um die Organe – denn sie enthalten die Nervenendigungen, Rezeptoren und Sensoren, Informationen über Position und Lage der Or-

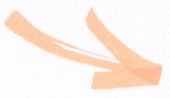

Ian Waterman –
der Mann ohne Körpergefühl

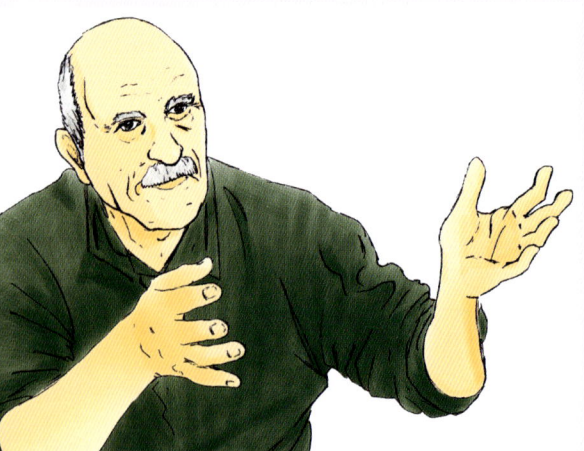

Es gibt seltene Nervenerkrankungen, bei denen speziell die Propriozeption verloren geht. Solche Patienten – es gibt nur ganz wenige von ihnen auf der Welt – sind nicht gelähmt, können sich aber trotzdem nicht mehr normal bewegen, weil sie ihren »sechsten Sinn«, den Sinn für Bewegung, verloren haben.

Die Ursache hierfür sind meistens Virusinfektionen, die zu falschen Reaktionen des Immunsystems führen. Das Immunsystem zerstört dann ausgerechnet die Nervenbahnen, die das Gehirn darüber informieren, was Muskeln, Sehnen, Bänder und Gelenke tun. So fehlt das Gefühl für die Bewegung innerhalb des Körpers, das normalerweise im Gehirn ständig unbewusst verarbeitet wird. Das Empfinden für Schmerz, Kälte und Wärme bleibt dabei intakt, auch motorische Neurone sind nicht betroffen, sodass Bewegung grundsätzlich möglich ist: Die Muskeln können angesteuert werden. Die Patienten können zum Beispiel im Rollstuhl alle Muskeln anspannen, aber nicht allein aufstehen oder gehen. Es ist ein Verlust des Bewegungssinns, der durch die Nervenendigungen in den Faszien vermittelt ist. Auch anhand dieser Krankheit konnten Neurologen erst ermessen, welche Bedeutung dieser »sechste Sinn« für die unbewusste Steuerung der Bewegung wirklich hat.

Der Brite Ian Waterman kämpft gegen den Verlust und seine Krankheit an: Er will bewusste Bewegung trainieren – und es funktioniert, wenn auch mit großer Anstrengung. Jede Bewegung muss von ihm bewusst kontrolliert werden, anstatt

Faszien und Bindegewebe – was ist das?

unbewusst abzulaufen. Das geht nur über das Sehen. Steht Waterman in einem beleuchteten Raum und löscht man das Licht, stürzt er zu Boden, weil er nichts mehr sieht und damit seine bewusste Kontrolle ausfällt: Der Körper hat kein Organ mehr für die innere Bewegungssteuerung. Ich hatte das Glück, Ian Waterman im Rahmen einer wissenschaftlichen Untersuchung persönlich kennenlernen zu dürfen, und war von seinem Kampf gegen die Bewegungsblindheit unglaublich beeindruckt. Gehen und Bewegen sind für Waterman ein täglicher Marathonlauf – für einen gesunden Menschen vollzieht sich das weitgehend unbewusst. Waterman ist übrigens der einzige Mensch von allen bekannten Fällen, der es geschafft hat, wieder selbstständig zu gehen. Eine wahre Meisterleistung.

Die BBC hat über Ian Watermans Geschichte eine sehenswerte Dokumentation veröffentlicht. Unter dem Titel »The Man Who Lost His Body« (Der Mann, der seinen Körper verlor) ist sie im Internet noch zu finden.

gane im Raum, über ihre Aktivität und ihre Bewegungen, über Druck und Berührung, über Dehnung und Spannung, über Gelenkaktionen. Die Faszien sind, so gesehen, Teil des Gehirns und des Nervensystems, das Bewegung steuert.

Aber auch die Verbindung der Fasziensensoren zum vegetativen Nervensystem, auch autonomes Nervensystem genannt, ist interessant. Sie erklärt zum Beispiel, warum die Behandlung von Faszien durch Massage oder spezielle Handgriffe Wirkungen hat, die nur über das autonome Nervensystem erklärt werden können: das subjektive Gefühl von Schwere oder Leichtigkeit in einem Körperteil, Wärme, das Gefühl von Entspannung im Muskel, ein niedriger Blutdruck, erhöhter Puls, verlangsamter Puls oder Darmbewegungen. Denn diese Vorgänge werden vom autonomen Nervensystem geregelt. Wie es scheint, erreicht die Behandlung mit den Händen, also Druck und Massage, die Bewegungssensoren in den Faszien, vor allem die Ruffini- und interstitiellen Rezeptoren. Diese schicken Signale an das Rückenmark, das wiederum die Muskelspannung oder den Spannungszustand der Blutgefäße verändert. Die Faszien und die Signale, die sie an Nervensystem und Gehirn schicken, stecken also hinter Phänomenen, die Physiotherapeuten und Mediziner schon seit Langem kennen, aber über deren Ursprung und Wirkweise sie nichts Genaues wussten (s. a. Kap. 4, Physiotherapie).

So wichtig sind Faszien

- Muskeln könnten ohne Faszienhüllen weder arbeiten noch ihre Form behalten – sie würden einfach wie ein zäher Sirup auseinanderfließen.

- Die Anzahl der Sensoren in den Faszien übersteigt die Anzahl von Sensoren in den Muskeln bei Weitem.

- Faszien melden Informationen über Bewegung, Lage, Spannung, Druck und Schmerzen ans Gehirn und das vegetative Nervensystem.

- Faszien sind unser größtes Sinnesorgan, in der Fläche sogar größer als die Haut.

- Faszien sind das entscheidende Organ für die Körperwahrnehmung.

DIE WISSENSCHAFT VON DEN FASZIEN

All diese Erkenntnisse, die verschiedene Faszienforscher in aller Welt zusammengetragen haben, sind in ihrer Dimension im Moment noch nicht absehbar. Fest steht aber, dass sie den Blick der Mediziner auf viele Krankheitsbilder verändern. Sie bieten auch ganz neue Gesichtspunkte in der Anatomie, der Trainings- und Bewegungswissenschaft, der Regulation von Körperfunktionen, bei Phänomenen wie Narbenbildung oder Wundheilung und sogar in puncto psychische Gesundheit und Gehirn.

Aber natürlich haben die modernen Faszienforscher nicht bei null angefangen. Schon seit dem 19. Jahrhundert gab es Erkenntnisse über die Leistung des Bindegewebes, und Pioniere haben manche wegweisende Entdeckung gemacht. Einige waren etablierte Professoren wie Alfred Pischinger, andere waren Naturwissenschaftler wie die Biochemikerin Ida P. Rolf, es gab aber auch Physiotherapeuten wie Elisabeth Dicke oder Autodidakten ohne formale medizinische Ausbildung wie Andrew Taylor Still, den Begründer der Osteopathie. Sie alle wiesen auf die Bedeutung des Bindegewebes, der körperlichen Bewegung und der manuellen Therapie hin – Aspekte und Thesen, die wir heute wissenschaftlich durchleuchten können.

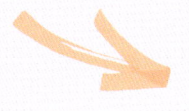 Alfred Pischinger und sein System der Grundregulation

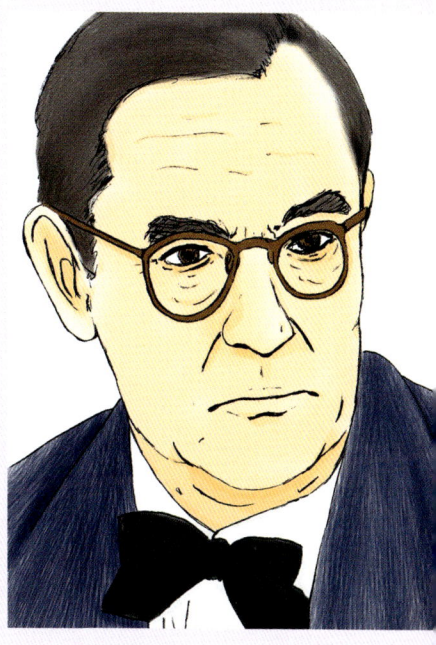

Alfred Pischinger (1899–1983) war ein österreichischer Histologe und Embryologe, der als Medizinprofessor an der Universität Graz und später in Wien lehrte und forschte.

Er entwarf ein Bild vom menschlichen Körper als einem sich selbst regulierenden und vernetzten System, in dem Informationen über verschiedene Teilsysteme weitergegeben und dort verarbeitet werden. Dem Bindegewebe wies er dabei eine zentrale Rolle als Vermittler zu mit Wirkungen auf lebenswichtige Grundfunktionen wie Blutdruck oder Immunabwehr. Diese Rolle nannte er »Grundregulation«; seine Sicht auf eine darauf ausgerichtete Medizin bezeichnete er als »ganzheitlich«, weil sie den vernetzten Charakter des Organismus berücksichtigt.

Sein Bild von Zellen und ihrem Stoffwechsel war das einer freundlichen Umgebung, die die Zelle braucht wie der Einzeller das Meerwasser. Über ein Milieu, das die Zelle umgibt, erreichen sie Nährstoffe, entsorgt sie ihre Stoffwechselprodukte und tauscht sie Signale aus. So steht die Zelle mit ihrer Umgebung in wechselseitiger Beziehung, und alle Zellen sind auf das sie umgebende Milieu – die Matrix – angewiesen.

Schon 1933 trat der Österreicher Pischinger in die NSDAP ein, war Fördermitglied der SS und gehörte später, als er die Universität Graz leitete, zu einem führenden Kreis von NS-Ärzten, die sich auch mit Erbgesundheit befassten. Diese NS-Vergangenheit wirft leider einen Schatten auf seine Leistung. Nach dem Krieg und einer Entnazifizierung wurde Pischinger Professor in Wien, wo er hochgeehrt für seine physiologischen Forschungen 1983 starb.

FASZIEN-FITNESS

■ Vom Körpertherapeuten zum Forscher

Mein persönliches Interesse an den Faszien kam zuerst über die praktische Arbeit: Seit den 1980er-Jahren hatte ich eine Rolfing-Praxis in München, was so interessant war, dass ich auf meine Kassenzulassung als Diplom-Psychologe verzichtete. Die Arbeit mit dem Körper begeisterte mich mehr. 1988 fing ich an, mich stärker mit der Theorie hinter dem Rolfing zu beschäftigen. Das heißt, ich begann, sie auch infrage zu stellen. Einige Dogmen erschienen mir unschlüssig, und die Vorstellungen unserer Pionierin Ida Rolf genügten mir als solche nicht mehr. Unter Rolfern galt die Lehrmeinung, dass Faszien feste Kollagenfasern seien, die ein Körpergerüst bildeten. Dieses sollten wir Therapeuten mit unseren Händen verformen wie Knetmasse oder Kaugummi. Und das dauerhaft. Ich habe das in meiner Arbeit so nicht erlebt – aber ich wusste, dass ich als Therapeut sehr wohl etwas auslöste: Das Gewebe, die Muskeln, die Haltung von Patienten veränderten sich buchstäblich unter meinen Händen. Aber nicht nur auf starken Druck, sondern ebenso oft durch fließende, langsame, schmelzende Bewegungen, wie das Rolfing sie vorsieht.

Es musste andere Mechanismen geben. Weitere Erklärungsmodelle standen im Raum, aber die waren auch unbefriedigend: Energiefluss, Meridiane, Blockaden – Versatzstücke aus dem üblichen modisch-esoterischen Baukasten. Doch ich wollte auf die andere Seite schauen – die naturwissenschaftliche. Schließlich war Ida Rolf selbst Biochemikerin, und ich hatte in meinem Psychologiestudium in Heidelberg einiges über die Grundprinzipien wissenschaftlichen Denkens sowie ernsthafter wissenschaftlicher Forschung, medizinische und psychologische Verfahren, über Statistik, biologische Zusammenhänge, das Nervensystem, die wichtigsten Körperfunktionen gelernt. Wenn wir Rolfer und Manualtherapeuten Erfolge haben, dachte ich mir, dann müssten sie in einem modernen Weltbild auch Ursachen im Körper haben – nachvollziehbare, messbare Ursachen.

2002 gönnte ich mir nach zehn Jahren Lehrtätigkeit am Rolf Institut ein Jahr Auszeit, um mich um die Klärung einiger boh-

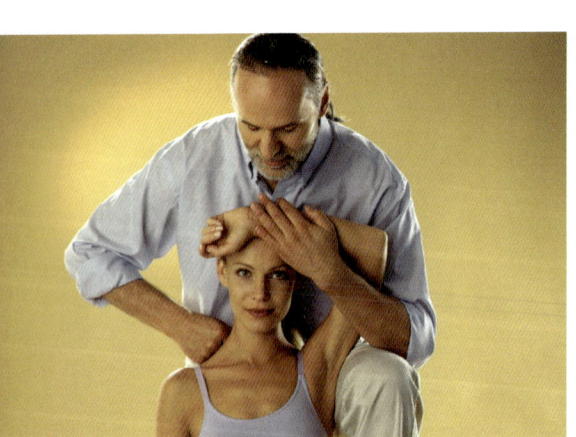

Als Rolfer habe ich meine ersten Erfahrungen mit der Faszienarbeit gesammelt.

Elisabeth Dicke und die Bindegewebsmassage

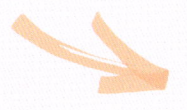

Elisabeth Dicke (1884–1952) war Physiotherapeutin und führte nach ihrer Ausbildung in den 1920er-Jahren eine eigene Praxis in Wuppertal-Barmen. 1929 litt sie selbst an Durchblutungsstörungen und Schmerzen im Bein sowie einer Nierenkolik und einer entzündlichen Leberschwellung. Sie stellte dabei Schwellungen im Unterhautbindegewebe des Bauchraums fest und heilte sich durch Selbstmassagen, teils auch an weiter entfernt liegenden Stellen, etwa am Rücken oder am Becken. Nach eigenen Angaben konnte sie sich dadurch heilen.

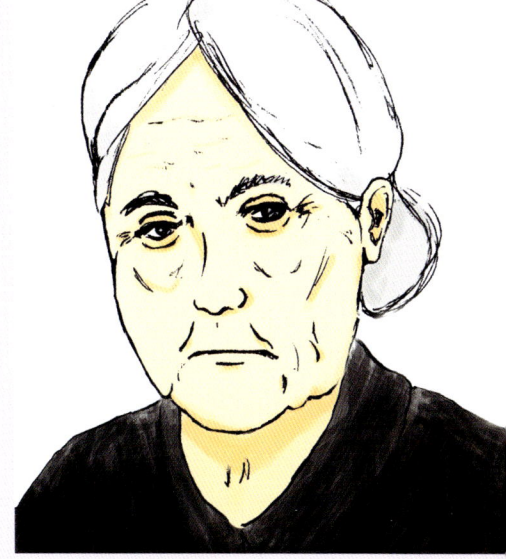

Danach entwickelte sie ab 1938 zusammen mit Hede Teirich-Leube ihre Methode der Bindegewebsmassage. Beide Frauen waren Krankengymnastinnen und gingen davon aus, dass das Bindegewebe ein Organ mit einer Verbindung zum somatischen und zum vegetativen Nervensystem ist. Gestützt wurde ihre Annahme durch neurologische Erkenntnisse von sensiblen Hautzonen, die der englische Neurologe Henry Head beschrieben hatte. Die neue Massage stimulierte diese Zonen, was zu vegetativen Reaktionen wie Entspannung, Blutdrucksenkung und Pulsverlangsamung führte. Auch auf die inneren Organe wirkte die Behandlung, und Schmerzen wurden gelindert.

Den Erfolg ihrer Methode erlebte Elisabeth Dicke selbst nicht mehr: Die Bindegewebsmassage wurde nach ihrem Tod medizinisch anerkannt und neurologisch sowie physiologisch bestätigt. Hede Teirich-Leube bekam 1968 für ihre Verdienste das Bundesverdienstkreuz und starb 1979.

FASZIEN-FITNESS

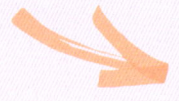
Ida Rolf, Begründerin von Rolfing und Struktureller Integration

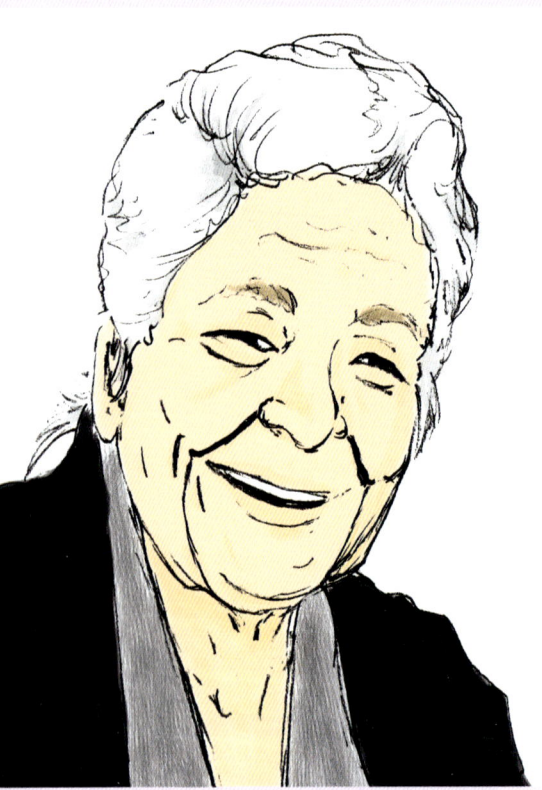

Ida P. Rolf (1896–1979) studierte Biochemie und war 1920 eine der ersten Frauen in den USA, die in diesem Fach promovierten. Sie arbeitete als Wissenschaftlerin am Rockefeller Institute, das Infektionskrankheiten und Gefährdungen der Volksgesundheit untersuchte und das zu einem Zentrum für klinische Studien wurde.

Dort beschäftigte sie sich intensiv mit Chemie und medizinischer Mathematik, aber auch mit alternativen Heilverfahren, darunter der Chiropraktik, der Osteopathie und der Homöopathie.

In eigenen Behandlungsversuchen an Familienmitgliedern und Freunden entwickelte sie ihre manuelle Therapie, Strukturelle Integration oder Rolfing genannt. Diese maß bei Schmerzen, Fehlhaltungen und Verspannungen dem Bindegewebe statt Muskeln und Knochen die Hauptrolle zu. Ida Rolf war davon überzeugt, dass durch manuelle Behandlung das Bindegewebe und die ganze Körperstatik zu beeinflussen sind.

Faszien und Bindegewebe – was ist das?

Dabei ging sie weitgehend von mechanischen Faktoren aus, denn sie kannte das Bindegewebe als kollagenen, plastischen Stoff und wollte ihn vor allem über seine physikalischen Eigenschaften durch Druck und Massage beeinflussen. Den Körper betrachtete sie schon 1971 als ein Netzwerk der Faszien. Sie glaubte aber auch an psychische Wirkungen ihrer manuellen Stimulation: So sollten nach einer gelungenen Rolfing-Serie nicht nur die falsche Haltung, sondern auch Ängste, mangelndes Selbstwertgefühl und Depressionen verschwinden.

Ida P. Rolf gilt heute als eine der Pionierinnen in der Faszienbehandlung, und das Rolfing als Methode ist mittlerweile weltweit verbreitet. Forscher und Therapeuten aus diesem Bereich gehören zu führenden Faszienexperten, etwa der Rehabilitationsmediziner und Rolfer Thomas Findley oder Thomas Myers, der das System der myofaszialen Leitbahnen ausgearbeitet hat.

render wissenschaftlicher Fragen in mir zu kümmern. Ich beschaffte mir Studien von Physiologen und Medizinern zum Bindegewebe und besuchte zahlreiche Kongresse. Mit Erstaunen las ich die Arbeiten von Professor Jochen Staubesand aus dem Jahr 1996 – er hatte gezeigt, dass die Faszien Zellen besitzen, die sich zusammenziehen können. Der Forscher glaubte, dass es sich um eine Art Muskelzellen handelt, wobei er vermutete, dass genau diese Zellen möglicherweise vom autonomen Nervensystem gesteuert werden. Das hat mich elektrisiert, und ich begann, Universitäten anzurufen und nach Forschern zu suchen, die bereit waren, mit mir, einem alternativen Rolfing-Therapeuten, zu sprechen. Das war allerdings nicht einfach. Manche lachten mich rundweg aus oder reagierten weder auf telefonische Nachrichten noch wiederholte höfliche Briefe von mir. Schließlich aber traf ich auf Professor Frank Lehmann-Horn an der Universität Ulm. Der renommierte Neurophysiologe erforschte dort seltene Muskelkrankheiten. Er war also Fachmann für die Einheit von Muskeln und Faszien in der Bewegung und damit genau der Lehrer und Mentor, den ich suchte. Und er akzeptierte meinen Vorschlag, bei ihm eine experimentelle Forschungsarbeit zu beginnen. Das wurde meine Doktorarbeit in der Humanbiologie.

Als es uns dann in Ulm gelang, im Labor nachzuweisen, dass Faszien auf bestimmte Botenstoffe reagieren und von muskelartigen Zellen besiedelt sind, die es ihnen ermöglichen, sich aktiv zusammenzuziehen, war mein neuer Weg vorgezeichnet: Ich wollte weiterhin mit den Händen als Therapeut arbeiten – aber ich wollte mich auch mit anderen naturwissenschaftlichen Faszienforschern vernetzen und so viele Erkenntnisse über die Faszien zusammentragen wie möglich. Nur einige wenige Beispiele möchte ich hier nennen – Erkenntnisse, die wichtige Ecken im großen Puzzle darstellen, an dem die Faszienforscher arbeiten.

◼ Revolutionäre Entdeckungen

Seit 2003 arbeite ich nun an der Universität Ulm, inzwischen in einer eigenen Forschungsgruppe, dem Fascia Research Project. Die neuere naturwissenschaftliche Faszienforschung kommt aus vielen Bereichen der Medizin, aus Histologie, Physiologie, Anatomie und Neurologie. Und seit der Entwicklung neuer bildgebender und molekularer Verfahren geht die Entdeckungsreise in die Faszien natürlich sehr viel tiefer als noch zu Beginn des 20. Jahrhunderts. Ich nenne nur einige wenige Erkenntnisse und Entdeckungen von Kollegen aus den letzten Jahren:

- Die tiefe Rückenfaszie ist dicht mit Schmerzrezeptoren besiedelt und Ort der Schmerzentstehung – gezeigt vom Schmerzforscher Siegfried Mense, Heidelberg.

- Faszien bilden ein körperweites Signalnetzwerk – beschrieben von Helene Langevin, Vermont (USA). Die Neurophysiologin und Harvard-Professorin für alternative Heilverfahren forscht auch zu Akupunktur, Yoga und anderen Verfahren. Sie hat zudem eine Übereinstimmung von Faszienkreuzungspunkten mit den sogenannten Meridianen der chinesischen Akupunktur nachweisen können. So könnten sich die Erfolge der Akupunktur teilweise über ihre Wirkung auf die Faszien und auf belegbare neurobiologische Effekte erklären lassen. Auch zu Yoga und Massage hat Langevin neue Erkenntnisse beigetragen, mehr dazu gibt es im Kapitel 4 über Physiotherapie.

- Narbenartige Verklebungen in Faszien lassen sich durch sanfte Massage beeinflussen und wesentlich verbessern, wie die Physiotherapeutin Susan Chapelle und der Physiologe Geoffrey Bove in Tierversuchen gezeigt haben: Die Tiere hatten Operationsnarben und verklebte Faszien im Bauch. Sie wurden in zwei Gruppen geteilt, und eine Gruppe wurde vorsichtig jeden Tag mit Rolfing-ähnlichen Techniken massiert. Diese Tiere hatten später im Vergleich zu denen, die nicht massiert worden waren, geringere Verklebungen.

- Faszien können sich eigenständig zusammenziehen und reagieren auf

Andrew Taylor Still,
Begründer der Osteopathie

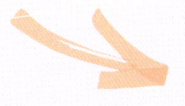

Andrew Taylor Still (1828–1917) war Feldarzt und Naturheiler in den USA ohne förmliche Ausbildung. Er lernte von seinem Vater, der selbst Arzt war, medizinische Grundprinzipien und belegte einige Kurse an Instituten, ein reguläres Studium absolvierte er nicht. In seiner Landarztpraxis arbeitete er meist mit naturheilkundlichen Methoden wie Schröpfen, Aderlass, Blutegeltherapie und Diäten, er war aber auch empfänglich für esoterischere Strömungen wie Schädelkunde, Mesmerismus und Spiritualismus.

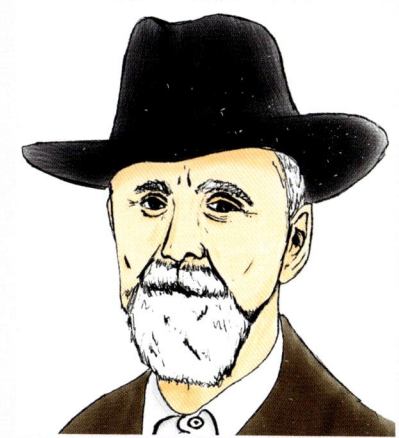

Ab 1870 wendete er sich manuellen Methoden zu und unternahm auf eigene Faust anatomische Studien. Dabei entdeckte er, dass Behandlungen mit seinen Händen Patienten halfen. Bei bestimmten Krankheiten fand Still harte Stellen in Muskulatur oder Haut, die sich durch Druck und Massage, teils auch durch bloßes Handauflegen beeinflussen ließen. So entwickelte er die Prinzipien seiner Lehre rund um die Selbstheilungskräfte des Organismus, die durch Berührungen zu aktivieren waren, sowie die fundamentale Bedeutung von Bewegung für den menschlichen Körper.

Seine Familie und er gründeten in Kansas 1892 eine eigene Schule für die Behandlungsmethode, die Still selbst Osteopathie nannte.

Als einer der Allerersten betonte Still, dass Faszien mit Nerven versorgt und als Sinnesorgane zu betrachten sind. Zum Teil werden seine intuitiven Einsichten über die Faszien als Element der körperweiten Regulation und des vegetativen Nervensystem heute von Physiologen bestätigt.

Botenstoffe, die mit Stress in Zusammenhang stehen – ein Ergebnis unserer Arbeit im Faszienforschungsprojekt an der Universität Ulm. Das liegt an bestimmten muskelartigen Zellen, den Myofibroblasten, mit denen die Faszien, etwa die große Lendenfaszie, auffallend dicht besiedelt sind. Diese Zellen sorgen sonst bei Wunden dafür, dass sich das Gewebe wieder schließt und sich eine Narbe bildet – es sind Spezialorgane des Bindegewebes, die offensichtlich eine Art mobile Eingreiftruppe darstellen. Wir arbeiten in Ulm weiter daran. Myofibroblasten und das Zusammenziehen der Faszie könnten mit ein Grund sein, warum Schmerzen im Bewegungsapparat entstehen, wenn man unglücklich ist oder Stress hat.

- Der Biomechaniker und Bewegungsforscher Peter Huijing hat gezeigt, dass die Muskelkraft, vermittelt über die Faszien, völlig anders an den Gelenken ankommt, als man sich das bisher gedacht hat. Auch gibt es große individuelle Unterschiede. Dabei spielt es eine Rolle, wie die Faszien im Körper des Einzelnen untereinander vernetzt sind. Huijings Forschung zu spastisch gelähmten Kindern und der Beteiligung der Faszien ist international preisgekrönt.

Heute kommen täglich neue Ergebnisse aus allen Ecken der Welt hinzu, und vor allem gibt es auch viele praktische Anwendungen, ob in der Diagnose mit einem neuen Ultraschallgerät, das auch Weichteile wie Faszien abbildet, oder in der Behandlung von Rückenschmerzpatienten, denen weder Krafttraining noch Schmerzmittel geholfen haben. Es klingt vielleicht hoch gegriffen, aber es ist unabsehbar, welche Perspektiven sich in Zukunft noch bieten werden.

Die Faszien liefern möglicherweise eine Erklärung für viele Fälle des chronischen tiefen Rückenschmerzes, Volksleiden Nummer eins und eines der teuersten.

Die Anzahl der Interorezeptoren in den Faszien übersteigt bei Weitem (!) die Anzahl der Proprio- und Mechanorezeptoen (Bewegung, Lage, Druck u. a.). Das zeigl, welche große Bedeutung diese Signale über den Zustand und die Aktivität der Organe im Körper haben.

Unser »Bauchgefühl«, also die innere Wahrnehmung von Körpervorgängen und Organtätigkeit, scheint also vor allem von den Faszien, dem Bindegewebe der Eingeweide, abzuhängen.

Die Signale aus diesen Faszien gehen über das Rückenmark bis ins Gehirn – und dort in das sogenannte Inselgebiet (Insula) des Großhirns. Das ist übrigens der Bereich, der von Hirnforschern mit dem Gefühl für das Selbst und für die emotionale Befindlichkeit verbunden wird. So könnte das, was wir Bewusstsein nennen, abhängig sein vom Körpergefühl, von der Wahrnehmung und Verarbeitung der zahlreichen Signale aus unseren Faszien.

Psychische Krankheiten wie Depression, Angststörungen und andere werden heute schon mit Störungen der Interozeption erklärt. Verantwortlich dafür sind neurophysiologische Signale aus den Interozeptoren in den Faszien.

Das menschliche Unterhaut-Bindegewebe hat ein besonderes Wahrnehmungssystem für Berührungen, die Zuwendung bedeuten: Hautkontakt, Streicheln, Körperwärme. Dieses System ist ebenfalls mit dem Gehirn verbunden, wieder mit der Insula, dem Zentrum für das Bewusstsein, Selbstbewusstsein, für Empathie, Emotionen und soziale Fähigkeiten.

Habe ich jetzt genug von der überragenden Bedeutung der Faszien geschwärmt? Mich begeistert das so sehr, dass ich aus dieser faszinierenden Welt nur schwer wieder auftauche. Das liegt auch an den vielen engagierten und inspirierenden Kollegen aus aller Welt, die sich in den letzten Jahren hierzu miteinander austauschen. Und die gemeinsam an dem neuen Bild eines vernetzten Körpers arbeiten. Die Aufbruchstimmung, die dieses Feld kennzeichnet, hat in der Tat etwas Ansteckendes – und ich gebe zu, dass mich das glücklich macht. Damals, um das Jahr 2000 herum, als ich den Kontakt zu Naturwissenschaftlern suchte, stand ich oft vor verschlossenen Türen und musste lange warten, um einen Termin oder ein Gespräch zu bekommen, wenn überhaupt. Heute rufen dieselben Forscher bei mir und meinen Kollegen aus der Faszienforschung an.

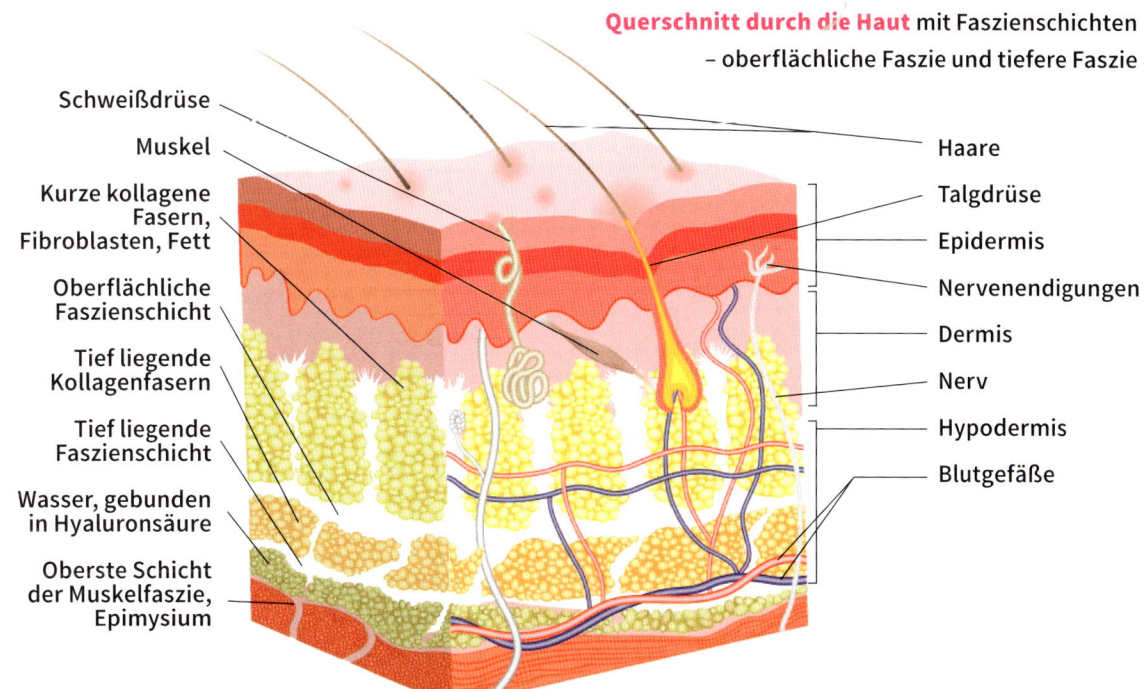

Querschnitt durch die Haut mit Faszienschichten – oberflächliche Faszie und tiefere Faszie

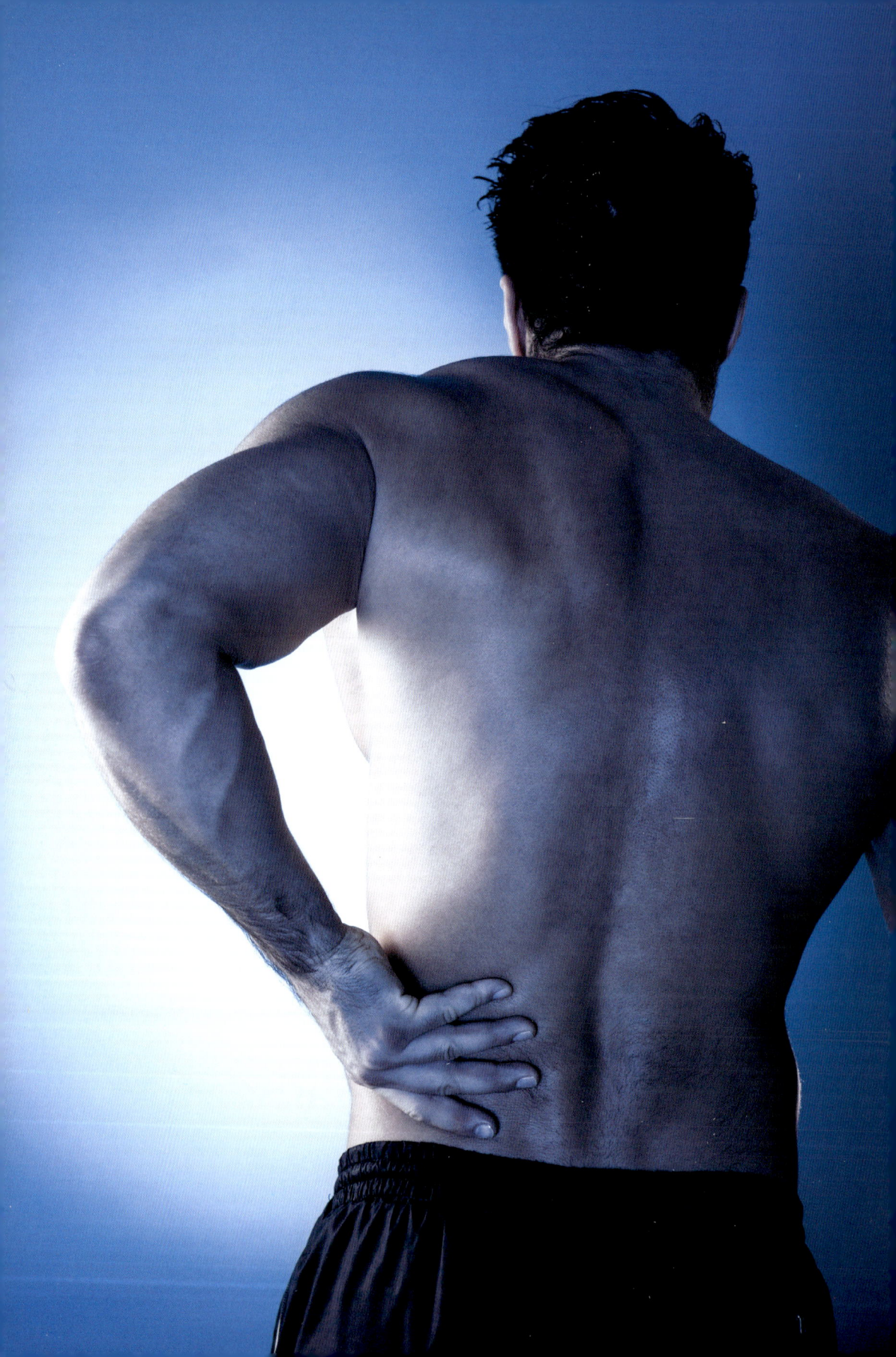

Die Ursachen für chronische Rückenschmerzen, inzwischen eine Volkskrankheit und einer der häufigsten Gründe für Arbeitsunfähigkeit und Frühverrentung, konnten bisher noch nicht befriedigend aufgeklärt werden. Die üblichen Verdächtigen sind Bandscheiben, Wirbel, Nerven oder zu schwache und fehlbelastete Muskeln. Doch die meisten Bandscheiben- und Wirbeloperationen führen nicht zu dauernder Besserung.

Umgekehrt gibt es viele Menschen mit sichtbaren Bandscheiben- und Wirbelschäden, die gar keine Beschwerden haben. Muskeltraining hilft dagegen nicht immer – selbst gut trainierte Sportler können an Rückenschmerzen leiden.

Die Faszienforschung wirft jetzt ein neues Licht auf das Problem: einmal, weil sich gezeigt hat, dass Faszien mit Schmerzsensoren dicht besiedelt sind, besonders im Rücken. Dann, weil sie kontraktile Zellen besitzen, die sich, wie wir gesehen haben, unter der Einwirkung von bestimmten Stoffen zusammenziehen. Und Untersuchungen an männlichen Rückenschmerzpatienten haben ergeben, dass ihre Lumbalfaszie, also die große Faszie im unteren Rücken, eindeutig verdickt ist, der gesamte Bereich dort ist schmerzempfindlicher, und die Patienten haben auch einen charakteristischen Gang. Das alles legt nahe, dass Störungen oder Probleme in der Rückenfaszie zum Schmerz beitragen oder dass er sogar erst dort entsteht. Eine große Rolle spielen dabei möglicherweise kleine Wunden oder Risse in den Faszien, die etwa durch falsche und einseitige Belastung entstehen. Solche Mikroverletzungen könnten in den Faszien zu Entzündungen führen und zu falschen Signalen, die dann aus den Faszien an die Muskeln gehen. Die darauffolgenden Muskelstörungen führen zu weiteren Verkrampfungen und beides zusammen möglicherweise zum chronischen Rückenschmerz. Weltweit wird daher inzwischen die Beteiligung der Faszien an der Schmerzentstehung diskutiert.

Da unten im Kreuz sitzt der Schmerz. Ursache: unbekannt. Liegt die Lösung des Rätsels in den Faszien?

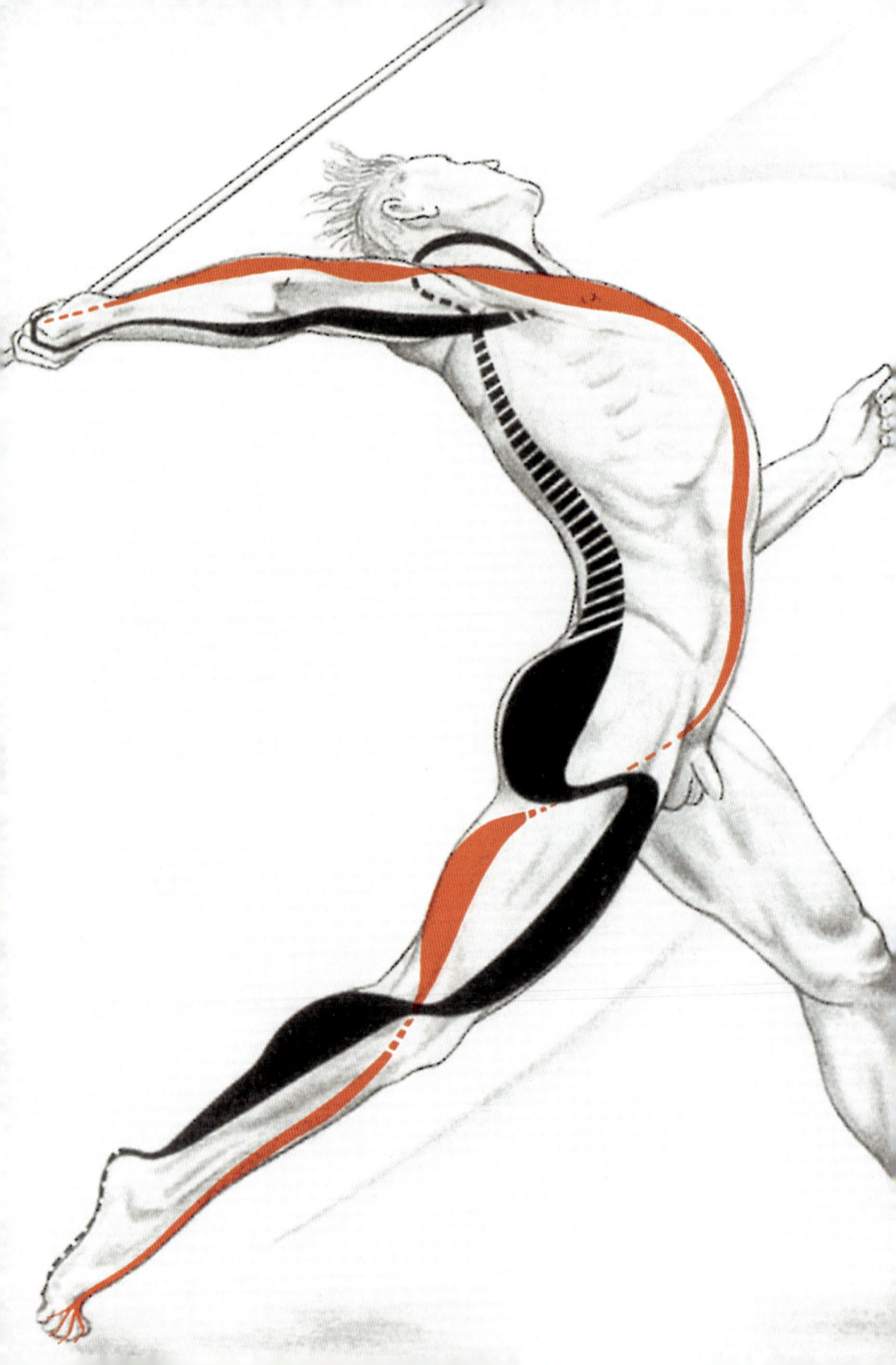

2. KAPITEL

Die Prinzipien des Faszientrainings

Training ist definitiv Modesache. Es gab Trends wie Stretching und Dehnen, Aerobic oder Callanetics; es gibt asiatische Kampfsportstile, die Yogawelle und den Pilatesboom, es gibt Training mit Geräten und ohne, mit Partner oder allein, drinnen, draußen, mit Anleitung, mit Musik auf mitgelieferter CD, mit Übungen zum Mitmachen auf DVD, mit Wochenplan und Ernährungsprogramm. Einige Dogmen der Trainingslehre wurden im Lauf der Zeit und mit neuem Erkenntnisgewinn gekippt und anschließend wiederbelebt. Kurz und gut: In dem Thema ist Bewegung.

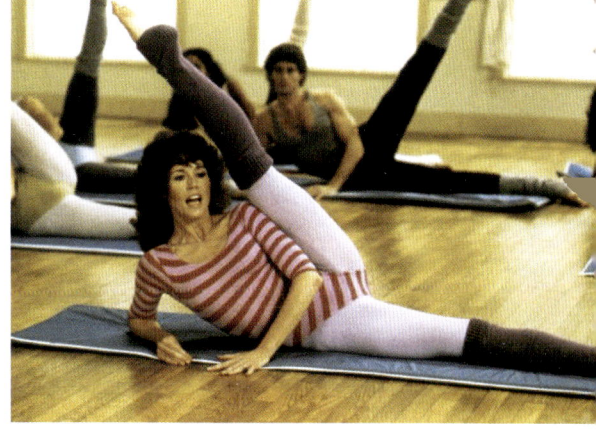

Ein Trend aus den 1980er-Jahren: Jane Fonda mit ihrer Frauenfitness

Und warum auch nicht? Immerhin können so wissenschaftliche Erkenntnisse immer wieder Programme verbessern oder erneuern. Das geschah in den letzten Jahren auch durch die Faszienforschung. Die Funktion der Faszien miteinzubeziehen kann bisherige Methoden und das gewohnte Training effizienter machen. Man muss deshalb nicht alles Gewohnte über Bord werfen, denn vie-

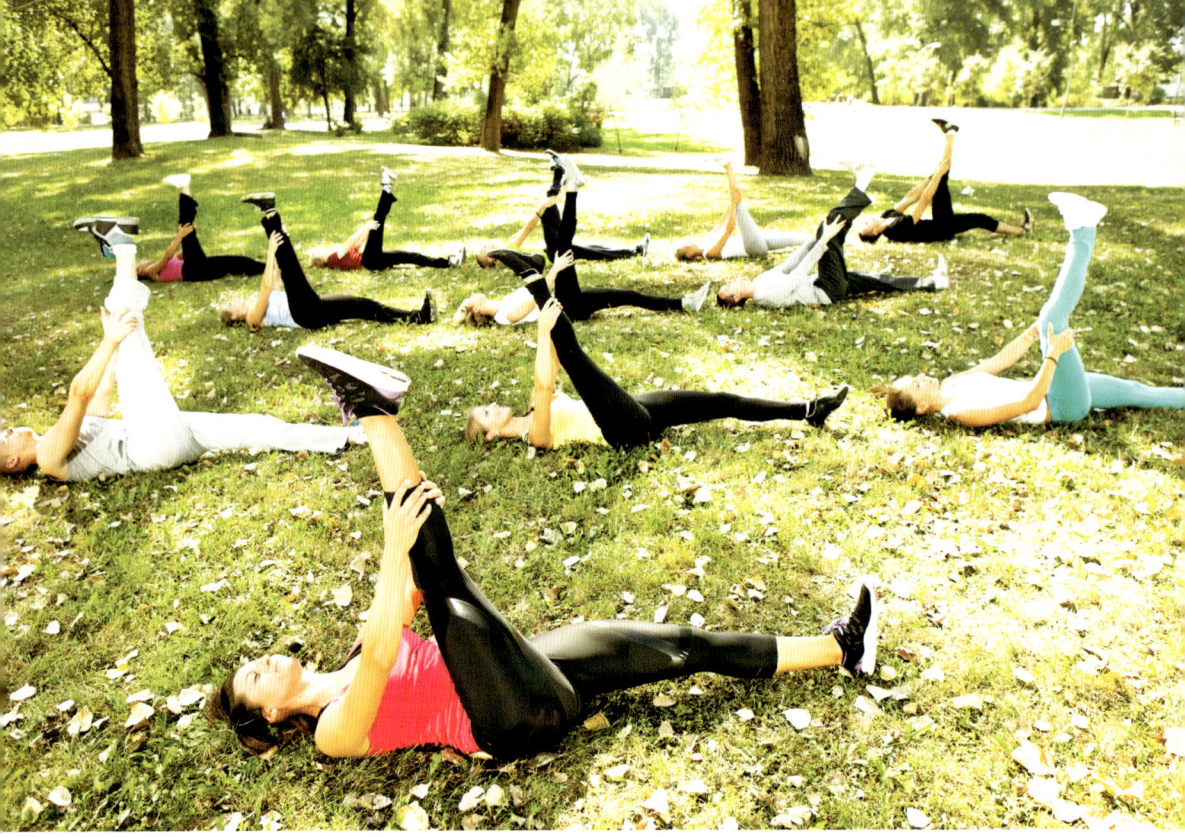

Dehnübungen vor dem Training sollten vor Verletzungen schützen – glaubte man.

les lässt sich integrieren. Die Faszienübungen erweitern lediglich das Spektrum, sie ändern es nicht radikal. Wenn Sie sich über die Rolle der Faszien in der Bewegung klar sind, können Sie auch Ihre Leistungsfähigkeit in einem Programm, das Sie schon befolgen, verbessern. Und falls Sie noch keines befolgen, schaffen Sie mit Faszienbewusstsein und einfachen Übungen einen wunderbaren Einstieg in gesunde Bewegung!

Faszientraining ersetzt also nicht alle bisherigen Trainingsprogramme. Es ergänzt und bereichert sie um eine Komponente, die bisher weitgehend fehlte: Das Bild wird vollständiger. Faszientraining gehört zu einem Muskel-, Kreislauf- und Koordinationstraining einfach dazu, es macht Ihr persönliches Programm komplett. Das gilt für Leistungssportler ebenso wie für Breiten- und Hobbysportler – aber nicht nur für sie.

GESUNDE BEWEGUNG IM ALLTAG

Unser Ziel ist jedoch nicht nur eine höhere Leistung im Sport. Vor allem für Alltagsbewegungen hat Faszientraining eine enorme Bedeutung, außerdem für Prävention und Rehabilitation. Ersteres – die gesunde Bewegung im Alltag – liegt mir dabei besonders am Herzen. Ich glaube nämlich, dass wir durch das Leben in der modernen Welt in unserer natürlichen Bewegungsweise sehr eingeschränkt sind: Wir bewegen uns nicht mehr artgemäß. Viele Fähigkeiten verkümmern, Büroarbeit etwa erfordert eine falsche, verkrampfte Dauerhaltung mit stundenlanger Bewegungslosigkeit, und selbst beim Gehen und Laufen sind wir behindert durch ungeeignete Geräte an den Füßen – ich meine Schuhe. Zu Gang und Fuß erfahren Sie in diesem Kapitel, aber auch in einem späteren Abschnitt noch mehr, denn gerade dafür gibt die Faszienforschung ganz neue Impulse.

Schmerzen im Bewegungsapparat sind wiederum so verbreitet, dass Spötter sagen: »Wer über 40 Jahre alt ist und morgens ohne Schmerzen aufwacht, ist tot.« Wie wir schon wissen, tragen Veränderungen und Störungen in den Faszien wahrscheinlich zu sehr vielen solcher Schmerzprobleme und Krankheiten bei – und genau das ist der Grund, warum das Fasziensystem im Körper möglichst gut gepflegt werden sollte. Das betrifft besonders Menschen, die viel sitzen müssen: Denn Faszien brauchen Bewegung.

Gerade ab der Lebensmitte werden fitte Faszien zudem immer wichtiger. Denn die gebeugte Körperform, die typische Seniorensilhouette mit zusammengesacktem Oberkörper und nach vorne gezogenen Schultern, ist zum großen Teil ein Resultat von Alterserscheinungen in den Faszien. Die gefürchtete Alterssteifigkeit geht darauf zu-

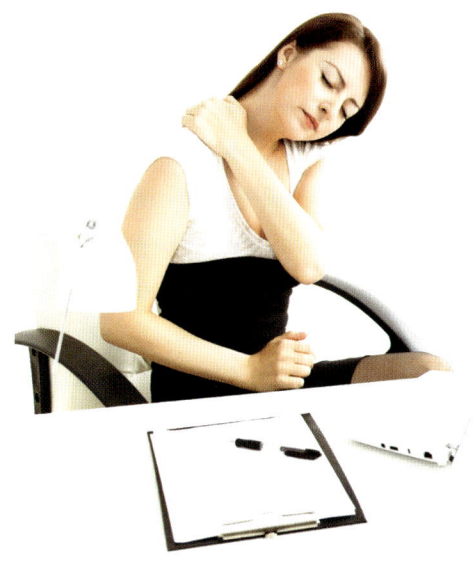

Beim Dauersitzen schmerzen oft Nacken und Schultern.

rück, dass das Bindegewebe mit den Jahren und bei mangelndem Training verfilzt. Das ist jedoch nicht nur ein kosmetisches Problem: Auch Stürze und Verletzungen sowie Schmerzen im Bewegungsapparat hängen mit der nachlassenden Beweglichkeit zusammen. Sind die Faszien dagegen fit, lassen sich eine jugendliche, straffe Körperform und eine elastische Beweglichkeit tatsächlich lange erhalten. Wer also jung bleiben oder wieder jung werden will, tut gut daran, dieses Lebensnetz zu kräftigen.

Denn Organismen funktionieren nach dem Prinzip »Use it or lose it!« – nutzen oder verlieren, grob übersetzt. Gerade Knochen, Muskeln, Sehnen, Faszien und auch Nerven werden nach diesem Prinzip im Körper ständig auf- und abgebaut. Was wir nicht brauchen oder regelmäßig beanspruchen, verbucht der Körper als nutzlosen Ballast und baut es ab, um Energie zu sparen. Umgekehrt gilt dafür, dass das erhalten bleibt, was regelmäßig gefordert wird. Im Alter kann man daher durch gezieltes Training sowohl Knochen- als auch Muskelmasse und sogar die Anzahl und die Verknüpfung der Nervenzellen im Gehirn beeinflussen. Und das gilt ebenfalls für die Faszien.

Die gebeugte Haltung älterer Menschen geht auch auf den Zustand der Faszien zurück.

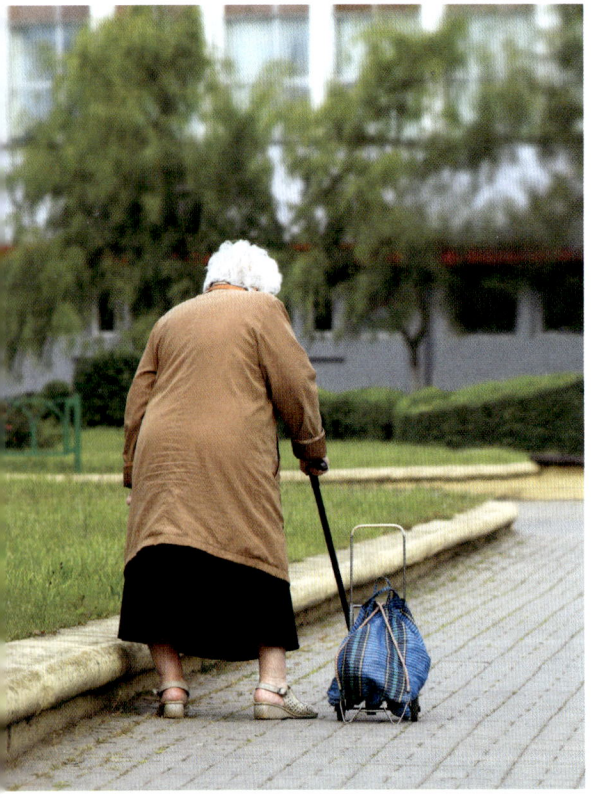

WAS SIE WISSEN SOLLTEN, BEVOR SIE TRAINIEREN

In diesem Kapitel werden wir uns daher der Funktion widmen, die Faszien speziell im menschlichen Bewegungsapparat haben: Wir sehen uns genauer an, welche Aufgabe sie für die Muskeln erfüllen und wie sie mit den Muskeln zusammenarbeiten. Außerdem betrachten wir die Bedeutung, die Fasziengewebe für die Beweglichkeit, die Gelenke, aber auch für die Körpersilhouette hat. Ich stelle Ihnen dabei ein neues Bild vom Körper vor, das nicht von einem starren, mechanisch verbundenen Knochengerüst ausgeht, sondern von einem dynamischen Spannungsnetzwerk, bestehend aus langen Faszienzugbahnen. Und wir haben am Ende dieses Kapitels noch einen Selbsttest für Sie, in dem Sie Ihren natürlichen Bindegewebstyp feststellen können. Das alles ist wichtig für die Art der Übungen, die Sie später kennenlernen und hoffentlich auch ausprobieren werden.

Wieder können Eilige natürlich weiterblättern und direkt zu den Übungen gehen, die in Kapitel 3 mit Bild und Beschreibung dargestellt werden. Theoretisch. Aber ganz ehrlich: Ich rate Ihnen das nicht. Lesen Sie die folgenden Abschnitte über die Bedeutung der Faszien für menschliche Bewegung und machen Sie den Selbsttest. Das Wissen darüber wird Ihnen helfen, die Übungen zu verstehen. Und es wird Sie vor allem dazu motivieren, die Übungen zu machen!

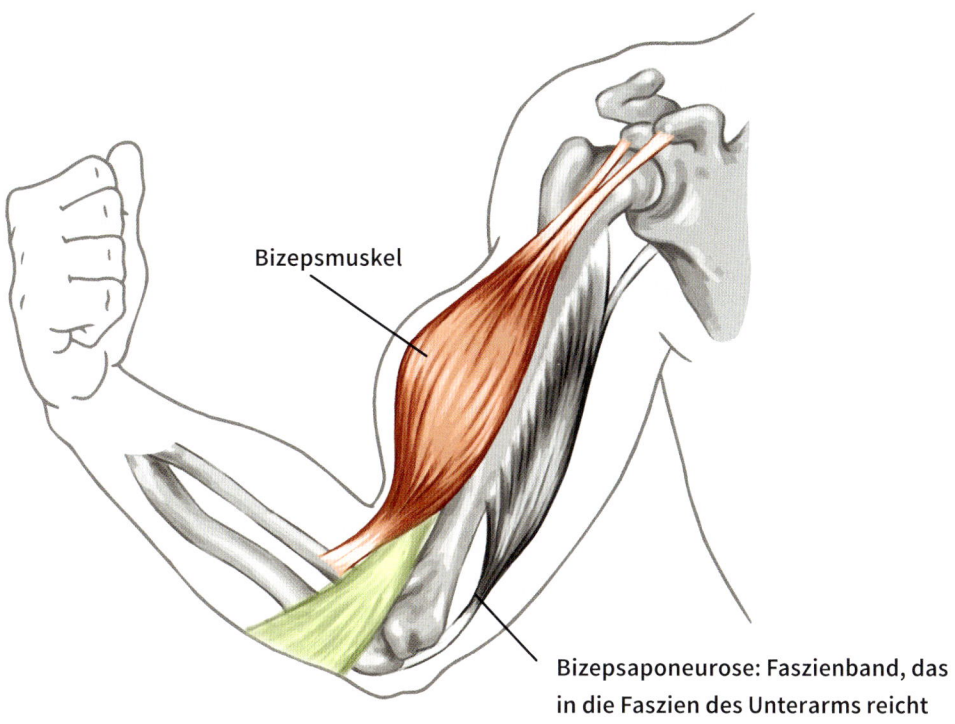

Der Bizepsmuskel ist an Schulter und Unterarmknochen jeweils mit Sehnen befestigt, die Zug auf den Knochen geben. Ein Faszienband hält ihn unten am Ellenbogen.

WIE MUSKELN UND FASZIEN ZUSAMMENARBEITEN

Muskeln und Faszien sind eine Einheit, wie Sie in Kapitel 2 gesehen haben. Aber die Faszien haben auch eigenständige Funktionen in der Bewegung und darüber hinaus für die Statik und Haltung des Körpers sowie für die Körperform. Beginnen wir zunächst mit der Funktion der Faszien in den Muskeln selbst, wo sie – rein anatomisch gesehen – als Hüllen rund um Fasern und Faserbündel sowie um den ganzen Muskel vorliegen. Doch was genau tun die Faszien da?

Muskeln, haben wir in Kapitel 1 gesehen, sind bis zu jeder einzelnen Faser von Faszien umhüllt. Die Aufgabe, die diese Hüllen bezüglich der Kraftübertragung erfüllen, hängt mit der Mechanik des Muskels und der Bewegung insgesamt zusammen: Muskeln brauchen, um Gliedmaßen bewegen zu können, einen Anschluss an die

FASZIEN-FITNESS

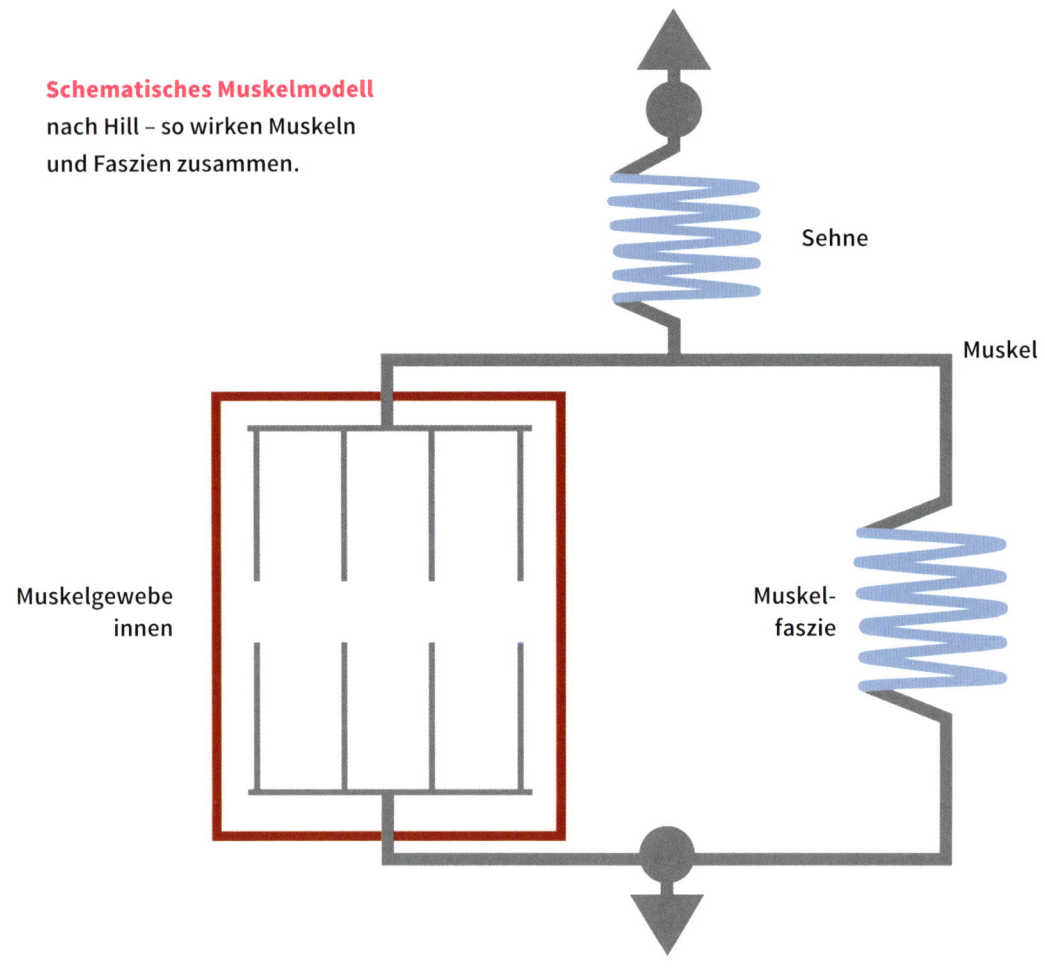

Schematisches Muskelmodell nach Hill – so wirken Muskeln und Faszien zusammen.

Knochen. Diesen Anschluss bieten die Sehnen mit ihren festen Fasern, die mit der Knochenhaut oder bestimmten Ansatzstellen am Knochen verwachsen sind. Sehnen sind straffes Fasziengewebe aus dicht gepackten und besonders kräftigen Kollagenfasern.

Der Übergang von Knochen und Sehne ist dabei fließend: vom Knochen über Knorpel zur Sehne und von dort in den Muskel hinein, ebenfalls über spezialisierte Bindegewebszellen im Übergang von Sehne und Muskel. So entsteht ein Kontinuum von faszialem Gewebe, das die mechanische Kraft des Muskels hält und weitergibt.

Dass die Kraft aus dem Muskel überhaupt an der Sehne ankommt und ihr Zug den Knochen erreicht, ist also die Leistung der Faszienhüllen in und um den Muskel. Die Rolle, die sie dabei spielen, ist die des Übermittlers von Kraft: Faszien bekommen aus der Kontraktion der vielen Muskelzellen Spannung und geben sie weiter – von einer Hülle an die andere, also vom Endomysium bis zum Epimysium und bis zur Sehne, wo die Kraft schließlich den Knochen erreicht. Die Wirkung der Muskelkraft beruht also ausdrücklich auf der Zusammenarbeit von Muskel und Faszie. Biomechaniker beschreiben das mit dem Bild einer Feder.

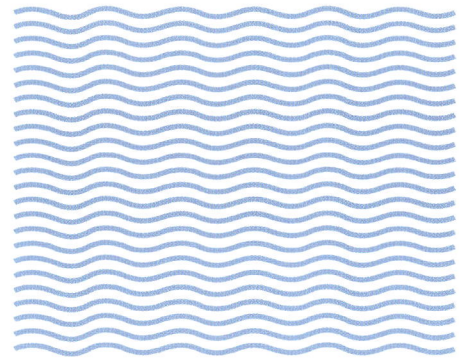

Typische Wellenform gesunder Faszien

■ Elastisches Federn als Qualität von Faszien

Diese Federfunktion ist sehr wichtig und spielt eine zentrale Rolle beim Beitrag der Faszien zur Bewegung. Doch damit eine Struktur überhaupt federn kann, muss etwas in ihr elastisch sein – das Material muss also unter Druck seine Form verändern und, wenn der Druck nachlässt, wieder in die alte Form zurückkehren. Wir wissen schon aus Kapitel 1, dass Faszien aus elastischem Material bestehen, vornehmlich aus Kollagen. Charakteristisch für elastisches Material ist, dass es die Energie, die darauf einwirkt – den Druck –, auch als Energie speichert und anschließend wieder abgibt. Physikalisch gesprochen, rücken die Atome unter Druck enger zusammen und kehren, wenn die Krafteinwirkung nachlässt, an ihren alten Platz zurück. Je mehr Kraft auf sie einwirkt, desto schneller kehren sie zurück – sie stehen unter Spannung, bis sie die Energie wieder loswerden können, die sie durch den Druck aufnehmen. Die Kraft der Einwirkung und der Rückstoß stehen in einem Verhältnis zueinander, das auch durch das Material bestimmt ist: Elastisches Material mit hoher Speicherkapazität schnellt stark zurück, wie es etwa bei einer Metallfeder der Fall ist. Und so ist es auch bei den Faszien, die die Muskeln umhüllen, vor allem aber bei den Sehnen.

Außerdem ist das Gewebe der Muskelfaszien leicht gewellt. Die Faszienhülle liegt also nicht ganz glatt und straff auf dem Muskel an. Die Wellen bieten eine Reserve zur Ausdehnung und dienen der Möglichkeit, Energie zu speichern. Die Struktur sieht etwa so aus wie bei gewelltem Haar.

Je ausgeprägter die Wellen, umso mehr elastische Federungskapazität hat eine Faszie. Mit dem Alter nimmt die Wellung zwar meistens ab – aber mit dem richtigen Training kann sie wiederhergestellt werden.

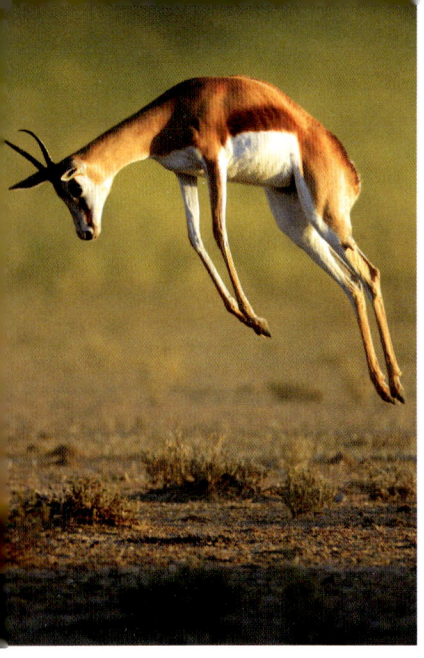
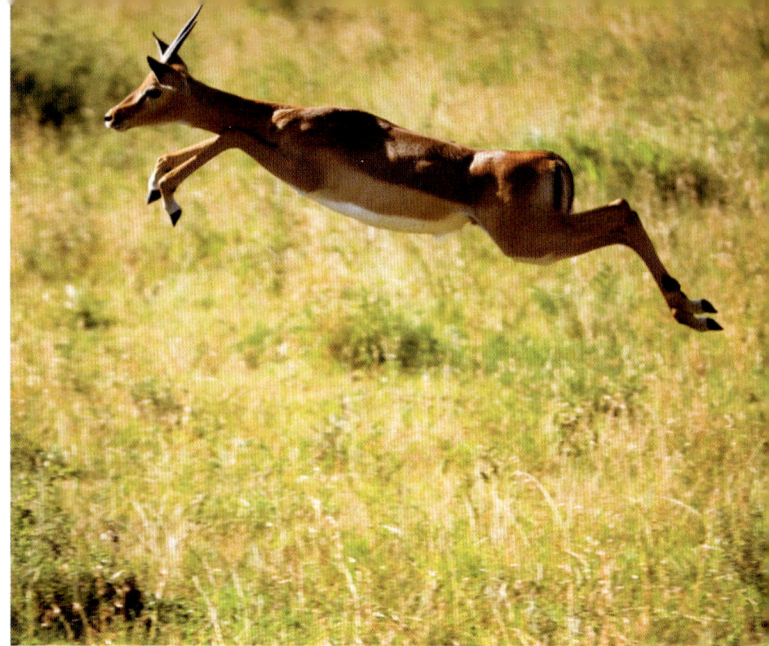

Meisterschaft im Hoch- und Weitsprung: Gazellen und Antilopen

Das Federn und die Fähigkeit, elastische Spannung aufzubauen und sich mit Energie aufzuladen, ist also ein wesentliches Merkmal der Faszien und speziell der Sehnen. Beides ermöglicht elastische Bewegungen und gewaltige Leistungen, wie Biomechaniker bei der Beobachtung von Antilopen und Kängurus feststellten. Diese Tiere können erstaunlich weit und hoch springen: Zierliche Antilopen schaffen es, drei Meter hoch und zehn Meter weit zu springen, das Rote Riesenkänguru erreicht sogar 13 Meter Weite – mehr als jedes andere Tier. Es wird dabei so schnell wie ein Rennpferd, bis zu 60 Kilometer pro Stunde.

Diese Leistungen können aber nicht mit der Muskelkraft erklärt werden. Schließlich sind Antilopen und Gazellen zarte Geschöpfe, die nicht über große Muskelmassen verfügen. Doch ihre grazilen Gliedmaßen haben lange Sehnen. Auch bei Kängurus fallen die langen Hinterbeine auf, die sehr kräftige Achillessehnen haben. Und tatsächlich sind es die Sehnen in den langen Läufen sowohl der Kängurus als auch der Antilopen, die für die Spannkraft verantwortlich sind: Die riesigen Sprünge verdanken die Tiere also einem ausgeklügelten Faszienmechanismus.

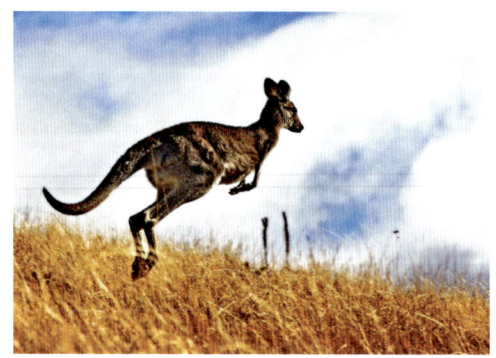

Känguru im Sprung: Die langen Hinterläufe federn vom Boden ab.

Die Prinzipien des Faszientrainings

■ Der Katapulteffekt

Wie das funktioniert, erklären Biomechaniker mit dem Mechanismus eines Katapults: Ein Katapult schleudert etwas weit weg, weil sein Arm unter mechanische Spannung gesetzt wurde. Diese Spannung entlädt sich plötzlich, die gespeicherte Spannungsenergie verwandelt sich in kinetische Energie, und die Ladung schnellt nach vorne. Ein anderes, sehr einfaches Beispiel ist ein Gummiband, das gedehnt und dann schnell losgelassen wird. Oder ein Gummiball: Wenn ein Gummiball auf den Boden fällt, übt der Aufprall Druck auf den Gummiball aus. Der Ball verformt sich und lädt sich dabei mit Spannungsenergie auf. Dann schnellt er in seine alte Form zurück – und hebt vom Boden wieder ab.

Weitwurf mit Spannungsenergie: das Katapult

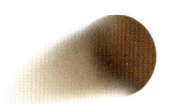

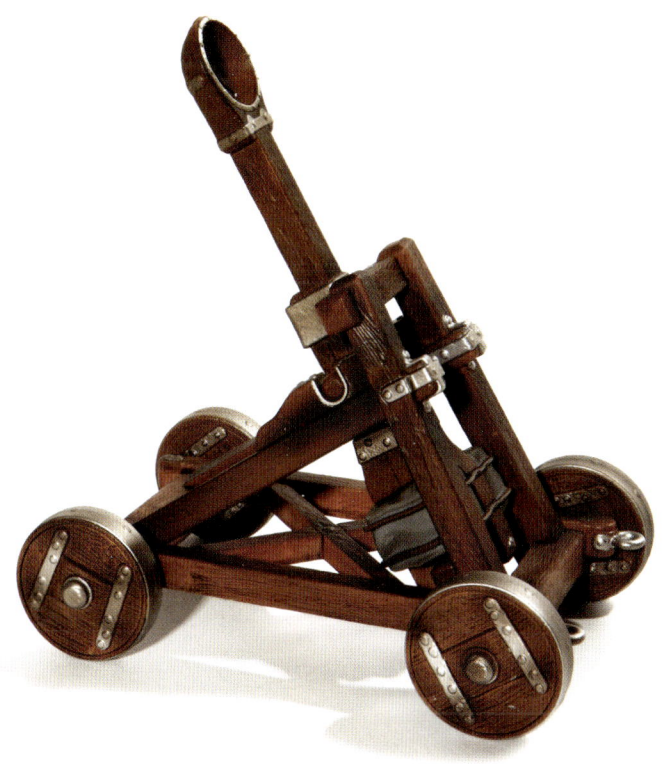

Der Katapulteffekt erlaubt es also, sich mit einem Minimum an Muskelkraft fortzubewegen. Die Muskeln erzeugen allenfalls eine auslösende Kontraktion, mit der die Sehne unter Spannung gesetzt wird. Nach dem ersten Sprung nutzen die weiteren Sprünge vor allem die Schwerkraft und das Eigengewicht: Trifft der Körper auf den Boden auf, drückt das die Sprung- oder Achillessehne zusammen und lädt sie wieder mit Spannungsenergie auf. Die geballte Spannungsenergie entlädt sich, und dieser Rückstoß kann eine Beschleunigung aufweisen, welche die Kontraktionsgeschwindigkeit hervorragend trainierter Muskeln bei Weitem übertrifft. Tiere wie Gazellen, Antilopen und Kängurus springen sehr energiesparend, gerade weil ihre Muskeln nicht mit voller Kraft im Spiel sind, sondern ihre Sehnen immer wieder mechanische Kraft aufnehmen und abgeben.

Etwas anders funktioniert ein Sprung aus dem Stand, etwa bei einem Frosch, der plötzlich in die Höhe schnellt, oder bei einer Katze, die vom Boden auf eine hohe Mauer springt: Sie begibt sich in eine Vorspannung, kauert sich zusammen und setzt alle Muskeln, die auf ihre langen Sehnen einwirken, kurz unter Spannung. Bei der Initialzündung vor dem Sprung zucken die Muskeln möglichst schnell und die Sehnen federn kräftig zurück – das Tier hebt ab.

Dieser Katapulteffekt von Sehnen und Faszien ist ein universelles biomechanisches Prinzip bei Tieren – und auch bei Menschen. Denn unser Hüpfen und Springen, aber auch das Laufen und vor allem das Gehen profitieren ebenfalls von dieser Katapultwirkung. Und wie Biomechaniker herausgefunden haben, steht die Fähigkeit menschlicher Faszien, mechanische Energie zu speichern, der von Gazellen in nichts nach! Mit der hohen Speicherfähigkeit unserer Sehnen übertreffen wir sogar sämtliche anderen Primaten: Menschen sind die einzigen Affen, die solche gazellenartigen Lauf- und Springsehnen haben. Der Homo sapiens hat sich darin also deutlich von seinen kletternden Verwandten wegentwickelt.

■ Unsere Paradedisziplin: das Gehen

Im Gehen sind Menschen bekanntlich besonders ausdauernd. Wir können stundenlang fast ermüdungsfrei gehen. Kein Wunder, wie Forscher ausgerechnet haben, denn das Gehen benötigt dank der Katapultmechanik rund 70 Prozent weniger Muskelarbeit als das Joggen. Dieses Bewegungswunder kommt durch eine ganze Kette von Faszien zustande, die von der großen Plantarfaszie in den Füßen über die Achillessehne an der Ferse über eine Muskel-Faszien-Kette bis hinauf in den Rücken reicht. Denn Faszien und Muskeln arbeiten in Einheiten zusammen, die größer sind als nur ein Muskel mit zwei Ansatzpunkten an einem Knochen. Dass wir so ausdauernd

Die Prinzipien des Faszientrainings

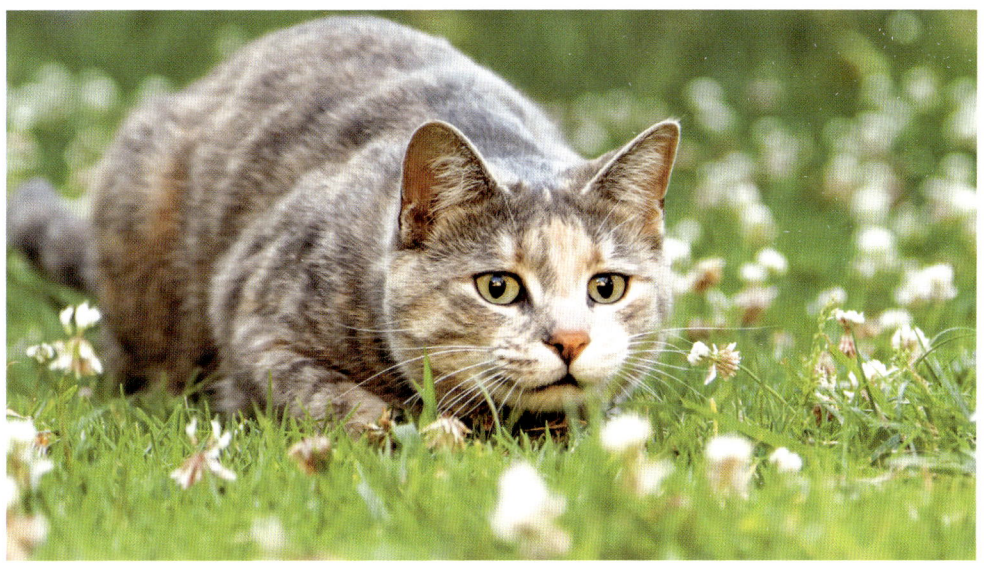

Sprungbereit: Die Katze kauert sich zusammen, spannt die Muskeln an und lädt ihre Sprungsehnen mit Spannung auf.

gehen können, verdanken wir einer der großen Faszienzugbahnen, die sich durch den Körper ziehen, in diesem Fall der rückwärtigen Linie. Sie reicht über Füße und Beine samt Achillessehne bis in den Rücken, zur großen Lendenfaszie und sogar weiter hinauf in den Nacken bis zum Kopf. Weil in dieser Kette eine Menge Energie in den Faszien gespeichert und ohne muskulären Einsatz wieder freigegeben werden kann, ist der menschliche Gang so effizient und ausdauernd.

Wir sollten also unsere Faszien trainieren und fit halten, damit wir ihre Elastizität und Speicherfähigkeit erhalten oder verbessern. Denn nur Sehnen und Faszien, die gut in Schuss sind und die richtige Struktur haben, können effizient Energie speichern und wieder abgeben.

FASZIENZUGBAHNEN UND DAS SPANNUNGS-NETZWERK

Die übergreifende Faszienmechanik, wie ich sie eben anhand des Gehens und der rückwärtigen Linie beschrieben habe, be-

FASZIEN-FITNESS

einflusst die Art der Übungen, die wir für notwendig halten. Beim Gehen etwa reichen die beteiligten Faszien weit über die Füße hinaus – und das ist charakteristisch für die Faszien im Körper insgesamt: Sie überspringen Gelenke und einzelne Extremitäten und durchziehen den Körper wie ein Netzwerk. Es sind lange Ketten von Muskel-Faszien-Einheiten, die als regelrechte Zugbahnen durch den Körper laufen und für Haltung, Statik und effiziente, flüssige Bewegung verantwortlich sind.

Dass es diese langen Muskel-Faszien-Ketten überhaupt gibt und sie im Training zu beachten sind, ist eine recht junge Erkenntnis. Ein besonders plausibles und detailliertes Modell dazu stammt von meinem Rolfing-Kollegen Thomas W. Myers, der dieses seit den 1990er-Jahren entwickelte. Myers ist Rolfer und war Ausbilder am Ida-Rolf-Institut, er ist auch Feldenkrais-Trainer und hat einen tiefen Einblick in viele physiotherapeutische Verfahren. Sein rein aus der Praxis gewonnenes System von langen Muskel-Faszien-Ketten im Körper ist heute in vielen Aspekten anerkannt und wurde inzwischen von Anatomen zum großen Teil bestätigt.

■ Das Skelett ist kein Gerüst

Myers' Modell besagt im Einzelnen Folgendes: Nicht die Knochen halten den Körper aufrecht und stützen ihn, sondern vor al-

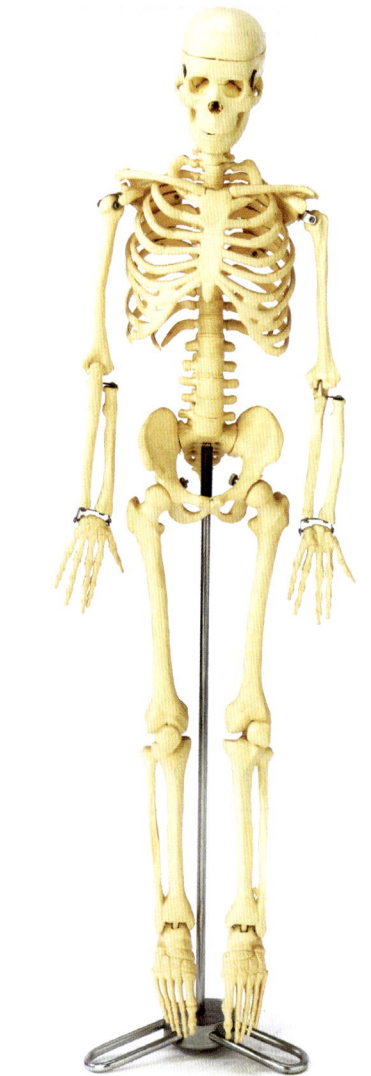

Ein Knochengerüst kann nicht allein stehen, es braucht immer, wie bei solchen Modellen, eine Stütze.

lem die Faszien. Das sieht man schon allein daran, dass ein Skelett, wenn man es aufstellen wollte, klapprig in sich zusammenfallen würde: Es kann alleine für sich nicht stehen. Das Skelett ist also kein Gerüst wie ein Baugerüst, das Stabilität für dazwischenliegende oder -hängende Teile bietet.

Die Prinzipien des Faszientrainings

Prinzip Segelschiff: die Wirbelsäule

Mediziner und Orthopäden verwenden schon seit einigen Jahren das Bild von einem Segelschiff mit Mast, Wanten und Takelage, um die statischen Verhältnisse in der Wirbelsäule zu beschreiben: Ein solcher Mast trägt keine Last, sondern dient als stabiles Element innerhalb eines Verspannungssystems: Viele Seile sind mit ihm verspannt und verleihen ihm Stabilität. Er trägt kein Gewicht wie eine Säule – und ähnlich ist es auch in unserem Rücken. Die Wirbelsäule ist biegsam und ständigem Druck und Zug ausgesetzt.

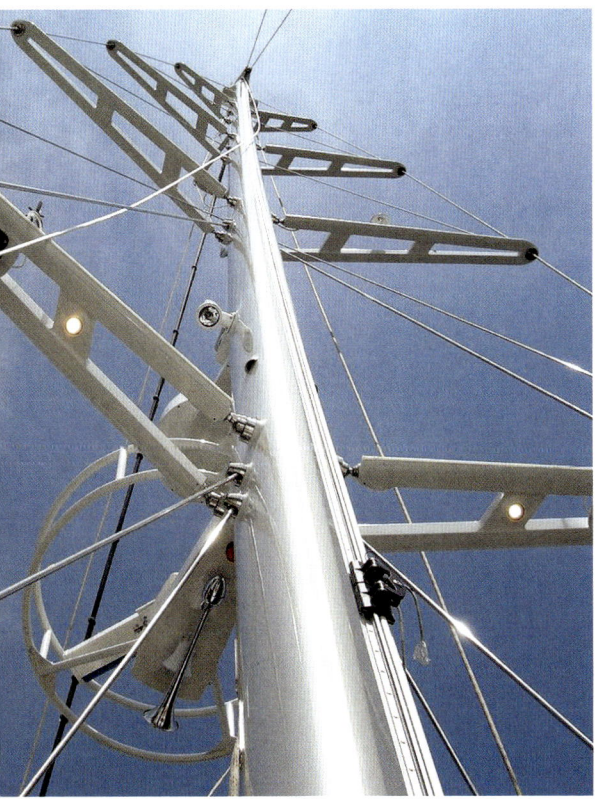

Mast einer Segeljacht

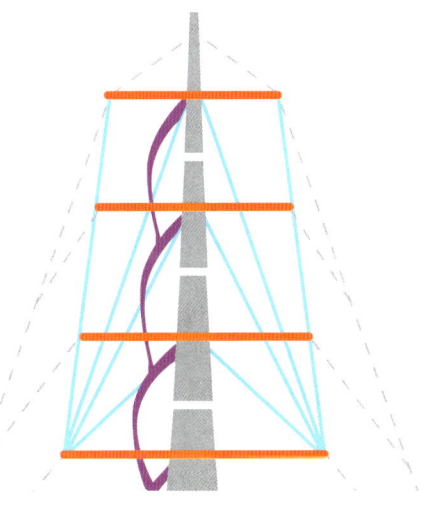

Das Segelmastprinzip der Wirbelsäule, medizinisch gesehen: Im Rücken sind Bänder und Muskeln gespannt, sie halten die Wirbelsäule aufrecht. In der Mitte verläuft der breite Rückenaufrichtemuskel, alle anderen Strukturen sind quer verlaufende weitere Haltemuskeln.

FASZIEN-FITNESS

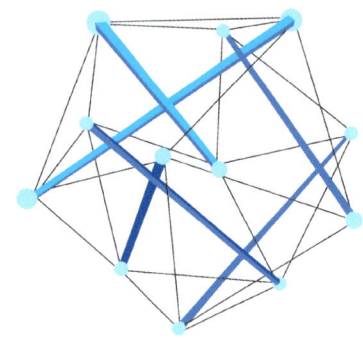

Ein Tensegrity-Modell. Die Zugspannung macht solche Systeme sowohl stabil als auch dynamisch.

Was den Körper stattdessen aufrecht hält, sind die Faszien und Muskeln in einem dynamischen Spannungsnetzwerk. Wir wissen zum Beispiel, dass schon das bloße Aufrechtstehen eine ständige leichte Muskelanspannung und ständiges unbewusstes Balancieren erfordert. Leisten wir dies nicht, stürzen wir zu Boden. Schlafen wir, können wir nicht stehen, da dann der Muskeltonus ausfällt. Die Muskelspannung wiederum ist über die Faszien vermittelt und die Faszien stellen außerdem noch eigenständige Elemente in diesem Spannungsnetzwerk dar.

■ Das Tensegrity-Modell

Solche Spannungsnetzwerke gibt es als Statikkonstruktionen in der Architektur. Dort heißen sie »Tensegrity-Modell«. Die Wortschöpfung setzt sich zusammen aus den englischen Begriffen »tension«, Spannung, und »integrity«, Ganzes, Zusammenhalt. Amerikanische Künstler und Architekten haben solche Konstruktionen Mitte des 20. Jahrhunderts entwickelt. Sie haben folgende Merkmale:

- Sie bestehen aus stabilen und elastischen Elementen.

- Die elastischen Elemente stehen unter Spannung.

- Die stabilen Elemente sind nur durch elastische Elemente miteinander verbunden.

- Die stabilen Elemente berühren sich nirgends.

- Die elastischen Elemente stellen Spannung im ganzen System her.

Faszienforscher gehen davon aus, dass auch der menschliche Körper nach dem Prinzip Tensegrity gebaut ist: Lange Muskel-Faszien-Ketten bilden zusammen mit den Knochen ein Spannungsnetzwerk. Dieses System reagiert bei Bewegungen sehr fein, es ist dynamisch: Wenn wir einen Muskel an einer Stelle aktivieren, gibt es über die langen Faszienketten, an die er angeschlossen ist, eine Reaktion an anderen Körperstellen. Muskeln arbeiten also nicht isoliert, sondern immer verbunden im körperweiten faszialen Netz. Diese Ansicht geht über die klassische Anatomie mit ihrer Betrachtungsweise einzeln lokalisierbarer Muskeln hinaus. Sie identifiziert größere funktionale Faszieneinheiten im Körper.

■ Ein neues Bild vom Körper

Aus diesem neuen Bild vom Körper ergeben sich einige wichtige Konsequenzen. Zum Beispiel für die bisherige Vorstellung von Knochen und Gelenken – denn in der Tat berühren sich fast nirgends im Körper Knochen direkt. Sie sind durch Bindgewebe – Knorpel, Kapseln, Bänder, Sehnen – flexibel miteinander verbunden. Denkt man so, ändert sich auch die Vorstellung von der Wirbelsäule: Sie ist eben kein tragender Pfeiler wie eine Säule in einem antiken Tempel, sondern nur eines der stabilen Elemente, noch dazu ein sehr besonderes, weil sie so beweglich ist – unsere Wirbelsäule ist eigentlich eine flexible Wirbelschlange. Denn das Rückgrat ist kein durchgehender Knochen wie etwa der dicke Oberschenkelknochen, vielmehr besteht es aus zahlreichen einzelnen Elementen, die nur von Bändern und einem ganzen System von Faszien und kleinen Muskeln zusammengehalten werden.

Faszienforscher betrachten inzwischen alle Fragen der Körperstatik, der Haltung und des aufrechten Ganges im Hinblick auf dieses dynamische Netzwerk im ganzen Körper und speziell im Rücken. In unserer Ulmer Forschungsgruppe etwa beschäftigen wir uns besonders mit neuen Modellen des menschlichen Ganges sowie mit dem tiefen Kreuzschmerz.

■ Die Faszienzugbahnen des Körpers

Unser Körper ist also ein ganzes Netzwerk von verschiedenen Spannungselementen. Darin lassen sich nun einige größere, lange Muskel-Faszien-Ketten identifizieren. Diese myofaszialen Zugbahnen spielen unserer Meinung nach für Koordination und geschmeidige Bewegung eine besondere Rolle. Daher müssen sie im Training angesteuert und aktiviert werden, damit die Koordination und das reibungslose Funktionieren in der gesamten Kette trainiert wird. Isolierte Übungen für einzelne Muskelgruppen wie im normalen Krafttraining reichen dafür nicht aus – aus Sicht der Faszienforschung zählen gerade die Fernverbindungen über den ganzen Körper. Wir wollen sie deshalb im Training gezielt aktivieren, und Sie sollten die wichtigsten großen Zugbahnen des Körpers kennen:

- die oberflächliche Rückenlinie,
- die oberflächliche Frontallinie,
- zwei Laterallinien,
- die Spirallinie.

Die Zugbahnen verlaufen jeweils über die Länge des Körpers und mehrere Körperteile und Extremitäten. Dabei haben sie Haltefunktionen und Bewegungsfunktionen, die Thomas Myers dezidiert beschreibt, wir begnügen uns für dieses Buch mit den wichtigsten Stichworten.

FASZIEN-FITNESS

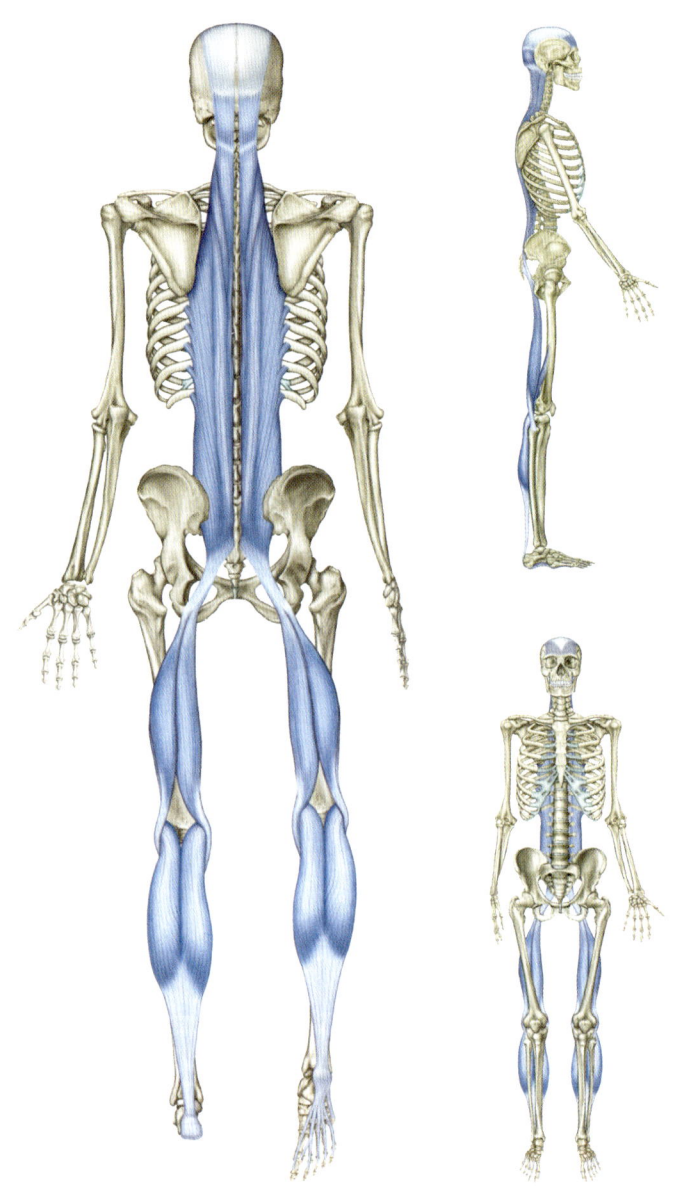

● 1. Die oberflächliche Rückenlinie

Sie verläuft von den Füßen (Plantarfaszie) über Rücken, Nacken, Schädel bis zu den Augenbrauen, stützt und schützt den Rücken und ist verantwortlich für die aufrechte Haltung und die Streckung des Oberkörpers nach oben und hinten.

Die Prinzipien des Faszientrainings

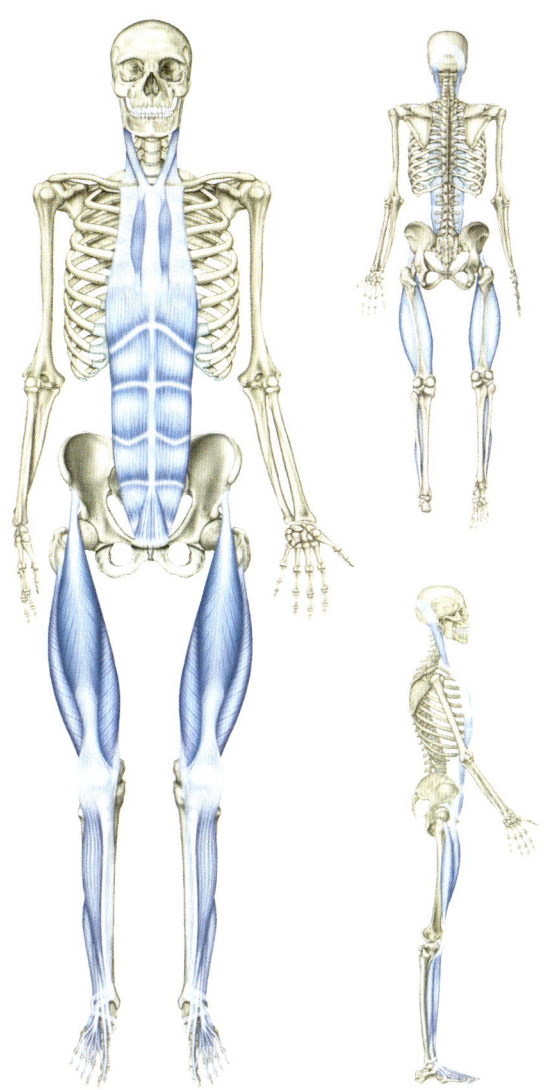

2. Die oberflächliche Frontallinie

Diese vordere Linie verläuft von den Zehen bis zum Becken, dann über den Bauch bis in den Hals und zum Kopf. Zwar ist sie zweigeteilt, doch im aufrechten Stand agiert sie wie eine einheitliche Zuglinie von unten nach oben. Ihre Aufgabe ist die Stabilisierung des Oberkörpers in der Haltung, außerdem macht sie Bewegungen und Beugungen, Heben und Senken des Oberkörpers möglich.

FASZIEN-FITNESS

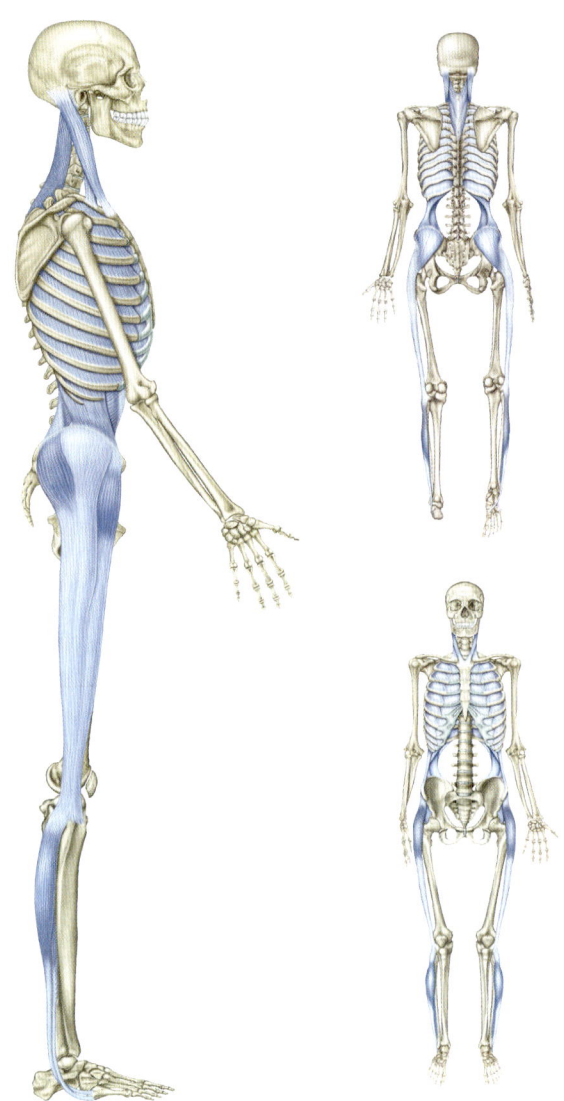

● **3. Die Laterallinien**

Diese Zugbahnen verlaufen jeweils seitlich am Körper und klammern beide Außenseiten ein. Die Laterallinien beginnen oben an der Außenseite des Fußes, gehen außen um den Fußknöchel herum, weiter nach oben und dann wie ein Korbgeflecht an der Seitenlinie des Rumpfes bis zum Kopf. Sie sorgen für Balance zwischen der vorderen und der hinteren Linie, fixieren Rumpf und Beine, damit sie nicht einknicken, und sind an der Seitwärtsneigung des Körpers beteiligt, außerdem bremsen sie zu starke Neigung und Rotationen.

Die Prinzipien des Faszientrainings

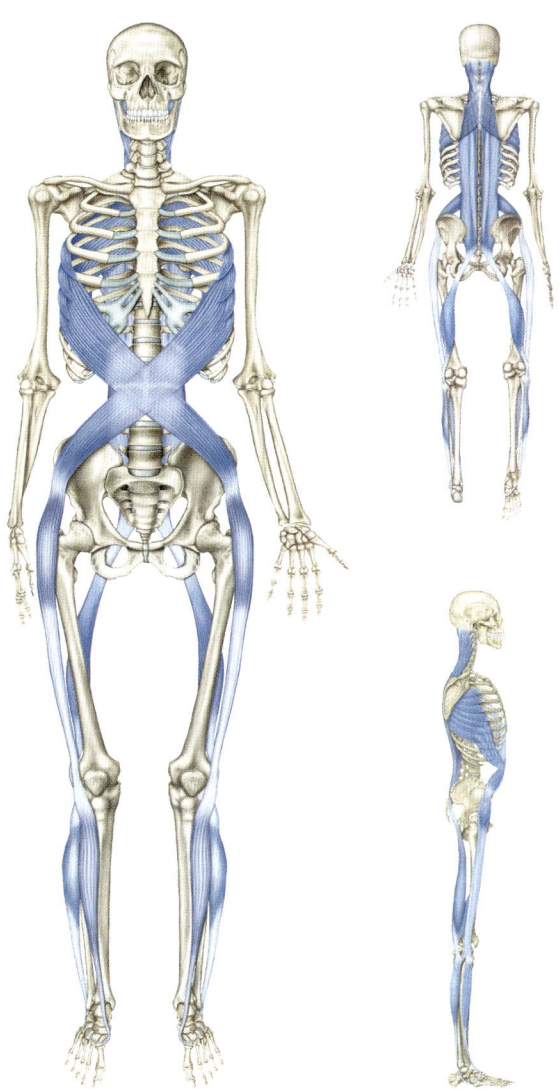

● **4. Die Spirallinie**

Die Spirallinie windet sich um den Körper, sie ermöglicht Rotationen des Körpers und gegenläufige Bewegungen. Sie umhüllt den Körper wie eine Doppelspirale. Ihre Haltungsfunktion besteht darin, dass sie das Gleichgewicht in allen Ebenen gewährleistet. Ihre Bewegungsfunktion liegt einmal darin, dass sie beim Gehen eine exakte Spurführung gewährleistet, außerdem erzeugt sie Rotationen und stabilisiert den Körper.

FASZIEN-FITNESS

■ Faszienzugbahnen in der Bewegung

Bei bestimmten Bewegungen lassen sich die langen Faszienbahnen sogar sichtbar identifizieren, zum Beispiel beim Speerwerfen, Diskuswerfen, bei schwingenden Ausholbewegungen und bei bestimmten Gymnastikformen. Die gehörten früher zum Repertoire, und historische Bilder – in für uns heute etwas altertümlich wirkenden Posen – zeigen das.

Einige unserer Faszienübungen ähneln solchen Schwungübungen. Ältere Sportlehren und Gymnastikformen haben die langen Faszienbahnen teilweise wesentlich stärker berücksichtigt, sind aber in der modernen Trainingswissenschaft etwas in Vergessenheit geraten.

Anatomische Darstellungen der Faszienzugbahnen im Vergleich mit Sport- und Gymnastikposen.

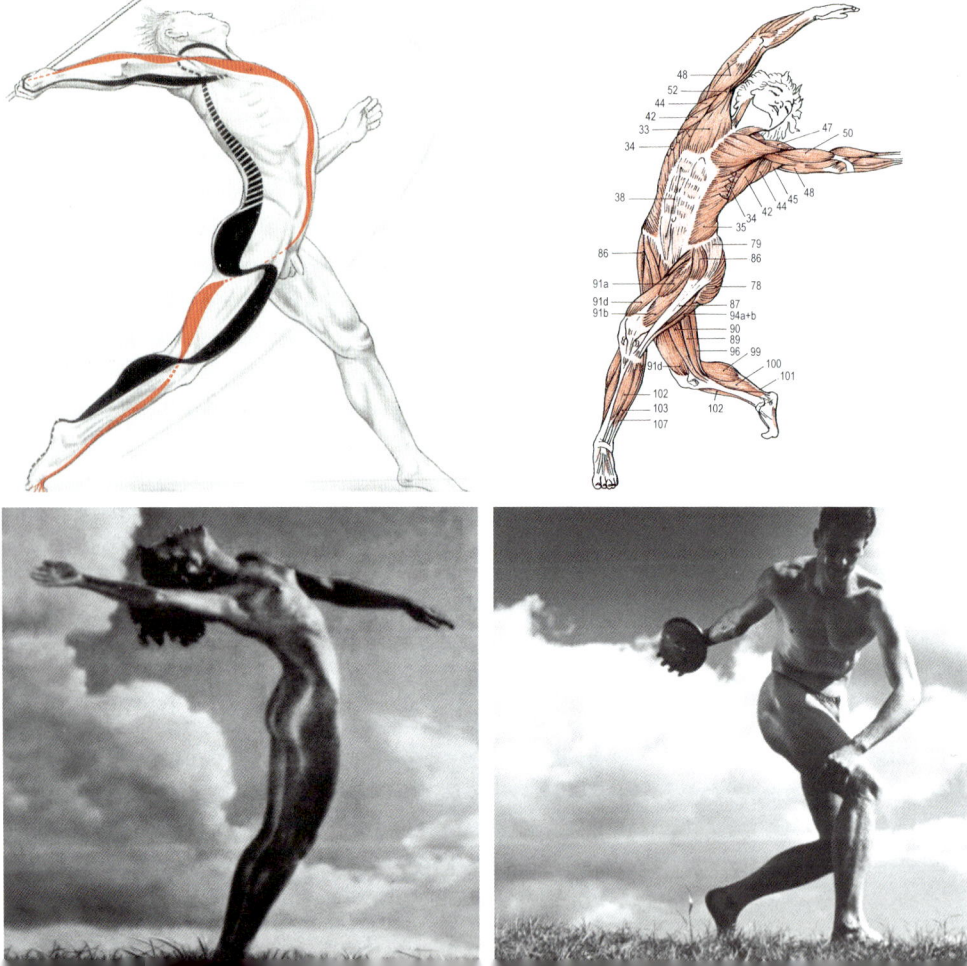

Gymnastik der alten Schule

Unsere Großeltern und Urgroßeltern kannten Gymnastikformen, die aus heutiger Sicht besonders auf die langen Faszienzugbahnen abzielen: schwingende, rhythmische Ganzkörperbewegungen, die den gesamten Körper stimulieren. Diese »Körperertüchtigung« gab es für Männer und Frauen besonders seit dem 19. Jahrhundert und der Turnbewegung. Sehr beliebt war sie zwischen 1900 und 1950. Geübt wurde mit Bällen, Reifen und Keulen, die geschwungen oder geworfen wurden, wobei die Gymnasten sich voller Elan in alle Richtungen streckten und dehnten.

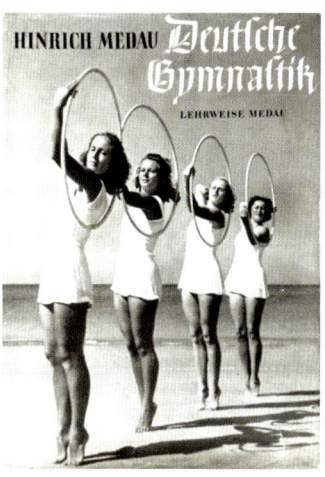

Hinrich Medaus
Buchtitel von 1940

Diese Gymnastikformen haben eine lange Tradition und enthalten Elemente aus dem Tanz, aber auch aus Heilgymnastik und Koordinationssportarten wie Fechten. Der Tänzer Rudolf von Laban (1879–1958) hat eine dieser Schulen mitentwickelt. Hinrich und Senta Medau, Musik- und Gymnastiklehrer, begründeten in den 1920er-Jahren eine eigene Schule, die tänzerische, geschmeidige Ganzkörperdehnungen und Schwingungen lehrte.

Diese heute altmodisch anmutenden Übungen sprechen offensichtlich die langen Faszienbahnen und das Bändersystem an, vor allem den Rücken – jedoch wohl ohne dass die damaligen Sportlehrer das genau gewusst hätten. In der modernen Trainingswissenschaft gerieten sie ab den 1970er-Jahren ins Abseits: Sie übten angeblich zu starke Scherkräfte auf die Gelenke und besonders auf die Wirbelsäule aus, nutzten bestenfalls nichts und könnten schlimmstenfalls zu Verletzungen führen. Das allerdings ist falsch, wie Faszienforscher glauben. Sie wollen das Federn und Schwingen rehabilitieren, und wir schlagen es daher auch in unseren Übungen vor.

WIE REAGIERT DAS BINDEGEWEBE AUF TRAINING?

Faszien sind lebendig, sie reagieren auf Reize und passen sich Belastungen an. Deswegen funktioniert gezieltes und regelmäßiges Training – es verändert langsam, aber nachhaltig das Gewebe. Dass sich so die elastischen und federnden Qualitäten verbessern, zeigten Tierversuche: Ratten, die regelmäßig ein bestimmtes Pensum in einem Laufrad laufen mussten, hatten straffere Faszien, die auf Druck besser zurückfederten als das Gewebe von Ratten, die nicht trainierten.

■ Wer sich nicht bewegt, verklebt!

Doch Fasziengewebe degeneriert, wenn es nicht gefordert wird: »Use it or lose it«, das biologische Prinzip, das wir schon erwähnt haben, gilt auch für die Faszien. Was bei Bewegungslosigkeit passiert, zeigen Mikroskopaufnahmen japanischer Forscher: Die Faszien verfilzen regelrecht.

Wenn Faszien so verfilzen und verkleben, beeinträchtigt das die Muskelarbeit, denn die Faserbündel können nicht mehr richtig gegeneinandergleiten, die Kraftübertragung von Muskel zu Muskel funktioniert nicht mehr reibungslos, und die Koordination

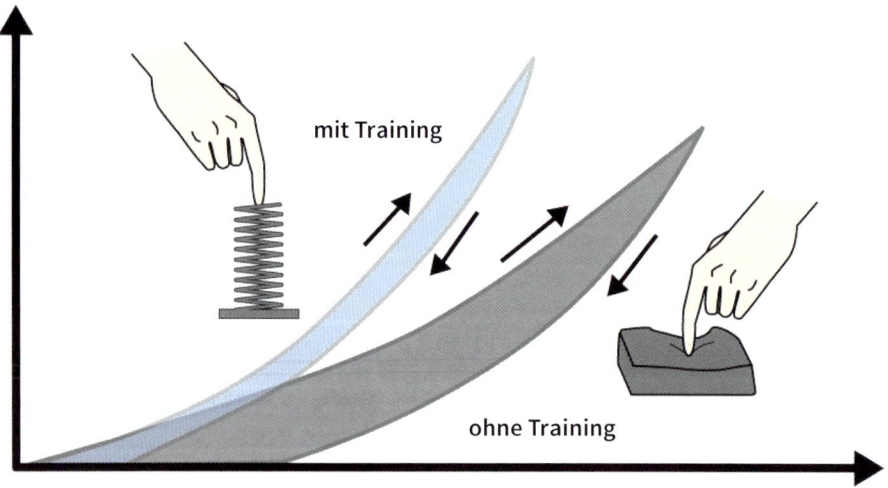

Bei den trainierten Tieren gibt das Gewebe auf Druck weniger leicht nach und federt wieder zurück. Das Gewebe der untrainierten Tiere – Bild und Kurve rechte Seite – lässt sich leicht eindrücken und ist träger: Es kehrt zwar langsam wieder in seine Form zurück, federt aber nicht, und die Energie geht verloren.

Die Prinzipien des Faszientrainings

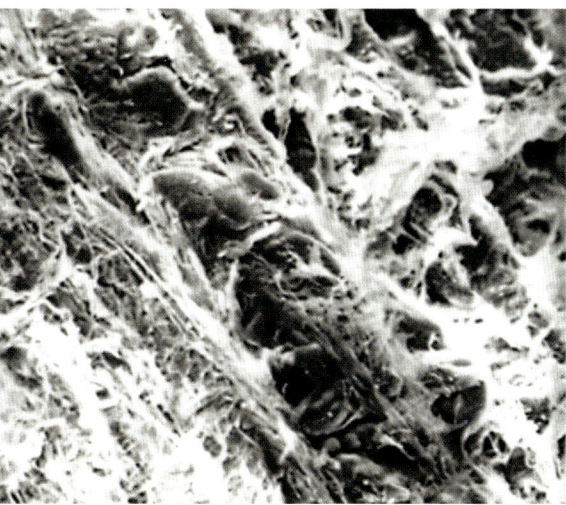 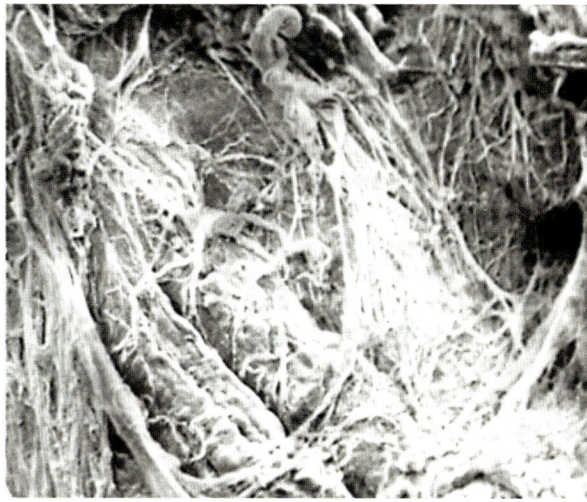

Links im Bild normales Fasziengewebe im Unterschenkel, rechts Faszien in einem Bein, das mehrere Wochen im Gips war

leidet. Das behindert die Flüssigkeit von Bewegungen und kostet mehr Energie. Auch die Körperhaltung leidet, man wird steifer, weil das verfilzte Gewebe weniger elastisch ist. Wie sich herausgestellt hat, haben auch Rückenschmerzpatienten verdickte, verfilzte Lendenfaszien. Und verfilztes Fasziengewebe ist auch eine Alterserscheinung: Junge Menschen haben eine schön regelmäßige Netzstruktur, die Faszien alter Menschen, die sich wenig bewegen, neigen zu einer chaotischen, filzigen Anordnung, und sie verlieren auch ihre Wellenstruktur.

Zum Teil ist dieses Phänomen natürlich, denn die Bindegewebszellen produzieren im Alter weiter Kollagen, aber der Austausch und der Abtransport alter Fasern funktionieren langsamer, das Gewebe erneuert sich nicht mehr so dynamisch, und weniger Wasser ist in der Matrix. Diese Symptome kann man durch Training allerdings stark beeinflussen und verlangsamen. Es regt zum Beispiel die Zellen zur Produktion von neuem Kollagen an und beschleunigt den Abbau von altem Kollagen. Wir kennen solche Effekte schon aus der Muskelarbeit: Im Alter baut sich die Muskelmasse zwar natürlich ab, aber durch Training lässt sich dieser Prozess aufhalten. Sogar bei Senioren baut sich verlorene Muskelmasse auch wieder auf. Und so lassen sich die Faszien ebenfalls bis ins hohe Alter trainieren, also straff, elastisch und gesund halten. Je mehr sie – auf die richtige Art – bewegt und gefordert werden, desto besser.

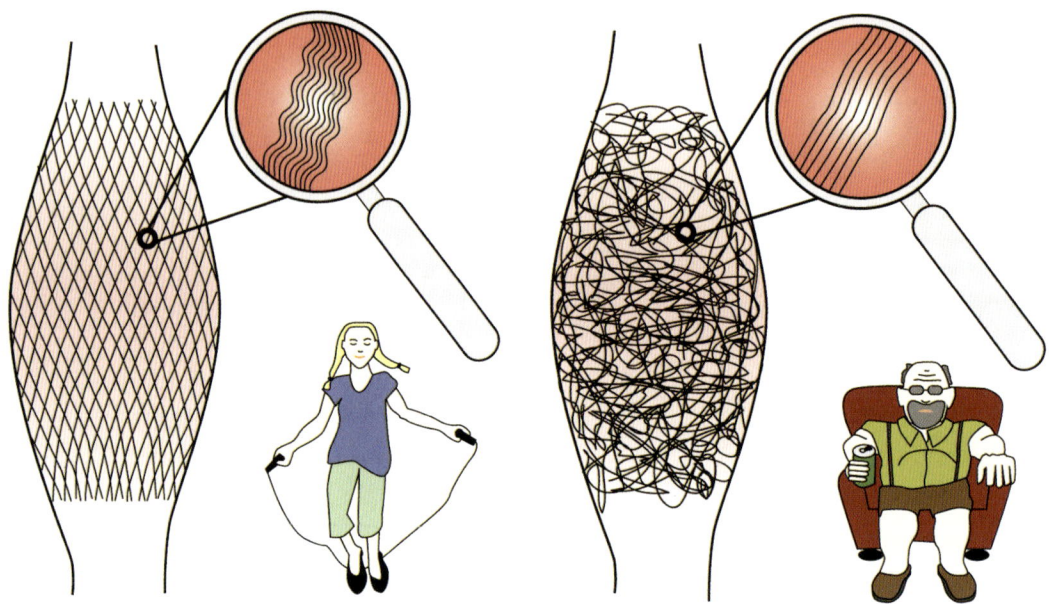

Bei älteren Menschen, rechts, verfilzen die Faszien nicht nur als Alterserscheinung, sondern auch durch weniger Bewegung.

■ Faszientraining wirkt mit der Zeit

Die Faszien reagieren auf Training, aber etwas anders als die Muskeln: Ihre Umsatzrate ist nicht so hoch, die Bindegewebsfasern werden langsamer ausgetauscht, als Muskelzellen wachsen. Wenn die Bindegewebszellen jedoch die richtigen Anreize enthalten, teilen sie sich wieder und produzieren Fasern. Diese vernetzen sich neu und ordnen sich wieder in der typischen, günstigen Wellenstruktur. Dabei passt sich die Architektur der Faszien an die täglichen Dehnbelastungen und Anforderungen an. So verändern sie ihre Länge, Stärke und Gleitfähigkeit, und kommt die Belastung öfter wieder, verknüpfen die Bindegewebszellen die Bande innerhalb des Gewebes fester oder ganz neu. Das geht mit einer deutlich höheren elastischen Speicherkapazität einher – der Fähigkeit, als Feder zu dienen. Selbst wenn das Gewebe einige Zeit vernachlässigt wurde, etwa weil der Arm im Gips lag, sorgen die richtigen Trainingsimpulse wieder für verjüngtes Gewebe.

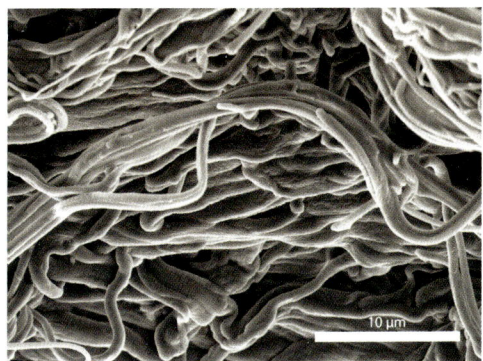 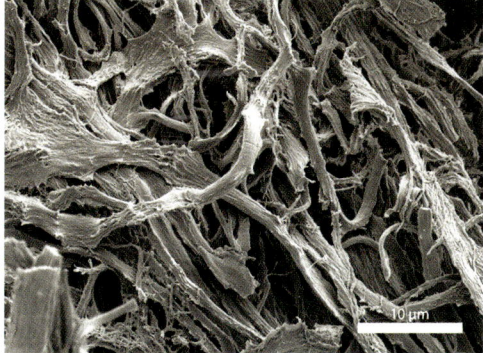

Jung und Alt: Fasern eines sechsjährigen (links) sowie eines 90-jährigen Probanden im Vergleich

Doch wie gut sich Faszien an Belastung anpassen, sieht man bei Sportlern: Läufer und Tennisspieler, die ihre Muskeln und -gelenke bei Stoppbewegungen stark belasten, bekommen zum Beispiel eine feste, straffe seitliche Oberschenkelfaszie. Diese Fascia lata liegt an der Außenseite des Oberschenkels und flacht die Form des Oberschenkels, von vorne her gesehen, außen ab. Dass das schon durch die normale Belastung des Gehens geschieht, auch bei Nichtsportlern, weiß man durch die Messung der Oberschenkelfaszien bei Rollstuhlfahrern: Ihre Faszie ist wesentlich weniger dick als die von Menschen, die gehen können, aber keinen Sport treiben. Anders ist es bei Reitern, denn sie benutzen ihre Muskeln an der Innenseite des Oberschenkels, an den Adduktoren. Entsprechend kräftig sind dort auch die Faszien. Das beeinflusst die Form – Reiteroberschenkel wölben sich oben, wo die Adduktoren am Schambein ansetzen, deutlich nach innen.

■ Sportverletzungen vor allem in den Faszien

Gerade für Sportler ist der Zustand des eigenen Fasziennetzwerks besonders wichtig, sofern sie Verletzungen vermeiden wollen. Wenn ein Fußballspieler mit schmerzverzerrtem Gesicht an den Rand humpelt oder gar vom Spielfeld getragen werden muss, wenn ein Tennisspieler wegen Schulterschmerzen ausscheidet oder Läufer kurz nach dem Start ausfallen, ist weit überwiegend fasziales Gewebe betroffen: Bänder, Sehnen, Muskelfaszien oder Gelenke haben Zerrungen, Risse oder Kapselverletzungen erlitten. Sie wurden Kräften ausgesetzt, denen sie nicht gewachsen waren, oder sie waren vorher schon verletzt und nicht widerstandsfähig.

Solche Überlastungsschäden ereignen sich vor allem im weißen Gewebe, also in den Faszien, und nicht im roten Gewebe, den

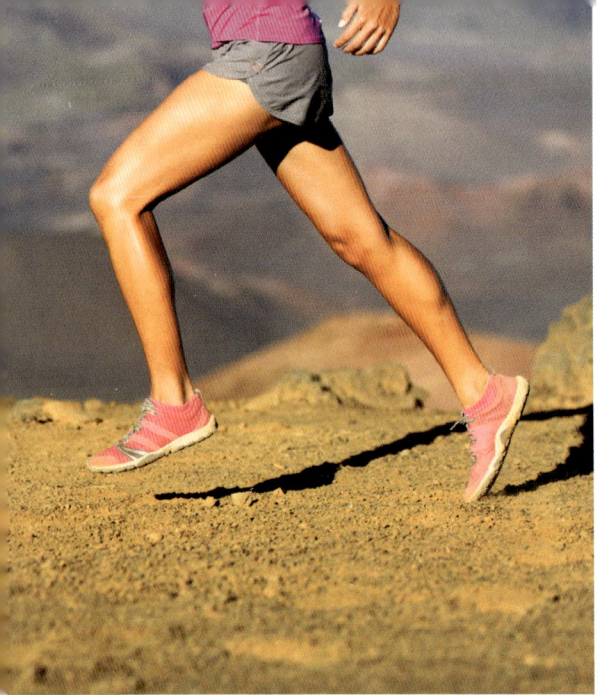 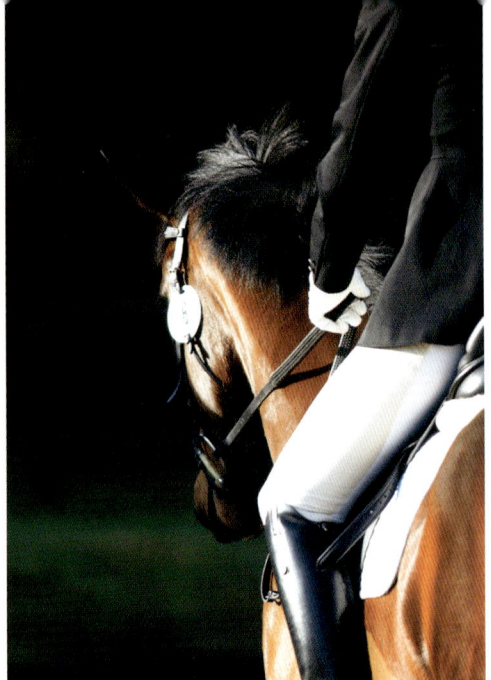

Läufer und Tennisspieler haben eine sehr feste äußere Oberschenkelfaszie.

Reiter klemmen sich auf dem Pferderücken fest, das macht die Faszien am inneren Oberschenkel sehr stark.

Muskeln. Ein gezieltes Faszientraining kann Sportler daher vor Verletzungen schützen. Denn gesunde Faszien können mehr Bewegungsenergie speichern und abgeben, sie sind zugfester, elastischer, stabiler, und sie regenerieren sich schneller.

■ Neues vom Muskelkater

Was die Regeneration nach Training und Anstrengung angeht, wirft die Faszienforschung auch ein neues Licht auf ein Phänomen, das man sich bisher nicht wirklich erklären konnte, obwohl es so alltäglich ist: auf den Muskelkater. Der stellt sich regelmäßig nach Überforderung oder ungewohnten Aktivitäten ein, besonders übel nach bremsenden Bewegungen wie dem Bergabgehen. Verschiedene Erklärungsmodelle standen jahrelang im Raum – zu viel Milchsäure, die störende Kristalle im Muskel hinterlässt, Entzündungen durch freie Radikale, Stoffwechselfaktoren, Krämpfe oder Risse in den Muskelfasern. All diese Thesen können das Phänomen bis heute jedoch nicht vollständig aufhellen. Die Milchsäuretheorie war lange verbreitet, doch sie ist widerlegt, seit klar wurde, dass der Muskelkater auch auftritt, wenn nicht viel Laktat erzeugt wurde. Außerdem ist das Laktat nach etwa 20 Minuten im Körper schon zur Hälfte wieder abgebaut, wogegen der Muskelkater zeitverzögert nach einem bis zwei Tagen auftritt und dann oft tagelang andauert.

Die Hypothese von den Rissen in den Muskelfasern ist heute noch überwiegend die Lehrmeinung in der Trainingswissenschaft. Dies führt unter anderem dazu, dass von Massa-

Die Prinzipien des Faszientrainings

gen bei Muskelkater abgeraten wird, da die Risse schließlich Verletzungen seien und dadurch verstärkt würden. Angeblich entstehen die Risse in der Muskelfaser, es folgen danach kleine Ödeme und Entzündungen. Ursprung dieser Vorstellung ist ein klassischer Versuch von skandinavischen Anatomen. Sie ließen Probanden immer mit demselben Bein auf einen Stuhl steigen und mit dem anderen Bein wieder absteigen, um einen Muskelkater gezielt herbeizuführen. Im absteigenden Bein, das stark abbremsen musste, bekamen die Testpersonen wunschgemäß einen Muskelkater. Die Anatomen entnahmen daraus Gewebeproben und legten sie unter das Elektronenmikroskop. Es zeigten sich tatsächlich Veränderungen in den Muskelfasern, und zwar in ihren kleinsten Einheiten, dem Sarkomer.

Was dort betroffen ist, entpuppte sich zunächst als ein bestimmter Anteil der Muskel-

Tennisprofi Tommy Haas musste im Frühjahr 2014 bei den French Open wegen eines Sehnenanrisses in der Schulter vom Platz. Im Profitennis erreichen die Aufschläge Geschwindigkeiten bis zu 230 km/h – die Schulter muss das abfedern.

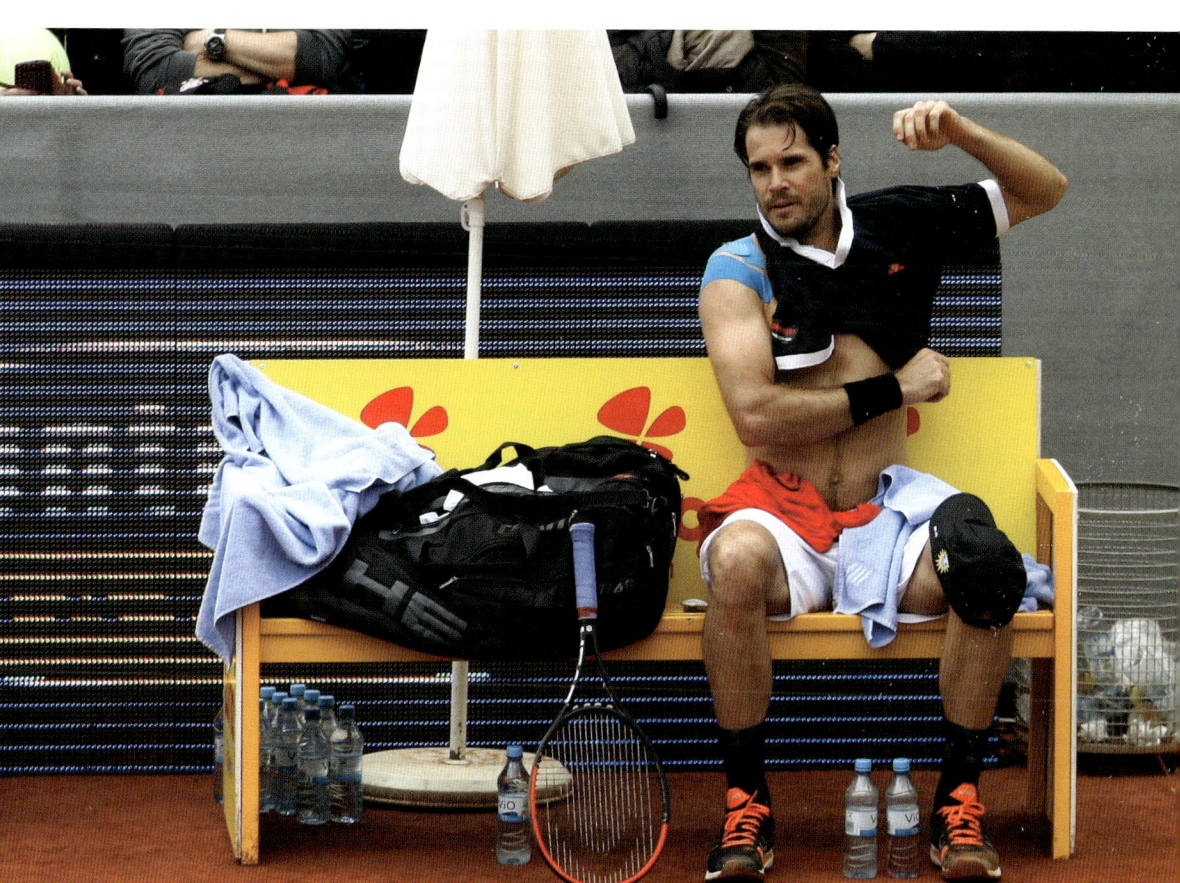

fibrillen, nämlich die Strukturproteine, die wir in Kapitel 1 kennengelernt haben, genauer: Aktin und Titin. Doch das ist längst nicht alles. Denn das Fasziengewebe außerhalb des Muskels ist noch stärker betroffen. Das zeigen neue Studien: Es sind die Faszienhüllen des Muskels, also die Epimysien, die offensichtlich der Hauptursprung des Schmerzempfindens beim Muskelkater sind.

Die Geschichte dieser Entdeckung begann, als ich 2007 während eines Kongresses mit einigen Schmerz- und Muskelforschern zusammen auf dem Podium saß. Wir diskutierten deren geplante Studie zur Erforschung des Muskelkaters: Sie wollten Salzlösung in Muskeln von Probanden mit Muskelkater einbringen, um zu testen, wo genau der Schmerz beim Muskelkater entsteht. Der Test mit der Salzlösung ist ein anerkanntes Verfahren in der Schmerzforschung: Bei Wunden und Entzündungen verstärkt die Salzlösung den Schmerz vor Ort und weist daher den Weg dorthin, wo er entsteht und seine Ursache hat.

Nachdem wir uns über die Rolle der Faszien unterhalten hatten, änderte Thomas Graven-Nielsen, ein dänischer Schmerzforscher, kurzerhand den Versuchsaufbau: Wie bei dem klassischen Versuch mit dem Stuhl erzeugten er und sein Kollege William Gibson, ein australischer Physiotherapieexperte, Muskelkater bei einer Gruppe von Probanden. Dann aber spritzten sie die Salzlösung nur bei einem Teil der Probanden mit Muskelkater tief in das Muskelgewebe ein.

Beim anderen Teil spritzten sie die Salzlösung oberhalb des Muskels in die Faszie des Oberschenkels – das war vorher nicht vorgesehen. Die Ergebnisse waren eindeutig: Die Probanden, die die Salzlösung in die Faszie erhalten hatten, empfanden deutlich mehr Druckschmerz und Bewegungsschmerz – also ein stärkeres Muskelkatergefühl. Die Versuchspersonen konnten dabei allerdings gar nicht unterscheiden, ob ihr Schmerz aus dem roten Muskelgewebe oder aus den Faszien stammte – ihnen tat einfach »der Muskel weh«. Aber die Forscher hatten die schmerzverstärkende Salzlösung an verschiedene Stellen gespritzt, um zwischen Muskel und Faszie unterscheiden zu können. Und jetzt war der Fall klar.

Dieses Ergebnis machte 2009 Furore, und inzwischen setzt sich die Erkenntnis über die Faszie als Ort der Schmerzentstehung beim Muskelkater langsam durch: Es sind vor allem Veränderungen oder Verletzungen in den Faszien, die den Muskelkater verursachen. Die Irritation, die man als Muskelkatergefühl empfindet, geht in erster Linie aus der Hülle hervor und nicht aus dem roten Muskelfleisch. Ob es sich dabei um die vermuteten Risse, Ödeme und Entzündungen – jetzt in den Faszien statt im Muskel – handelt oder ob der Schmerz nur in der Faszien wahrgenommen wird, weil dort Reize an den vielen Sensoren ankommen, ist allerdings noch unklar. Jedenfalls wird der Muskelkater deutlich stärker in der Faszienhülle, dem Epimysium, signalisiert als im roten Muskelgewebe selbst.

Nach ein paar Tagen gehen die Schmerzen von allein wieder weg, dann hat sich die Faszie erholt. Offensichtlich passt sie sich an die neue Belastung an. Das schützt auch vor einem neuen Muskelkater. Mehr dazu weiter unten, bei den Trainingsprinzipien, sowie in Kapitel 3 bei den Übungen. Für jetzt können wir festhalten, dass die neu entdeckte Faszienbeteiligung sowohl die Theorie als auch die Behandlungsoptionen des Muskelkaters verändert – und es bedeutet etwas für die Vorbeugung: Gesunde, fitte Faszien sind weniger anfällig für den Kater – ein Grund mehr für das gezielte Training.

Ziele des Faszientrainings

Wir trainieren also für:

- optimale Speicherkapazität,
- elastische Dehnfähigkeit und Spannkraft,
- das reibungslose Funktionieren der langen Faszienbahnen,
- eine jugendliche Netz- und Wellenstruktur der Faszien,
- schnelle Regeneration der Muskel-Faszien-Einheit nach Anstrengungen.

WAS SIE ÜBER FASZIENTRAINING WISSEN SOLLTEN

Faszientraining ist nicht gleich Muskeltraining. Zwar bewegen und trainieren viele Muskelübungen, die man aus konventionellen Programmen kennt, die Faszien automatisch mit. Aber das gilt nicht für alle Programme – und nicht für alle Typen faszialen Gewebes. Darüber hinaus brauchen Muskelfaszien ganz bestimmte Impulse, damit sie sich regenerieren und vital bleiben. Viele übliche Trainingsprogramme sind primär auf Kraftzuwachs ausgerichtet, doch die Vielfalt an menschlichen Bewegungsmöglichkeiten und die verschiedenen Typen und Aufgaben faszialen Gewebes im Körper werden dabei nicht berücksichtigt. Die speziellen Impulse, die Faszien und vor allem Sehnen für Neubildung, Regeneration oder Flüssigkeitsaustausch brauchen, können auch nicht alle durch schlichtes Stemmen von Gewichten oder einseitige Übungen erfolgen. Intensives Krafttraining regt tatsächlich die Kollagenproduktion in der Faszie an. Die Bindegewebszellen erhöhen ihre Leistung, weil der starke Muskel für sein Wachstum auch eine stärkere Faszie verlangt. So nimmt der Anteil der festen Kollagenfasern zu. Das kann vor allem bei einseitiger sportlicher Belastung ohne Ausgleich die Beweglichkeit einschränken. Zu sehen ist das bei Leistungssportlern wie den Tour-de-France-Fahrern, die ihre Waden- und Oberschenkelmuskeln

FASZIEN-FITNESS

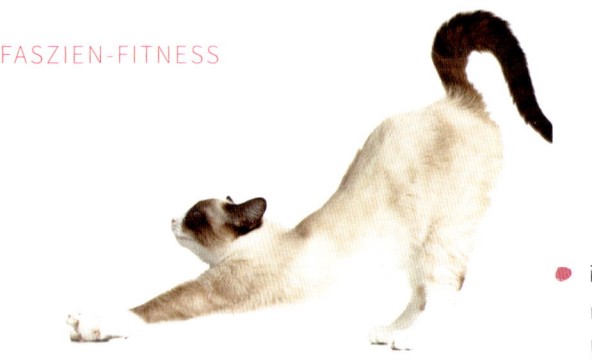

Katzen benutzen instinktiv die Dehnspannung, um ihre Muskeln und Faszien zu aktivieren. Es ist keine passive, sondern eine aktive Dehnung mit Muskelkontraktion.

extrem trainieren und dann steif in der Hüfte werden. In vielen Sportarten ist aber eine umfassende Beweglichkeit wichtig, etwa bei Tänzern, Turnern, Ringern und Leichtathleten. Sie brauchen Kraft, Beweglichkeit und dazu eine gute Ganzkörperkoordination. Im Alltag müssen Beweglichkeit und gute Koordination ebenfalls ein Ziel sein, denn sie schützen vor Verletzungen und erleichtern die üblichen Tätigkeiten.

■ Wie man im Training die Faszien erreicht

Dass man mit Krafttraining und normalen Übungen nicht unbedingt das ganze Faszienkostüm erreicht, haben Studien gezeigt. Es liegt auch an der Anordnung der Fasern in der Faszie im Verhältnis zum Muskel: Faszien sind als Platten oder Hüllen rund um den Muskel unterschiedlich strukturiert, ihre Fasern verlaufen in verschiedenen Richtungen:

- parallel zur Muskelrichtung,

- quer zur Muskelrichtung,

- in der Muskelrichtung, also seriell vorne und hinten, das sind die Sehnen als Übergang zum Knochen.

Doch die parallel zum Muskel verlaufenden Fasern werden mit normalem Krafttraining weder erreicht noch gedehnt. Das sind Perimysien und Epimysien, die bindegewebigen Hüllen um die Muskelfasern. Auch diese Fasern müssen wir aber im Training stimulieren, damit sie Anreize für ihren Stoffwechsel bekommen und ausreichend gefordert werden. Das geschieht mit Dehnungen, einerseits und Dehnungen kombiniert mit einer besonderen Muskelanspannung, andererseits.

Mit schmelzenden Dehnungen erreicht man also andere Muskel- und Faszienanteile als allein mit Kraftentwicklung. Natürlich gehören solche Dehnungen zu unserem Übungsprogramm. Dazu kommt aber noch die Dehnspannung – also die Kombination von Dehnen und Muskelkontraktion. Das bedeutet, dass man im Dehnzustand den Muskel noch einmal kurz anspannt – wie eine Katze, die sich ausgiebig streckt.

Die Übungen in unserem Programm berücksichtigen die verschiedenen Wirkungen von Muskelkraft, passiver Dehnung und aktiver Dehnspannung. Und das noch auf verschiedene Arten und Weisen. So erreichen wir Fasziengewebe, das in verschiedenen Anordnungen im Muskel und rund um den Muskel vorliegt.

Die Prinzipien des Faszientrainings

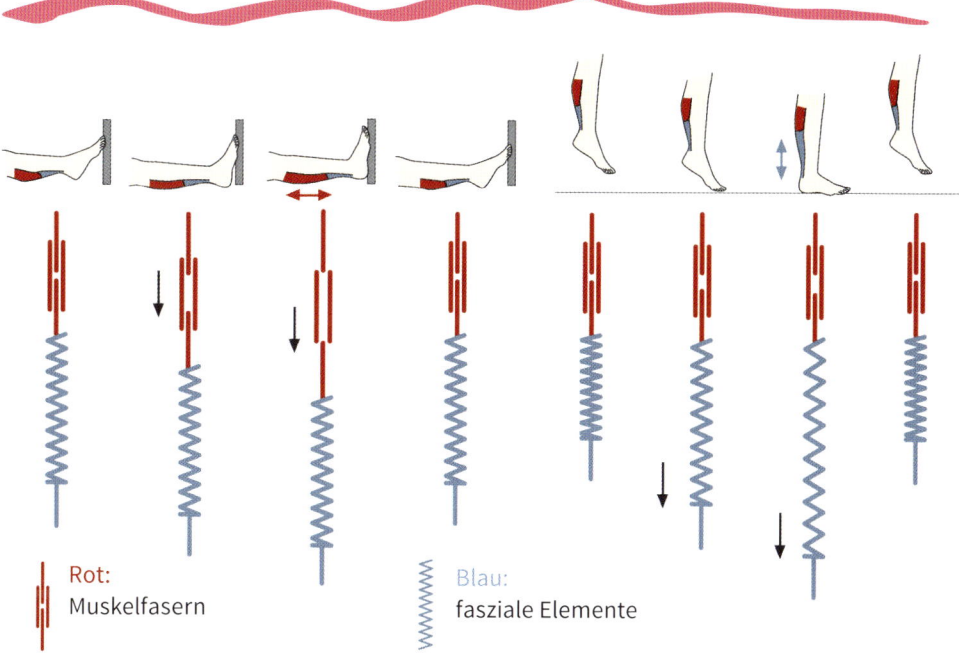

Nicht automatisch: Muskel- und Faszientraining

Rot: Muskelfasern

Blau: fasziale Elemente

Linke Viererreihe: Hier werden die Wadenmuskeln mit konventionellen Übungen trainiert: Ein Proband drückt eine Platte mit den Füßen weg, eine klassische Kraftübung. Die roten Elemente in der Schemazeichnung sind die Muskeln, sie verändern sich beim Training in Länge und Dicke. Die elastischen (faszialen) Strukturen sind die blauen Federn. Sie verändern sich in der Länge nicht – und werden durch das Training folglich nicht stimuliert.

Anders in der rechten Viererreihe: Hier wird mit elastischen Federungen, also Hüpfen und Springen, trainiert. Und erst jetzt verändern sich auch die Sehnen, die blauen faszialen Elemente, in der Länge.

In diesem Fall ist es die Achillessehne, die den passenden Trainingsreiz erhält: Sie verändert sich wie eine elastische Jo-Jo-Feder – das ist das, was sie braucht, um belastbar zu bleiben.

Dehnung und Training: Was die Faszien brauchen

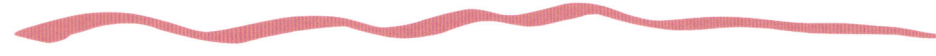

In den folgenden Bildern zeigt sich, was bei verschiedenen Aktivitäten und Spannungsgraden des Muskels mit den Faszien passiert. Zunächst innen im Muskel: In der folgenden Abbildung sind die blauen Elemente jeweils Faszien und ihre Fasern, die rund um den Muskel und im Muskel in bestimmten Richtungen verlaufen.

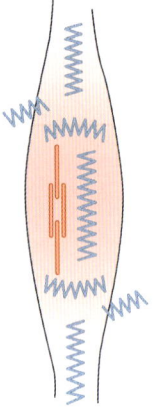
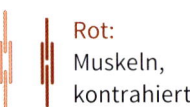
Rot: Muskeln, kontrahiert

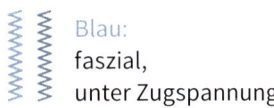
Blau: faszial, unter Zugspannung

Muskel und Verlauf von Faszienfasern in Ruhestellung: Es gibt längs, quer und seriell angeordnete fasziale Elemente, hier in blauer Farbe dargestellt. Wie das rote Muskelgewebe sind hier alle faszialen Elemente in einem entspannten Zustand.

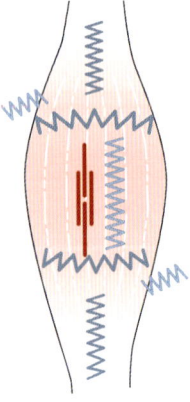

Bei einer Kraftübung verändert sich der Muskel, achten Sie auf die blauen Elemente, wir nehmen als Beispiel hier den Bizeps: Wenn man eine Hantel in die Hand nimmt und anhebt, sodass sich der Ellenbogen beugt, zieht sich der Muskel zusammen, er verkürzt sich und wird breiter. In der Zeichnung ist der Muskel also bauchig, das ergibt für die blauen Faszienelemente, die quer verlaufen, eine Dehnung in der Länge. Auch die Sehne gerät unter Spannung, sie enthält die seriell geschalteten blauen Faszienfasern.

Die Prinzipien des Faszientrainings

So weit, so gut. Doch die parallel zum Muskel verlaufenden Fasern, die blauen Elemente innen, werden nicht erreicht und nicht gedehnt. Das sind Perimysien und Endomysien, die bindegewebigen Hüllen um die Muskelfasern.

Doch auch diese Faszien brauchen Anreize für ihren Stoffwechsel und Impulse zum Wachstum. Das geschieht mit Dehnungen einerseits und Dehnungen, kombiniert mit einer besonderen Muskelanspannung, andererseits.

Diesen Effekt sehen Sie in den folgenden beiden Abbildungen:

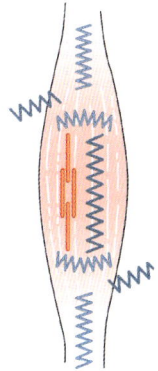

Eine passive Dehnung wie beim normalen Stretching. Hier verlängert sich der Muskel, wird aber nicht dicker, da er nicht kontrahiert. Also sind die rosa Elemente schlaff. Aber die parallel zu den Muskelfasern liegenden Faszien werden mitgedehnt und gespannt.

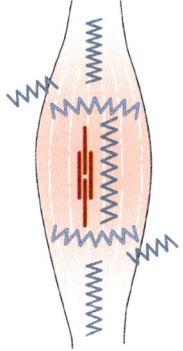

Dehnspannung, das ist eine Dehnung mit Muskelanspannung. Der aktivierte Muskel wird gleichzeitig gegen Widerstand gedehnt. Jetzt verändern sich rote und gleich mehrere blaue Elemente: Fast alle faszialen Anteile geraten unter Spannung und werden stimuliert.

FASZIEN-FITNESS

■ Merkmale gesunder Faszien und guten Faszientrainings

Unser Ziel beim Faszientraining sind also voll funktionsfähige Faszien im ganzen System. Und aus allem, was Sie bisher erfahren haben, ergeben sich charakteristische Merkmale gesunder, gut trainierter Faszien:

1. Sie sind fest und elastisch zugleich.

2. Sie sind biegsam wie Bambus.

3. Sie sind reißfest wie ein Zugseil.

4. Sie ermöglichen federnde Bewegungen wie bei Gazellen.

Faszientraining

- erhöht die Belastbarkeit von Sehnen und Bändern,

- vermeidet schmerzhafte Reibereien in Hüftgelenken und Bandscheiben,

- schützt die Muskulatur vor Verletzung

- und hält den Körper in Form, indem es eine jugendliche und straffe Silhouette ermöglicht.

Die Vorteile für Bewegungen im Sport, aber auch im Alltag liegen dabei auf der Hand:

- Die Muskeln arbeiten effizienter.

- Die Regenerationszeit verkürzt sich erheblich, sodass man schneller fit wird für das nächste Training und die nächste Anforderung.

- Die Leistungsfähigkeit steigt.

- Bewegungsabläufe und Koordination verbessern sich.

- Ein guter Faszienzustand bietet langfristig Schutz vor Verletzungen, Schmerz und Störungen.

Verletzungen, Störungen, Verfilzen und Verkleben der Faszien sind auch an vielen Krankheiten und Beschwerden beteiligt – dazu gehören Kreuzschmerz, Schulterschmerzen, Ellenbogenprobleme, Nackenschmerzen, der gefürchtete Fersensporn und andere. Bei all diesen Syndromen spielt der Zustand des Bindegewebes eine wesentliche Rolle oder ist sogar der alleinige Grund, etwa bei Schulterproblemen wie der Frozen Shoulder oder beim Fersensporn. Viele dieser Probleme zeigen aber auch, dass unser Faszien netzwerk mit Störungen reagiert, wenn es falsch belastet oder unterfordert wird.

■ Wofür ist der Mensch gemacht?

Jeder von uns hat schon einmal darüber gestaunt, zu welchen atemberaubenden Leistungen Akrobaten im Zirkus, Tänzer auf der Bühne, Geräteturner, Fechter, Judokämpfer oder waghalsige Extremkletterer an Steilwänden fähig sind.

Das menschliche Bewegungsrepertoire ist so außerordentlich groß wie bei keiner anderen Tierart. Tatsächlich sind wir auch die einzige Spezies, die zu bewusster, koordinierter Bewegung mit anderen fähig ist wie etwa beim Tanzen. Bedenkt man, dass wir von Baumbewohnern abstammen, die sich von Ast zu Ast hangeln, und später zu Gehern, Läufern und Tänzern auf zwei Beinen wurden, die sich durch ökonomische Ausdauerleistung auszeichnen, liegt es nahe, dass artgerechte Bewegung für Menschen von einer großen Vielseitigkeit geprägt ist. Andererseits haben wir mit den Tieren auch etwas gemeinsam: Unsere Bewegungen und schon der aufrechte Gang stehen im Widerspruch zu zwei fundamentalen Prinzipien der Physik. Gemeint sind die Schwerkraft und die Trägheit der Masse, beide müssen wir bei jeder Bewegung überwinden. Für meine Lehrerin Ida Rolf war die Beziehung des Körpers zur Schwerkraft sogar ein wesentliches Element, um das herum sie ihre Theorie der Körperstatik und der Bewegungen baute.

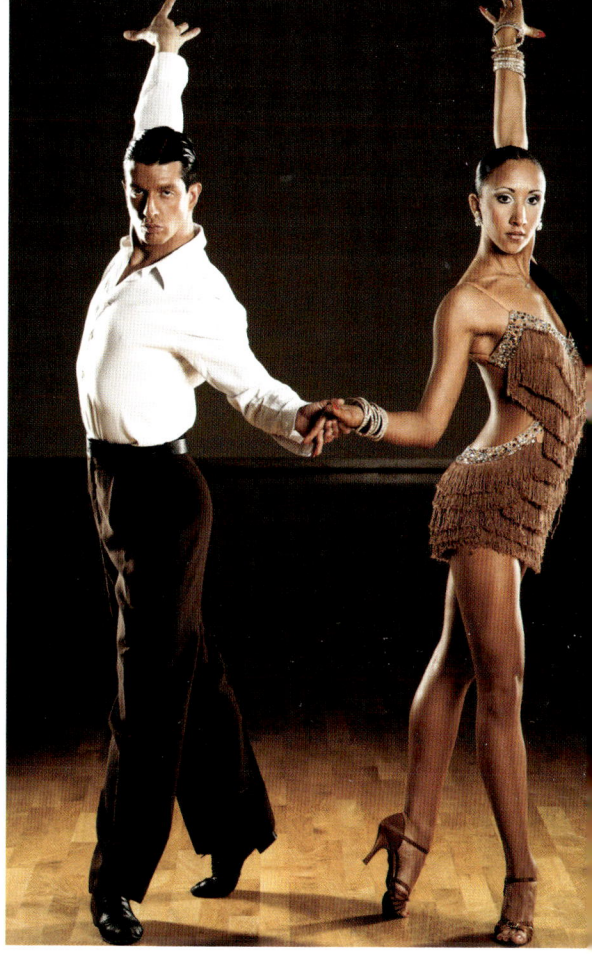

Einmalige Koordination: Menschen können ihre Bewegungen präzise aufeinander abstimmen.

Wir sind also wie alle Tiere für die Auseinandersetzung mit der Schwerkraft gebaut und außerdem spezialisiert auf große Vielseitigkeit. Fehlt eines der Elemente oder beide, reagiert unser Organismus mit Degeneration und Krankheit: Ohne die typischen Belastungsreize bauen sich Muskeln, Knochen und auch Faszien ab, was zu Schmerzen und Verletzungen führt. Durch unsere Lebensweise in der westlichen Welt wird unser Organismus aber unterfordert. Unser artgemäßes Spektrum an Bewe-

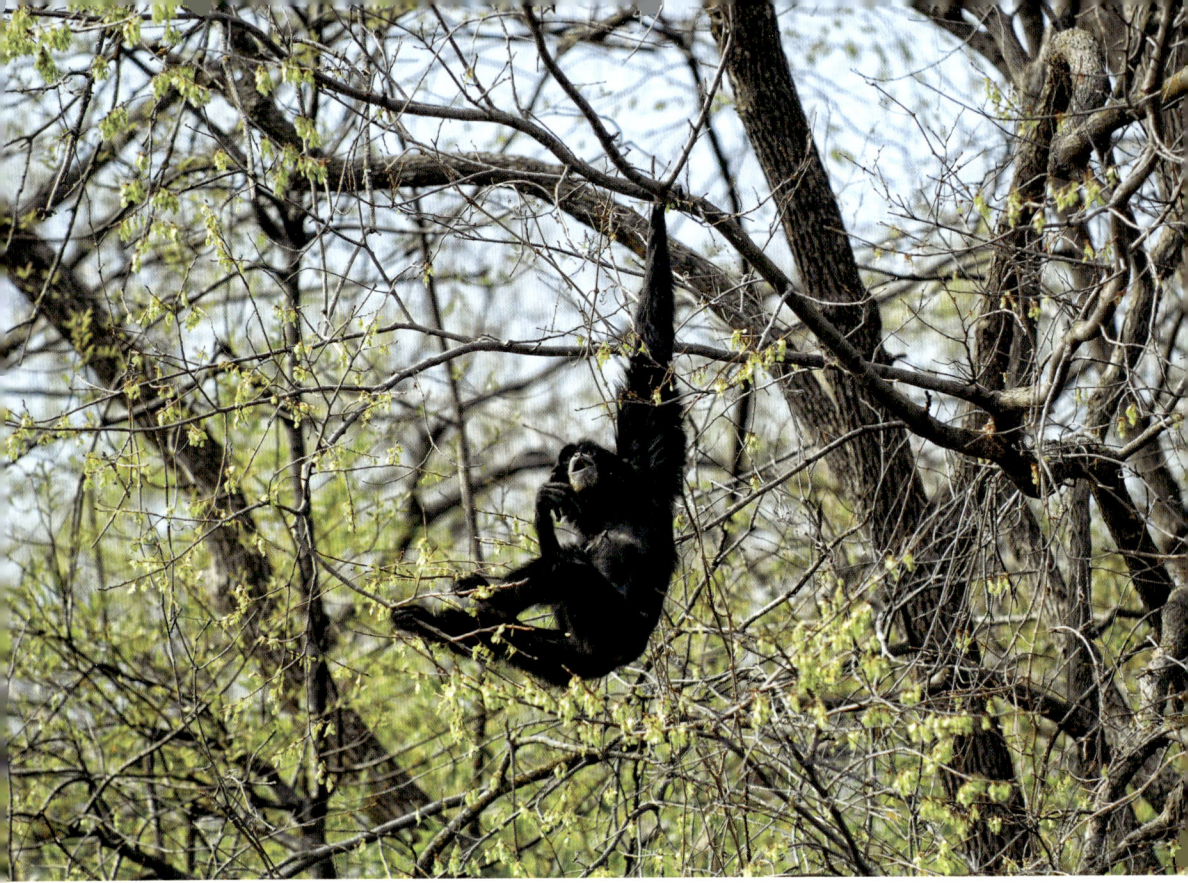

Schimpansen wechseln zwischen Baum und Boden und bewegen sich sehr vielfältig.

gungsmöglichkeiten rufen wir nur teilweise ab, bei vielen Menschen vor allem mit zunehmendem Alter geschieht dies sogar völlig unzureichend. Dabei glauben wir vielleicht, dass wir bestimmte Fähigkeiten ruhig verkümmern lassen können, weil wir sie in der modernen Welt nicht mehr brauchen. Doch die Steinzeit steckt uns in den Knochen, wie der Mediziner Detlev Ganten von der Berliner Charité sagt: Wir bekommen den Verlust zu spüren. Denn unser Körper reagiert auf Bewegungslosigkeit, Unterforderung und Fehlbelastung mit Mangelerscheinungen – schmerzenden Gelenken, degenerierten Bandscheiben, Arthrose, Entzündungen; mal ganz abgesehen von Übergewicht, Stoffwechselproblemen, Diabetes und Herzinfarkt. Nicht zu vernachlässigen ist auch die psychische Dimension: Bewegungsmangel und Depression sowie einige Demenzformen scheinen miteinander zusammenzuhängen. Das Wissen darüber, wie heilsam sich Bewegung gerade auf die Psyche und die mentale Fitness auswirkt, nimmt immer mehr zu.

Dieses Lamento über die Folgen des Bewegungsmangels kennen Sie natürlich. Doch vom Allgemeinen abgesehen gibt es ein wachsendes Bewusstsein darüber, wie wichtig gerade die artgerechten

Bewegungsformen sind: Ganzkörperbewegungen, Koordination und Geschicklichkeit, Balance, Anregung der langen Faszienbahnen, Einbeziehung größerer funktionaler Einheiten, natürliche Bewegungsmuster und Abwechslung. Nur vielseitige, artgerechte Anforderung des Bewegungsapparates garantiert, so scheint es, auch langfristig Gesundheit und verhindert etwa Arthrose und Gelenkentzündungen. Das glauben zumindest einige Forscher. Deren Theorie ist als »unused arc theory« bekannt, als These vom ungenutzten Spielraum unseres Körpers. So haben Beobachtungen an Menschenaffen typische Bewegungsmuster ergeben: Die Tiere hängen, klettern, springen, greifen fest zu und halten ihr eigenes Gewicht, sie hocken, krabbeln und kriechen zwischendurch, wobei alle Gelenke immer wieder maximal bewegt, gedehnt und gefordert werden.

Die These der Forscher ist, dass sowohl der aufrechte Gang des Menschen als auch das Verwenden von Schuhen und natürlich das extrem lange Sitzen im üblichen Alltag des Industriezeitalters deshalb zu Krankheiten führen, weil die maximale Dehnung und der natürliche Bewegungsspielraum vieler Gelenke eingeschränkt sind. Und das führt zu jenen Problemen im Knorpel, etwa Arthrose in den Fingern, die man sich bis heute kaum durch übergroße Belastung erklären kann. Es scheint eher die Unterbelastung zu sein, die zu geringe und zu wenig artgemäße Belastung, die die Gelenke ruiniert.

Ein Hinweis darauf, dass diese These einiges für sich hat, ist der Verlauf von Gelenksarthrosen: Denn Arthrose im Hüftgelenk beginnt zum Beispiel in den ungenutzten Bereichen, nämlich an den Rändern, und setzt sich dann erst in den belasteten Zonen fort, etwa beim Oberschenkelkopf. Sie ist also möglicherweise gar keine Abnutzungserscheinung, sondern etwas ganz anderes: das Resultat von Unterforderung unseres evolutionären Systems, die Folge von falscher, nicht artgemäßer Bewegung. Eine Konsequenz haben diese Überlegungen jetzt schon: Mediziner empfehlen bei Arthrose immer öfter keine Schonung, sondern Bewegung!

Auch der Erfolg, den Kletterwände zurzeit in Kliniken und Rehaeinrichtungen haben, spricht für die Unused-Arc-Hypothese.

Das Klettern aktiviert das evolutionär in uns angelegte Bewegungsmuster, das gleichzeitig viele Muskeln und Bänder sowie die Koordination fordert und die Arme in Über-Kopf-Bewegungen sowie die Schulter-Nacken-Muskulatur einbezieht. Und es zeigt gute Ergebnisse bei Schmerzen, Rückenproblemen und bei der Heilung nach Wirbelsäulenoperationen, weitere Erfolge gibt es im neurologischen Bereich bei Schlaganfall, multipler Sklerose und Angststörungen.

FASZIEN-FITNESS

Abseits von Kliniken und Krankheit blüht derzeit auch ein Alltags- und Sporttrend, der zu diesen Erkenntnissen passt: Spielplätze für Erwachsene. Das sind Klettergärten und Erlebnisparcours, in denen auch Ältere sich ausprobieren und austoben können. Diese Aktionen sind großartig und aus Faszienperspektive sehr einleuchtend. Ich selbst gehe in München, sooft ich kann, in den nahe gelegenen Park, wo ein Kletternetz und einige Turnstangen stehen. Dort übe ich mich in allen möglichen affenartigen Verrenkungen (siehe das Bild auf Seite 15). Nach einem langen Tag im Labor oder auf Reisen kenne ich eigentlich nichts Besseres, um mich zu erholen und zu erfrischen.

Rentner auf dem Spielplatz: Der neue Trend wird zurzeit auch wissenschaftlich untersucht.

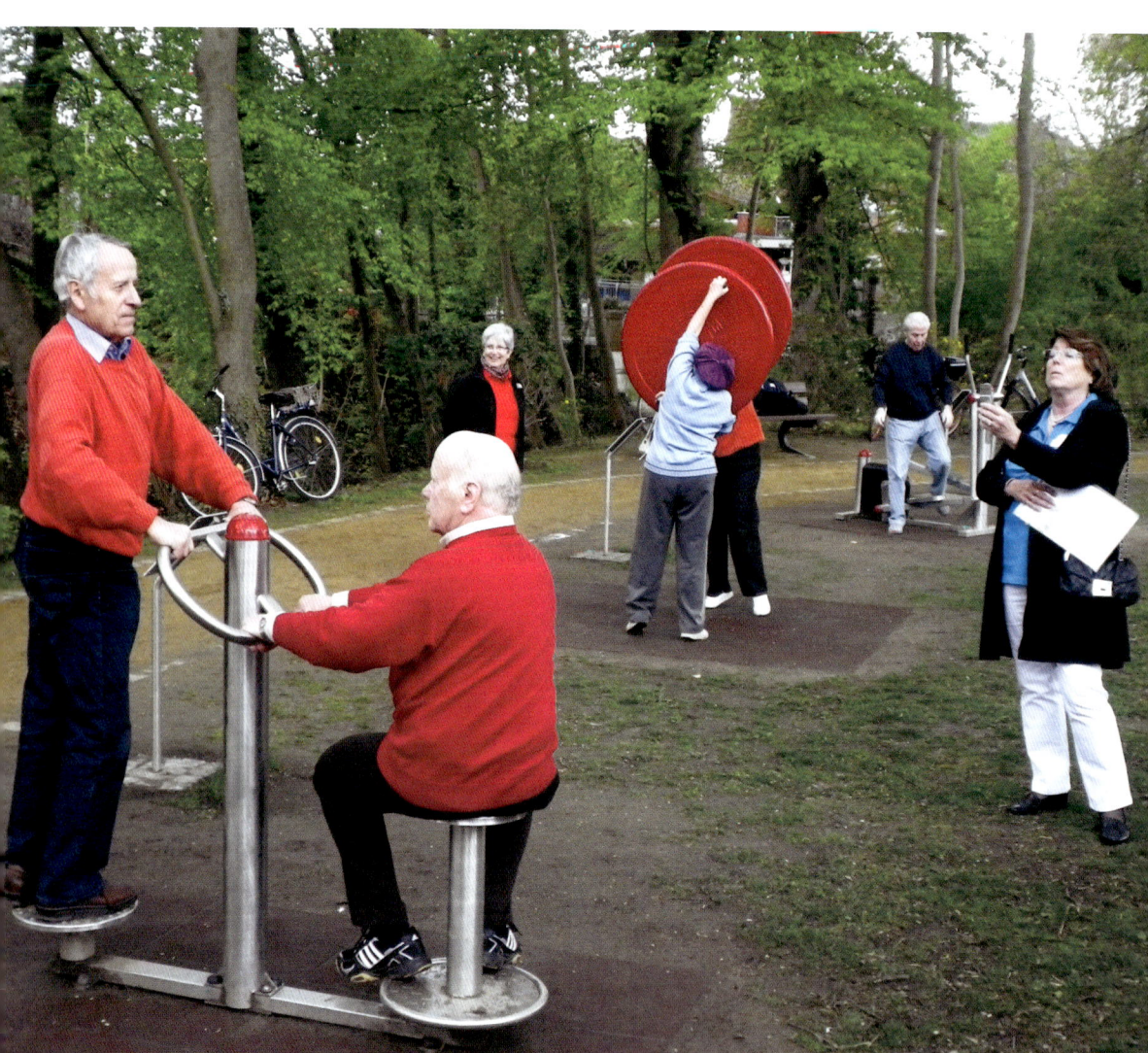

■ Die richtigen Impulse für das Fasziennetzwerk

Aus all diesem ergibt sich, dass wir unterschiedliche Trainingsreize kombinieren müssen. Wir brauchen Anforderungen für verschiedene Faszienfunktionen, für das gesamte körperweite Netzwerk sowie für Wartung und Pflege des Gewebes. Faszien lieben Bewegung und Dehnung ebenso wie mechanischen Druck und Zug, also das mechanische Auspressen oder Ausrollen zwecks Flüssigkeitsaustauschs. Das wird uns im Trainingsprogramm noch beschäftigen, denn das Ausrollen mit Bällen oder eigens dafür hergestellten Schaumstoffrollen erzielt genau diesen Effekt: Die Faszien werden wie ein Schwamm ausgepresst, dabei tauscht sich die Flüssigkeit aus. Das wirkt wie eine Art Selbstmassage und kann bei Muskelkater und Verspannungen helfen.

Ein wichtiges Element kommt noch hinzu: die Anregung der sensorischen Funktionen in den Faszien. Wie Sie schon wissen, können die Faszien als unser größtes Sinnesorgan gelten. Unsere Bewegungen sind fundamental vom Spüren, also dem Verarbeiten von sensorischen Informationen aus Muskeln, Gelenken und Faszien, abhängig. Sinnliches Erleben, die Körperwahrnehmung und deren Verfeinerung müssen also auch Bestandteil des Faszientrainings sein. Es ist kein mechanisches Routineprogramm, das man nebenher abspult. Gerade die Sinnlichkeitsimpulse und das bessere Spüren können Spaß und Wohlgefühl erhöhen, die mit der Bewegung einhergehen. Und umgekehrt können Spaß, Wohlgefühl und Sinnlichkeit das sensorische Empfinden verbessern – und sogar den Trainingserfolg.

Ein kurzes Fazit

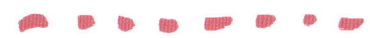

Die Trainingsreize im Faszientraining umfassen

- Abwechslung, variantenreiche Bewegung,
- Muskelaktion,
- maximal hohe Ladungen für die elastische Speicherkapazität,
- Ansprechen der körperweiten Faszienzugbahnen in funktionalen Einheiten,
- Aktivieren artgerechter Bewegungsmuster,
- Pflegen und Regenerieren,
- ruhige, stetige Reize, etwa durch Dehnen und Massieren oder Ausstreichen,
- Sinnlichkeitsimpulse und Körperwahrnehmung.

FASZIEN-FITNESS

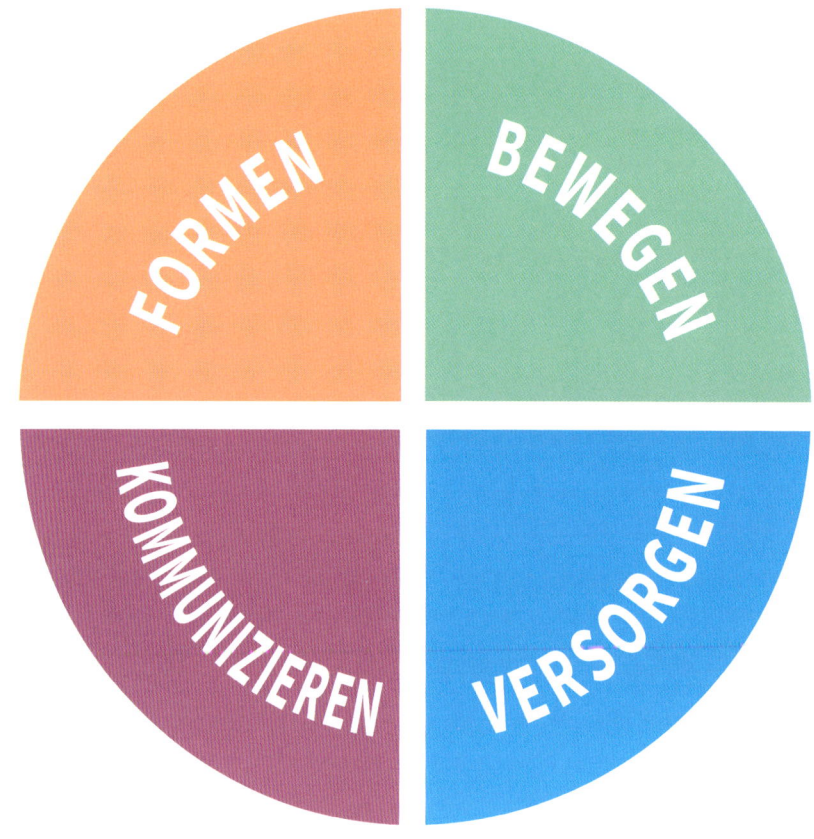

DIE VIER DIMENSIONEN DES FASZIENTRAININGS

Unser Faszientraining muss also recht vielseitig sein, deshalb ist es nach vier Prinzipien aufgebaut, die den vier Grundfunktionen entsprechen. Sie haben diese in Kapitel 2 schon kennengelernt (siehe Seite 26 f.).

Zu diesen vier Grundfunktionen gibt es also gezielte Trainingsimpulse – die vier Dimensionen des Faszientrainings:

Stellt man die Begriffe zueinander, ist jeder Grundfunktion eine Übungsform zugeordnet

Funktion:
Formen + Bewegen + Kommunizieren + Versorgen

Training:
Dehnen + Federn + Spüren + Beleben

Das Bild vom Kreis mit Kreuz ist nicht ganz zufällig gewählt: Der Kreis erinnert an das Kontinuum, die Ganzheitlichkeit der vier Funktionen. Das Koordinatenkreuz in der Mitte verdeutlicht die vier unterschiedlichen

Die Prinzipien des Faszientrainings

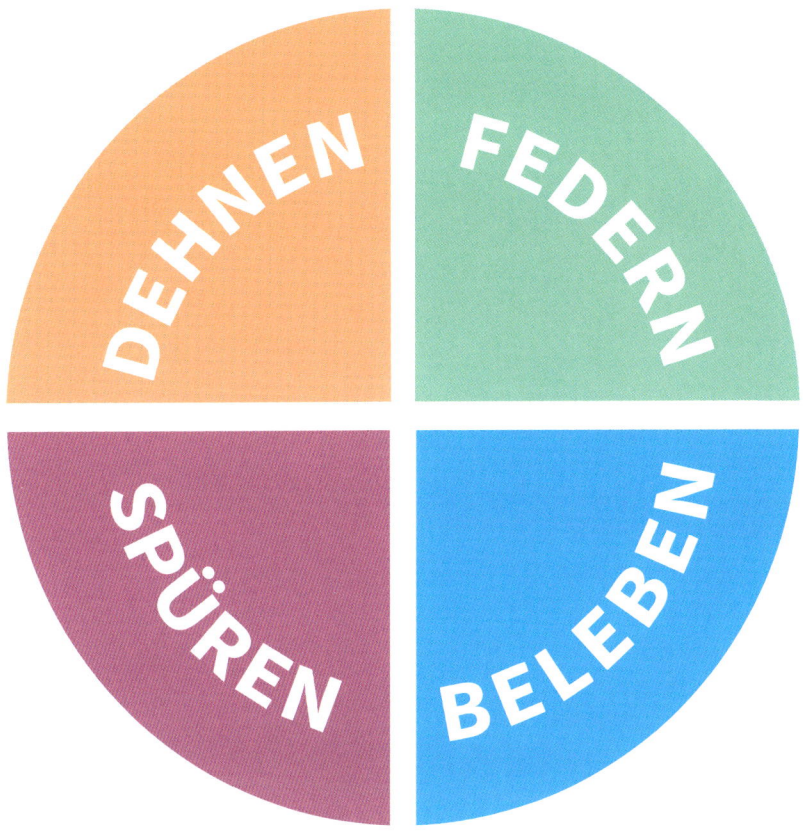

Trainingsdimensionen, die wir brauchen, um das Fasziengewebe zu erreichen. Sie unterscheiden sich voneinander und sind einzeln zu berücksichtigen. Aber sie gehören trotzdem zusammen und müssen alle vier ausgeübt werden, damit sämtliche Typen von Fasziengewebe, auch in den tieferen Schichten und in übergreifenden Ketten, stimuliert werden.

Der Kreis mit dem Kreuz wird Sie durch das folgende Übungskapitel (Kapitel 4) begleiten und als Leitsymbol dienen. Es zeigt Ihnen,

- welche Übung zu welcher Funktion gehört,

- bei welchen Beschwerden oder Problemen welche Grundfunktionen angesprochen werden

- und welche Art von Trainingsimpuls gegeben wird.

Dazu unterlegen wir das Feld mit dem jeweiligen Begriff farbig. Wie die vier Dimensionen die Grundfunktionen ansprechen, sollten Sie vorher noch erfahren.

FASZIEN-FITNESS

1. Dehnen, Grundfunktion: Formen

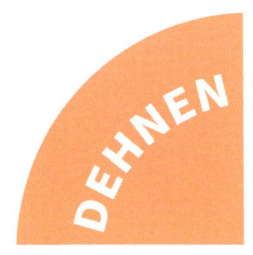

Dehnen regt die mechanischen Eigenschaften der Faszien als formgebende Substanz an. Es ist eine natürliche Beanspruchung, die zu vielen Bewegungen gehört, insbesondere zu den Streckungen, die die langen Faszienzugbahnen aktivieren. Dehnübungen waren über Jahrhunderte Bestandteil von Trainingsprogrammen, besonders für Tänzer und Akrobaten. Dehnen kann den Bewegungsradius tatsächlich erweitern und tut nicht nur den Muskeln, sondern auch den Gelenken gut. Aber Dehnen bewirkt noch mehr, wie man erst nach jahrzehntelanger Forschungsarbeit erkannt hat. Der weltweite Erfolg des Yoga etwa basiert auf dem Dehnen von Faszjengewebe. Physiologisch wirkt dabei vor allem langsames, schmelzendes Dehnen, das lange ausgehalten wird. Es verändert zum Beispiel messbar Blutdruck und Puls: Beide sinken. Denn wenn Fasziengewebe gedehnt wird, gehen Signale an das vegetative Nervensystem, das den sogenannten Parasympathikus aktiviert, und darauf folgt eine Entspannungsreaktion. Die geheimnisvolle Wirkung von Yoga bei der Meditation wie auch der Beruhigung gestresster westlicher Gemüter liegt wesentlich darin begründet.

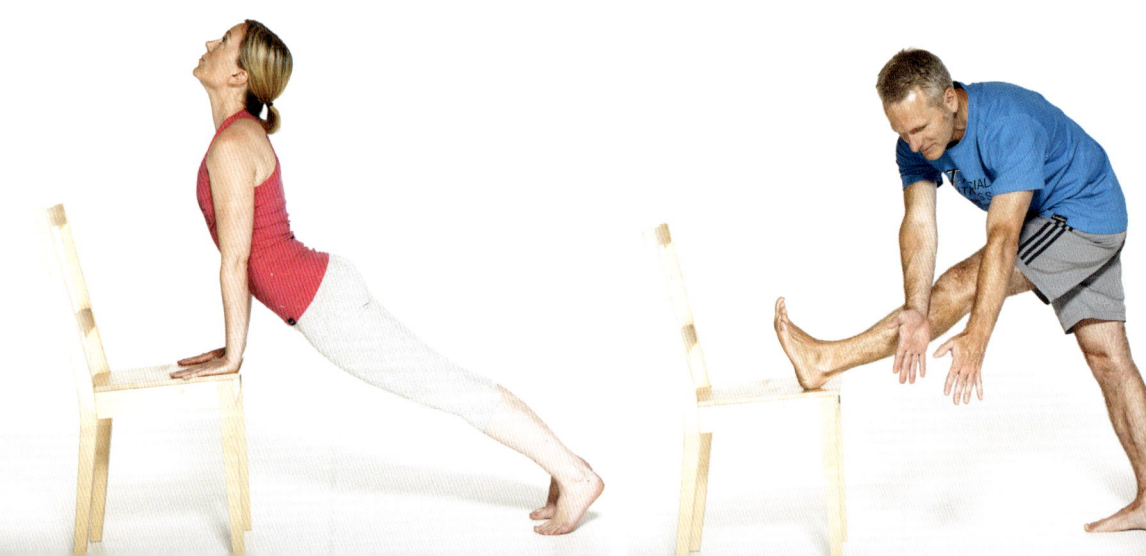

Die Prinzipien des Faszientrainings

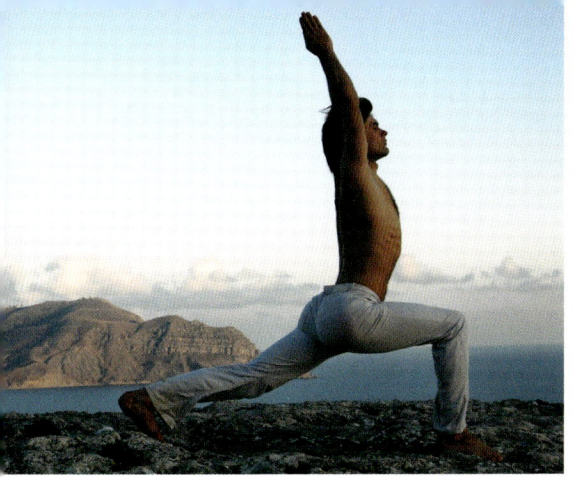

Auch Yoga wirkt auf die Faszien.

Doch es tut sich noch mehr: Yogaähnliches Strecken und Dehnen hat im Tierversuch Schmerzen gelindert, etwa bei Ratten, die Entzündungen im Rücken hatten. Und Yoga hilft auch Menschen bei Rückenschmerzen, das ist inzwischen wissenschaftlich nachgewiesen. Ein wesentlicher Faktor dabei ist gerade das Dehnen. Rückenschmerzpatienten, die Dehnübungen aus dem Yoga machten, hatten in einer amerikanischen Studie ebenso gute Erfolge wie solche, die ein konventionelles Rückentraining absolvierten. Das wiederum hat auch den Ruf von Yoga gestärkt, das inzwischen ja auch von Krankenkassen bezahlt wird. Mehr darüber, auch Details zu den Studien, finden Sie im Kapitel 4.

Das Dehnen ist seit den 1980er-Jahren allerdings ins Kreuzfeuer von Theorien aus der modernen Trainingswissenschaft geraten. Denn es gibt verschiedene Arten des Dehnens, darunter das dynamische, wippende Dehnen, etwa wenn man mit den Fingerspitzen auf den Boden gelangen will und in kurzen Schwüngen nachfedert, und das langsame, lange, sogenannte statische Dehnen. Dabei nimmt man vorsichtig eine Dehnposition ein und verharrt längere Zeit in ihr, ohne nachzuwippen. Dieses wippende Dehnen, obwohl jahrhundertelang von Turnern und Tänzern praktiziert, geriet bei einigen Sportwissenschaftlern in Verruf, die es für verletzungsträchtig und sinnlos hielten. Das geschah in den 1980er-Jahren, als das damals als Stretching bekannte langsame Dehnen vor dem Sport in Mode kam. Es sollte den Muskel aufwärmen und vor Verletzungen schützen – eine These, die nie belegt werden konnte. Später mussten die Verfechter des sogenannten Stretchings komplett zurückrudern. Und das dynamische Wippen als Dehnübung ist inzwischen auch in der Trainingswissenschaft wieder voll rehabilitiert.

Aus Faszienperspektive nutzen wir beide Formen, dynamisches Nachwippen in einer Dehnposition ebenso wie das langsame Haltungsdehnen. Sie dienen unterschiedlichen Zwecken und nützen verschiedenen physiologischen Bindegewebstypen. Das ausschließliche Dehnen von isolierten, einzelnen Muskeln halten wir dabei nicht für sinnvoll – die Übungen in unserem Programm bilden daher ein spielerisches, kreatives Ganzkörpertraining und -stretching für Muskeln und Faszien. Es sind einfache Übungen, darunter kleine Veränderungen von bekannten Dehnübungen, mit denen man das ganze Muskel-Faszien-System optimal anregen kann.

FASZIEN-FITNESS

2. Federn, Grundfunktion: Bewegen

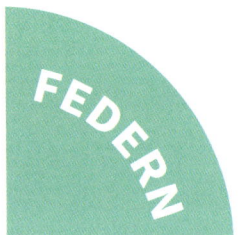

Federnde Übungen wie Hüpfen oder Schwingen des Oberkörpers regen die elastische Speicherfähigkeit in den Faszien an, die so wichtig für die Grundfunktion Bewegen ist. Das gilt generell für alle Muskelfaszien, vor allem aber für Sehnen. Das Prinzip der Spannungsenergie gehört zu allen Übungen dieser Art, sie arbeiten mit elastischen Rückfederbewegungen.

Eine Variante ist die Vorspannung, also eine leichte Gegenbewegung, in der die Sehnen und Faszien mit Kraft aufgeladen werden, etwa wenn ein Speerwerfer ausholt. Die Vorspannung spielt insbesondere auch bei Alltagsbewegungen eine Rolle: Bücken und wieder nach oben kommen sowie das Heben von leichten oder schwereren Gegenständen beruhen auf Vorspannung in den Faszien. Federnde Ganzkörperübungen regen die langen Faszienzugbahnen an. Sie können in alle Richtungen ausgeführt werden, sodass sie die langen Linien einbeziehen.

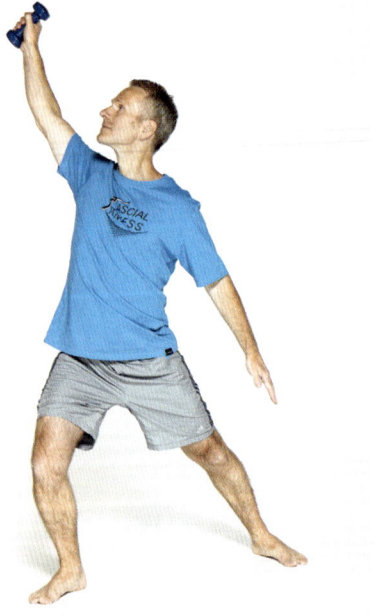
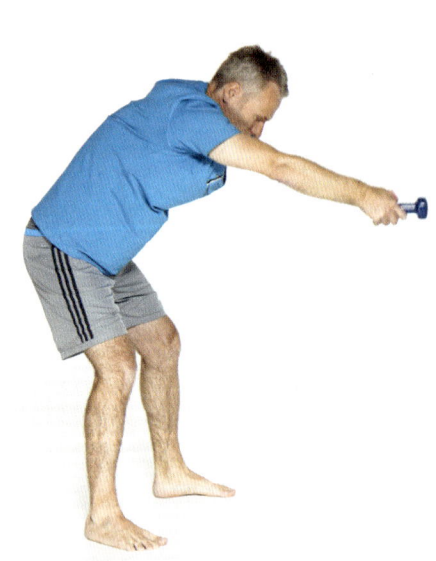

3. Beleben, Grundfunktion: Versorgen

Das Beleben der Faszien geschieht in unserem Programm durch eine Art Selbstmassage der Faszien. Dazu verwenden wir Schaumstoffrollen, die im Handel erhältlich sind. Adressen dazu finden Sie im Anhang (siehe Seite 210). Ersatzweise können Sie teilweise auch Tennis- oder Gummibälle benutzen.

All diesen Übungen ist gemeinsam, dass wie bei einer Massage Druck auf das Bindegewebe ausgeübt wird. Das führt zunächst einmal rein mechanisch zu einem Flüssigkeitsaustausch in den Faszien. Sie werden buchstäblich wie ein Schwamm ausgedrückt und transportieren dabei auch Stoffwechselprodukte und Lymphe ab. Danach füllen sie sich wieder neu mit Flüssigkeit. Dieser Austausch regt den Stoffwechsel an und verbessert die Versorgung der Faszien, aber auch der dazugehörigen Organe. Deshalb ist das Beleben und Regenerieren der Faszien mittels Druck der Grundfunktion Versorgen zugeordnet, die davon profitiert. Dieser Effekt wird auch mit verschiedenen manuellen physiotherapeutischen Methoden erzielt: Faszien lieben Druck, und zwar einen gut dosierten, schiebenden Druck, wie man einen Schwamm auspressen oder ausdrücken würde. Auf diese anhaltende, langsam schmelzende Druckausübung reagieren sie besonders gut. Wir wenden solche Techniken im Rolfing an, auch Behandlungsarten wie Myofascial Release und osteopathische Griffe nutzen den Effekt. Der Druck löst außerdem, wie in Kapitel 1 zu lesen war, über die Mechanorezeptoren offensichtlich eine Signalkaskade in Richtung vegetatives Nervensystem und Richtung Muskel aus: Der richtig dosierte Druck verringert den Faszien- und Muskeltonus. So können sich sogar Verspannungen und Verklebungen lösen.

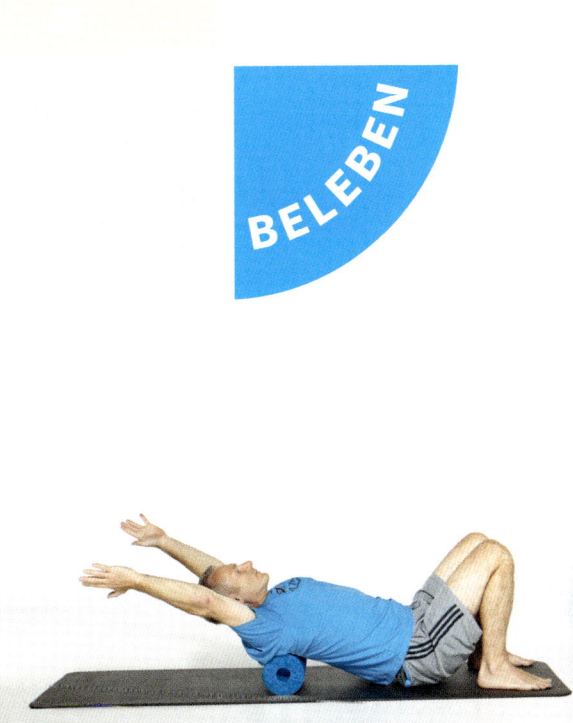

FASZIEN-FITNESS

Die massierenden, belebenden Übungen in unserem Faszientraining regenerieren das Gewebe und hinterlassen nicht nur ein besseres Körpergefühl, sondern auch erheblich mehr Beweglichkeit. Es gibt inzwischen einen großen Markt für derlei Faszienbehandlungen mit Druck, ob als Selbstmassage, Triggerpunktbehandlung, Black-Roll-Training oder wie sie alle heißen. Unsere Übungen mit der Schaumrolle sind im Alltagstraining, aber auch als schnelle Eigenbehandlung einsetzbar, denn sie können Verspannungen lösen und lindern Schmerz und Muskelkater.

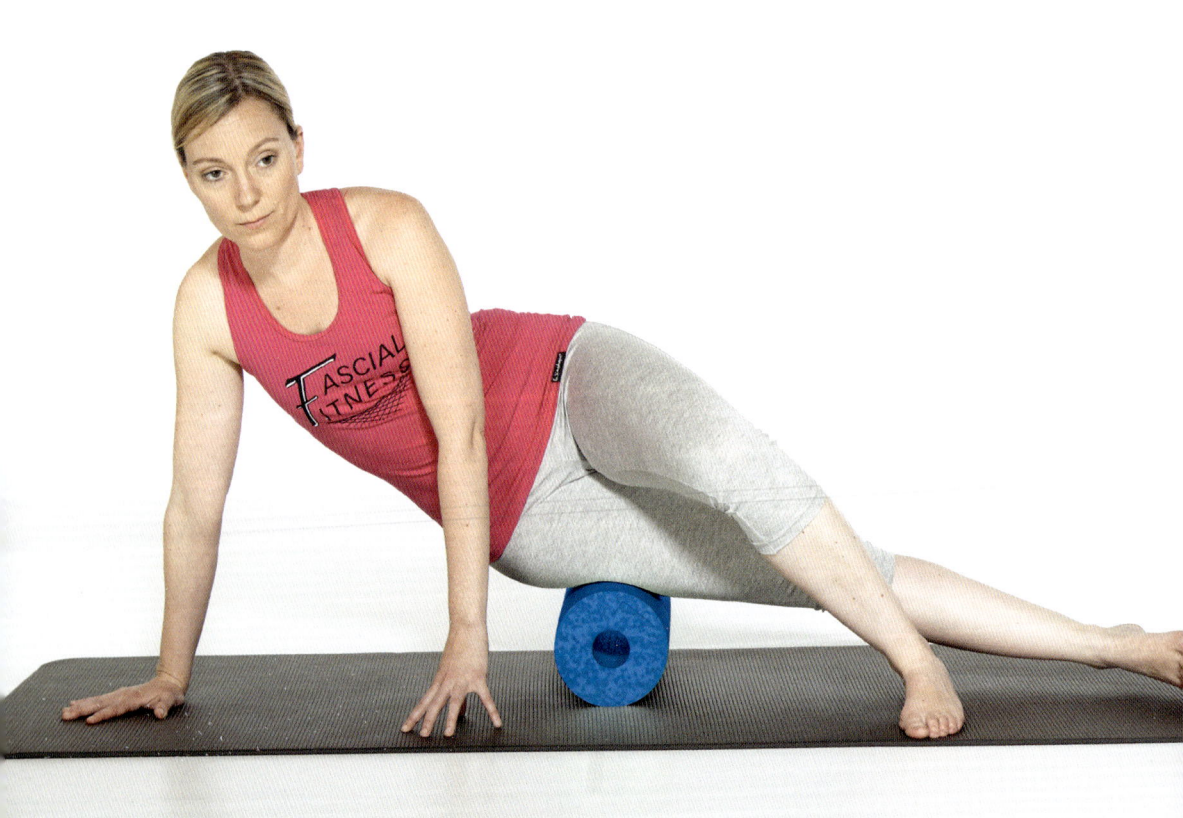

4. Spüren, Grundfunktion: Kommunizieren

Das Spüren von Bewegungen ist extrem bedeutsam für alle Bewegungen und das Gehirn, wie wir in Kapitel 1 gesehen haben. In der Bewegungs- und Trainingswissenschaft, aber auch in der Psychologie werden diese Körperwahrnehmung und das Körperselbstbild inzwischen als fundamental wichtige Phänomene eingeschätzt. Dieses Spüren von Bewegungen gewinnt heute auch unter dem Gesichtspunkt des zunehmenden Bewegungsmangels in der modernen Lebensweise an Gewicht. Denn es spielt offensichtlich für viele neurologische, aber auch psychologische Krankheitsbilder eine große Rolle. Unter dem Stichwort »Embodiment« gibt es dazu sehr viel Forschungsliteratur.

Wir üben im Faszientraining das Spüren über Sinnlichkeitsimpulse und Wahrnehmungsübungen, die Ihre Körpersinne schärfen sollen: kleine Bewegungen, feine Änderungen der Lage oder der Richtung, auf die Sie sich konzentrieren und die Sie genießen und ausloten sollen. Dieses Spüren geschieht wieder in abwechslungsreichen Übungen, die auch Spaß machen sollen: Spielen Sie bei diesen Übungen mit Ihrem Körper, nutzen Sie ihn als ein feines Instrument, das Sie in vielen Nuancen beherrschen. All das wird – vermittelt über die Faszien – Ihr Bewusstsein für Bewegung und Koordination schärfen und Ihre gesamte Beweglichkeit und Fitness verbessern. Wichtig ist: Lassen Sie sich beim Üben nicht ablenken und nehmen Sie bewusst wahr, was sich gerade in Ihrem Körper abspielt. Denn nur dann gibt es einen Lerneffekt, der sich im Gehirn verankert. Und nur so kann das Training auch Veränderungen bewirken.

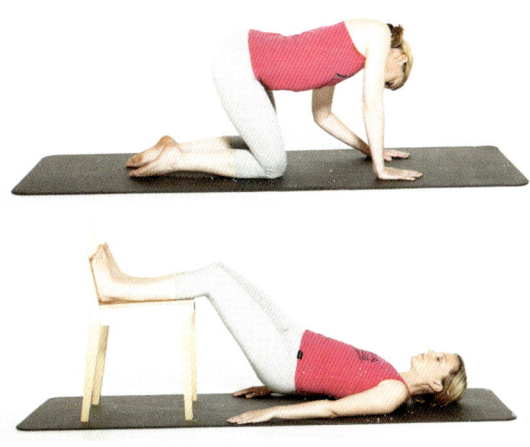

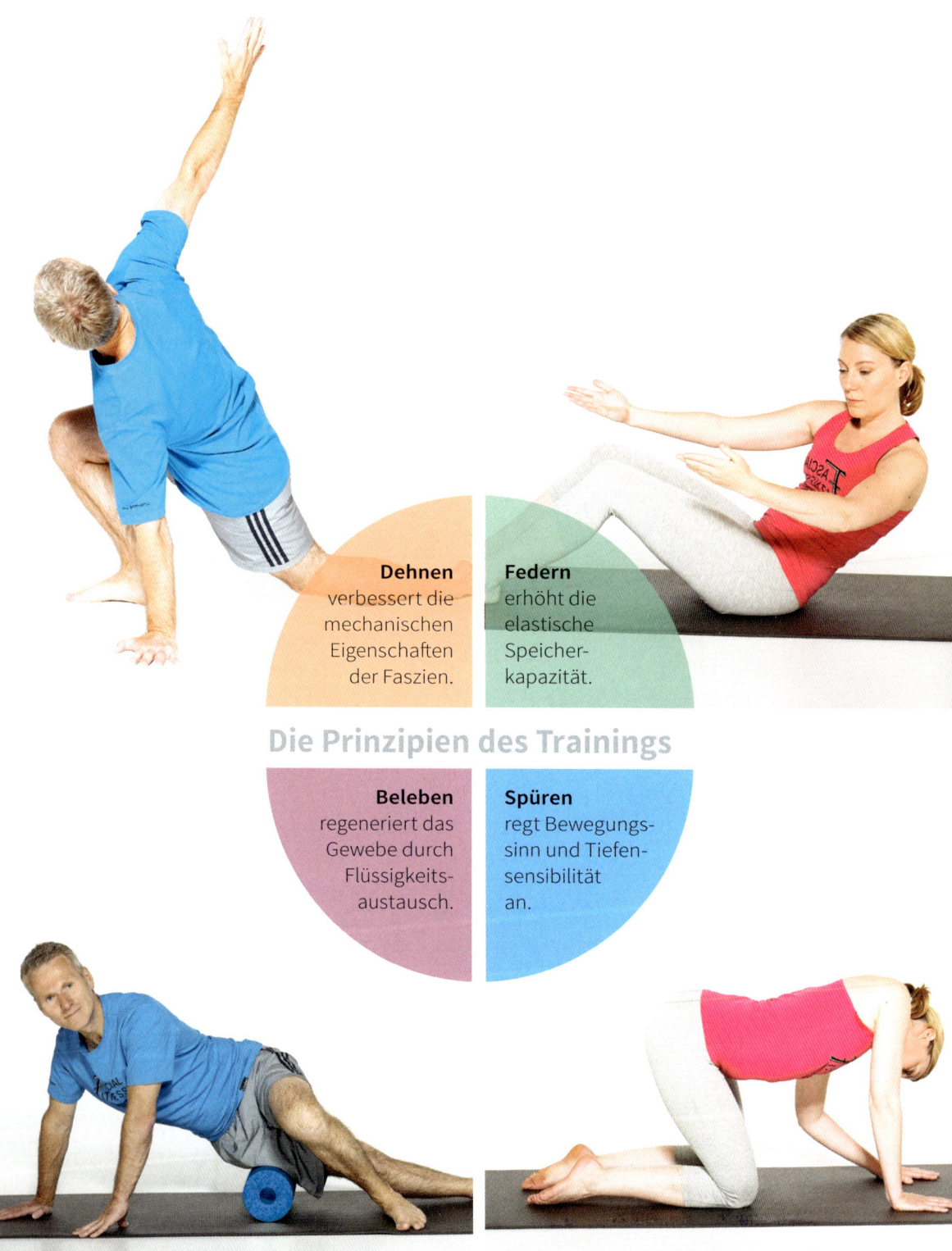

Dehnen verbessert die mechanischen Eigenschaften der Faszien.

Federn erhöht die elastische Speicherkapazität.

Die Prinzipien des Trainings

Beleben regeneriert das Gewebe durch Flüssigkeitsaustausch.

Spüren regt Bewegungssinn und Tiefensensibilität an.

BEVOR ES LOSGEHT: WELCHER BINDEGEWEBSTYP SIND SIE?

Nach der ganzen Theorie und so vielen Prinzipien wollen Sie sicher endlich loslegen. Den Start in die Praxis bietet ein kleiner Test, zu dem ich Sie hier einlade: Schätzen Sie Ihren Bindegewebstyp ein. Das ist nützlich, weil es eine ganze Skala von Bindegewebstypen gibt, die alle natürlich vorkommen. Die beiden Enden der Skala bilden dabei zwei Pole: Menschen mit von Natur aus sehr lockerem, weichem und solche mit festem Bindegewebe. Zum Teil ergeben sich daraus auch typische Beschwerden, Krankheiten oder Hürden beim Training. Und nicht jede Übung sieht für alle Typen gleich aus.

Die beiden gegensätzlichen Pole sind:

- Wikingertyp: festes Bindegewebe, starker, muskulöser, kompakter Typ.

- Schlangenmensch/Tempeltänzerin: lockeres, weiches Bindegewebe, graziler, beweglicher Typ.

Beide Ausprägungen sind völlig normal und kommen etwa gleich häufig vor. Unter den Wikingern gibt es allerdings mehr Männer und unter den Typen mit weichem Bindegewebe eher mehr Frauen. Das liegt an einigen kleinen physiologischen Unterschieden zwischen den Geschlechtern:

- Männer haben mehr Muskeln und auch stärkere Muskeln, also auch stärkere Faszien.

- Das Unterhautfettgewebe von Männern ist straffer angeordnet als das von Frauen.

- Frauen haben eine etwas lockerere Bindegewebsstruktur, weil sich für Schwangerschaft und Geburt fasziales Gewebe verändern muss: Das Kind braucht Platz, das Becken muss sich weiten.

- Frauen speichern in der Unterhaut mehr und anderes Fett als Männer, auch das ist ein natürlicher Mechanismus als Reserve für Schwangerschaft und Stillzeit.

Trotzdem: Es gibt auch Wikingerfrauen, also Frauen mit eher festerem Bindegewebe. Und es gibt ebenso viele männliche Tänzertypen oder Schlangenmenschen, die sehr beweglich sind. Aus dem Alltag ist das allen bekannt, denn meistens stellt sich schon im Kindesalter heraus, wer eher »gelenkig« ist und wer nicht. Die von Natur aus gelenkigen Mädchen und Jungen können etwa leicht in den Spagat gehen, die weniger gelenkigen müssen üben und kommen vielleicht trotzdem nie so weit. Ballerinas und Turner gehören meistens dem gelenkigen Typ an, obwohl sie auch viel Muskelkraft brauchen.

Unter den Männern sind die Wikingertypen oft die, die viele Muskeln ansetzen und im Kraftsport, beim Gewichtheben oder beim Ringen aktiv werden, gelenkige Männer sind eher unter den Tänzern, Turnern und Akrobaten zu finden. Das Ganze ist ein natürliches Kontinuum, manche sind relativ dicht an einem Extrem, andere eher in der Mitte angesiedelt.

Zu beiden Bindegewebstypen gehören auch charakteristische Beschwerden. So treten bei Menschen mit weichem Bindegewebe häufiger etwa Cellulite, Bandscheibenvorfälle und Schwangerschaftsstreifen auf.

Die festeren Typen, die wir Wikinger nennen, haben es öfter mit Achillessehnenrissen zu tun, sie neigen zu stärkeren Narben nach Wunden und zur sogenannten Wikingerkrankheit: Dabei ziehen sich Faszien in den Handinnenflächen zusammen und bilden feste Stränge. Das kann so weit gehen, dass sich die Finger verformen. Die Krankheit ist zwar gutartig, aber unangenehm, sie gehört zu den sogenannten Fibromatosen, also den Bindegewebsstörungen. Der Hintergrund ist offensichtlich eine fehlgesteuerte Kollagensynthese in den Faszien, und die Myofibroblasten, also die Zellen im Bindegewebe, die sich zusammenziehen können, sind aktiver. Männer sind davon zwei- bis achtmal so häufig betroffen wie Frauen. Wikingertypen haben auch öfter Schulterprobleme, die sogenannte Schultersteife oder Frozen Shoulder. Und es gibt parallel zu dem Handsyndrom auch Bindegewebsknoten und -verhärtungen in den Füßen, medizinisch Morbus Ledderhose genannt – auch diese treten bei den Wikingertypen öfter auf.

Sie sehen also, dass die Vor- und Nachteile bei beiden Typen durchaus gleich verteilt sind.

Für die beiden Pole der Bindegewebstypen, die Wikinger und die Schlangenmenschen und Tempeltänzerinnen, sind beim Trainieren teilweise unterschiedliche Varianten sinnvoll. Im Übungskapitel gibt es deshalb Hinweise für beide Typen.

Machen Sie jetzt also den Selbsttest und ordnen Sie sich ein. Test A gilt für alle – danach stehen die Tempeltänzerinnen und Schlangenmenschen fest, also das eine Ende der Skala. Wer in diesem ersten Test aber nur wenige Punkte erreicht, sollte anschließend den Wikingertest machen.

Viele sind, wie der Wikingertest zeigt, Mischtypen mit einer mittleren Bindegewebsqualität und nur lokalen Steifigkeiten. Sie sind einigermaßen beweglich, bekommen meist nicht so leicht Cellulite, können ihre Beweglichkeit gut trainieren und mit etwas Übung sogar in den Spagat kommen.

Die Prinzipien des Faszientrainings

Schlangenmenschen und Verrenkungskünstler

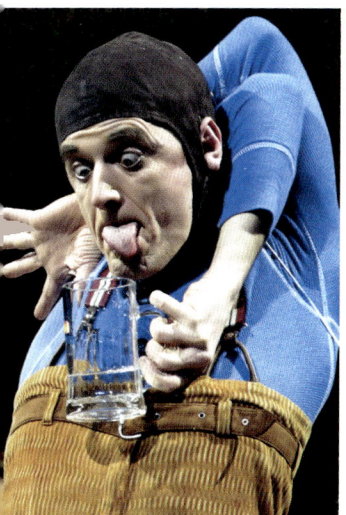
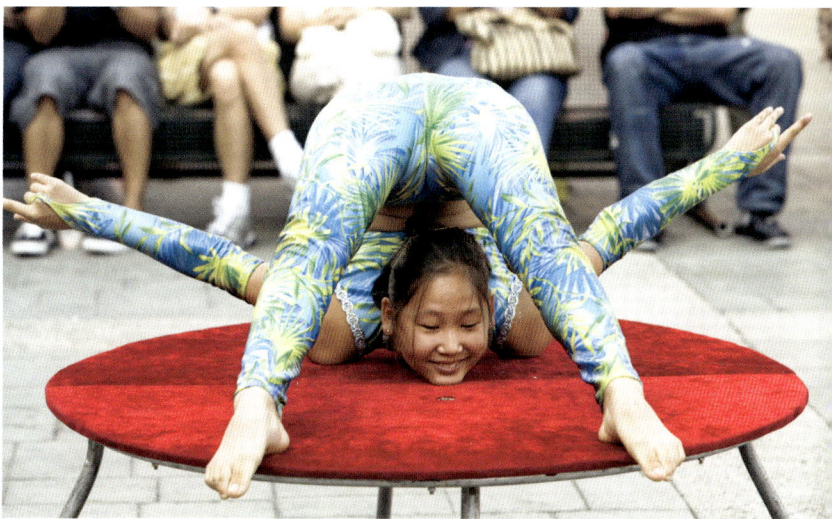

Der Schlangenmensch und Komiker Barto

Die junge mongolische Kontorsionistin Enkhmurum hat mit sechs Jahren ihr Training begonnen.

Sogenannte Schlangenmenschen oder Kontorsionisten trainieren ihre Überbeweglichkeit von Kindesbeinen an, insbesondere vergrößern sie den Radius ihrer Gelenke und dehnen systematisch ihr Bindegewebe.

Dank des Trainings sind sie extrem beweglich und können ihren Körper in außergewöhnliche Positionen bringen. Man kann sie heute noch im Zirkus bewundern. Klassisch ist die Ausbildung in östlichen Zirkusschulen, vor allem im asiatischen Raum. Viele der Akrobaten sind Frauen, es gibt aber auch Männer unter ihnen. Kontorsionisten sind von Natur aus zwar beweglicher als andere Menschen, leiden aber nicht an einem der pathologischen Hypermobilitätssyndrome (Marfan- oder Ehler-Danlos-Syndrom) mit angeborener extremer Bindegewebsschwäche.

Der Selbsttest: Welcher Bindegewebstyp sind Sie?

Teil A: Sind Sie ein Schlangenmensch?

🌸 Können Sie sich mit gestreckten Knien vorbeugen und beide Handflächen ganz auf den Boden legen?

🌸 Können Sie Ihren Ellenbogen nicht nur gerade, sondern noch weiter durchstrecken? Pro Arm 1 Punkt.

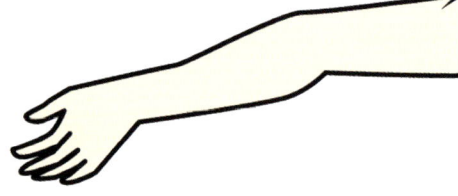

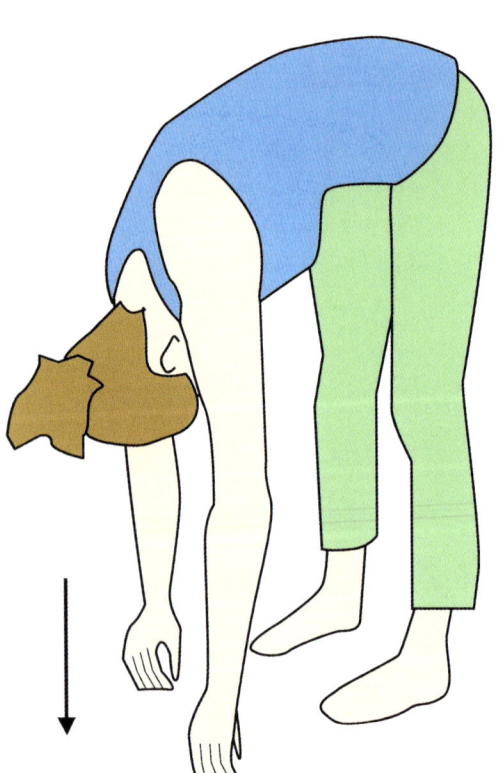

🌸 Wenn Sie Ihre Knie möglichst weit durchstrecken, bilden die Beine dann einen Bogen und sind nicht mehr gerade? Pro Bein 1 Punkt.

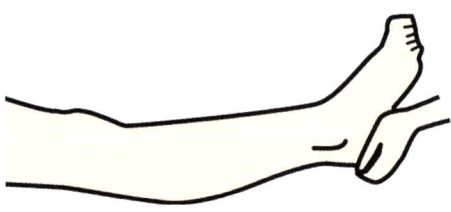

Die Prinzipien des Faszientrainings

● Können Sie Ihren Daumen hinter die Handfläche rückwärts abknicken, bis er den Unterarm berührt? Pro Hand 1 Punkt.

Auswertung

Die maximale Punktzahl beträgt 9 Punkte.

Wenn Sie 6 oder mehr Punkte erreichen, sind Sie höchstwahrscheinlich ein Schlangenmensch oder Tänzertyp mit eher weichem, nachgiebigem Bindegewebe.

Wenn Sie weniger haben: Haben Sie im Test A bei den letzten vier Aufgaben nicht mehr als 2 Punkte erreicht? Wenn ja, geben Sie sich hierfür 3 Wikingerpunkte (3 WP) und machen Sie jetzt Test B, den Wikingertest.

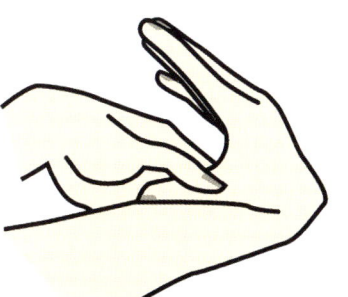

● Können Sie Ihren kleinen Finger mehr als 90 Grad nach hinten in Richtung Unterarm biegen? Pro Hand 1 Punkt.

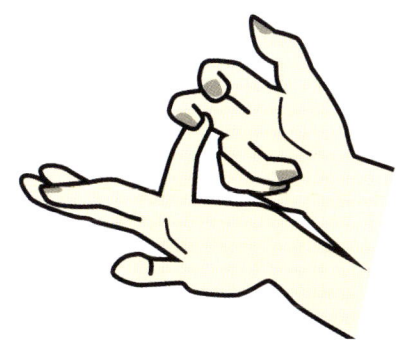

FASZIEN-FITNESS

Teil B: Sind Sie ein Wikingertyp?

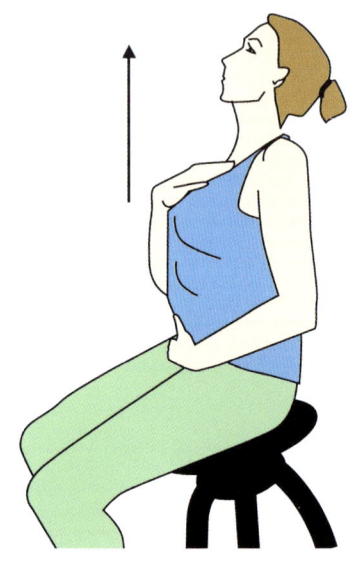

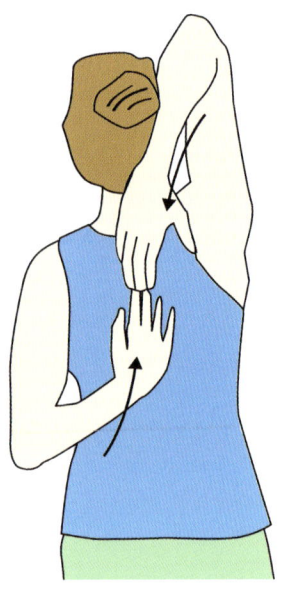

🌸 Wenn Sie die Hände wie im Bild gezeigt hinter dem Rücken zusammenbringen und dabei der minimale Abstand – egal, ob mit der rechten Hand von oben oder von unten – mehr als anderthalb Handlängen beträgt: 1 WP.

🌸 Setzen Sie sich gerade auf einen Stuhl, ohne sich anzulehnen. Legen Sie eine Hand auf den Unterbauch, mit dem Daumen vor dem Bauchnabel, und die andere Hand vor Ihr Brustbein. Ohne Ihren Unterbauch und die daraufliegende Hand zu bewegen, versuchen Sie nun, Ihr Brustbein und die darauf liegende Hand so weit wie möglich von der unteren Hand weg nach oben zu strecken. Gerne können Sie hierzu den gesamten Oberkörper nach oben räkeln und strecken. Wenn Sie in dieser Streckbewegung nicht weiter als eine Handbreit Bewegungsspielraum erreichen: 1 WP.

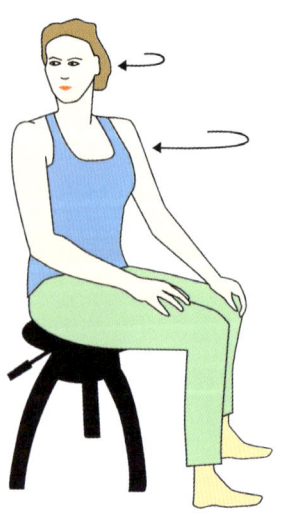

🌸 Setzen Sie sich, ohne sich anzulehnen, auf einen Stuhl und drehen Sie den gesamten Oberkörper und Kopf so weit wie möglich nach rechts und links, während Ihr Becken und die Beine in der Ausgangssituation bleiben. Wenn Sie hierbei in keiner der beiden Richtungen so weit kommen, dass Ihr Kopf mit der Nasenspitze 90 Grad zur jeweiligen Seite gedreht ist: 1 WP.

🌸 Wenn Sie im Stehen versuchen, bei gestreckten Knien mit den Fingern den Boden vor sich zu berühren, und der Abstand zwischen Fingerspitzen und Boden eine ganze Handlänge oder mehr beträgt: 1 WP.

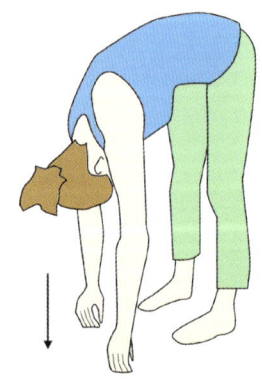

- Wenn Sie, in einer Grätsche auf dem Boden sitzend, die Beine nicht weiter als 50 Grad auseinanderbekommen: 1 WP.

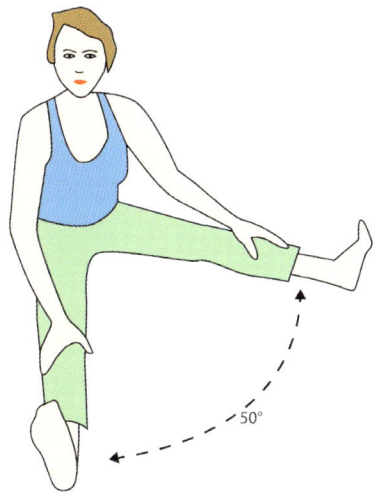

- Versuchen Sie, im Sitzen Stirn und jeweils ein Knie zusammenzubringen, indem Sie das Bein anheben und sich entsprechend vorbeugen. Wenn Sie mit Ihrer Stirn weder das rechte noch das linke Knie berühren können: 1 WP.

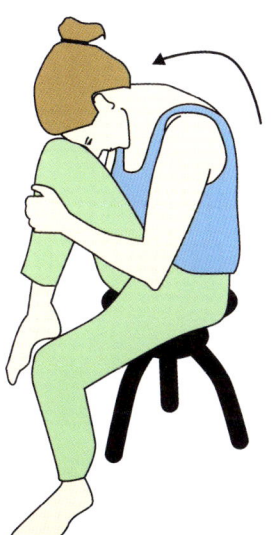

Je nach Alter und Geschlecht ziehen Sie jetzt bitte Punkte ab. Wenn Sie

männlich und über 35 Jahre alt sind:
minus 2 WP

männlich und maximal 35 Jahre alt sind:
minus 1 WP

weiblich und über 35 Jahre alt sind:
minus 1 WP

Frauen unter 35 Jahren ziehen keine Punkte ab.

Auswertung

5–9 WP:
Sie sind ein eindeutiger Wikingertyp.

3–4 WP:
Sie sind eingeschränkt beweglich und näher am Wikingerpol – aber eine genetische Wikingerkonstitution ist bei Ihnen nicht eindeutig erkennbar. Ihr Trainingszustand und Ihre Lebensgeschichte sind wahrscheinlich ähnlich prägend für Ihre Beweglichkeit wie Ihre genetische Konstitution.

1–2 WP:
Sie haben nur lokale Steifigkeiten, sind aber von der allgemeinen Konstitution her kein typischer Wikingertyp. Sie liegen irgendwo auf der Skala der normal beweglichen Typen.

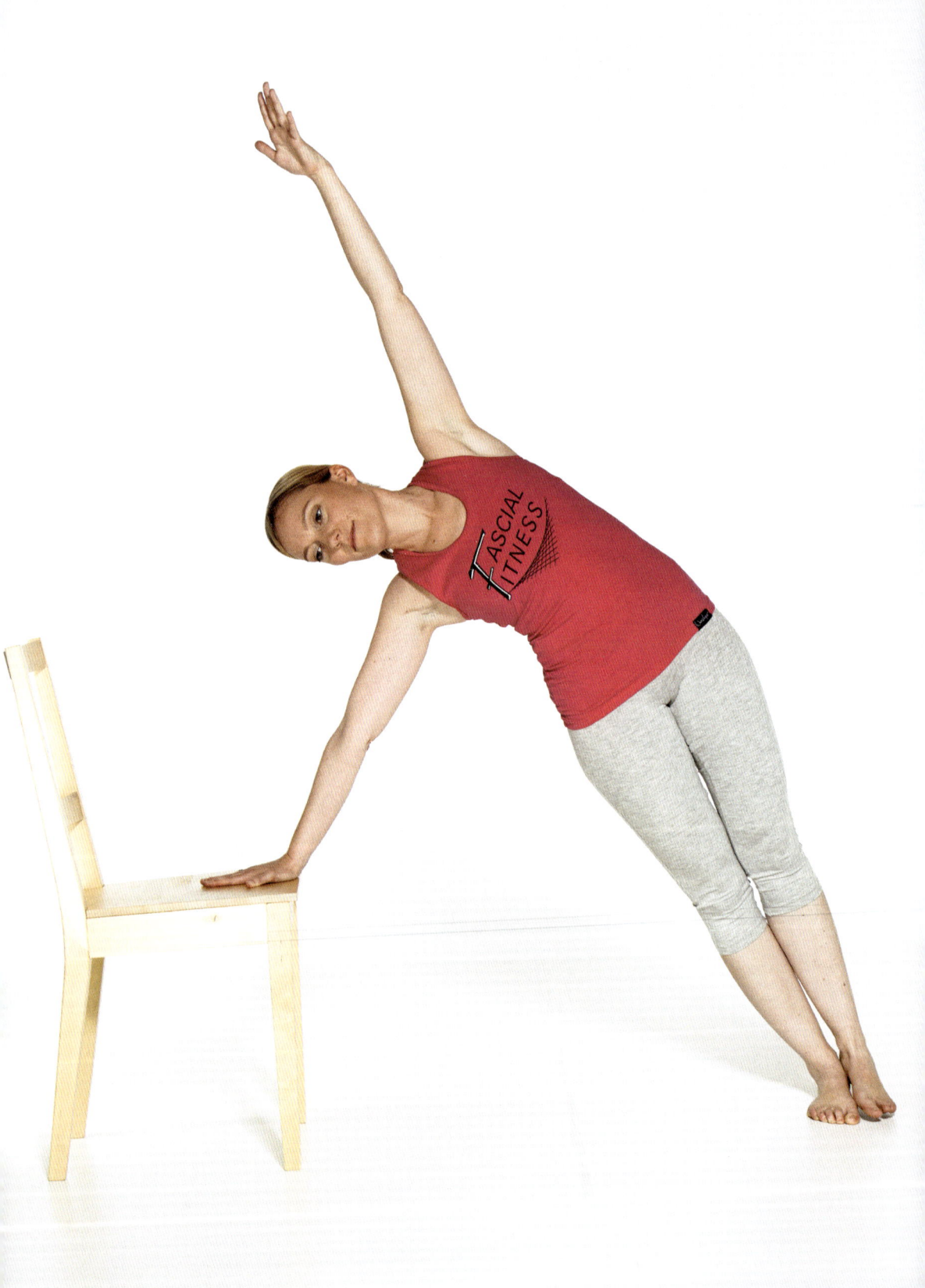

3. KAPITEL

Die Übungen

Endlich – die Übungen! Nachdem Sie sich durch die langen Theoriekapitel gekämpft haben, ist es Zeit für die Praxis. Unser Faszien-Fitness-Übungsprogramm gibt es in mehreren Abschnitten:

- ein 10-Minuten-Basistraining

- Übungen für Problemzonen: Rücken, Nacken, Arme, Hüften, Füße

- Hinweise für Wikinger und Schlangenmenschen

- Übungen für die Interessen von Frauen und Männern

- Tipps für Sportler

- Tipps für faszienfreundliche, kreative Bewegung im Alltag

- Faszientraining im Alter

Die Übungen haben wir mithilfe der beiden Faszientrainer Daniela Meinl und Markus Rossmann zusammengestellt, beschrieben und fotografiert; die beiden sind auch auf den Bildern zu sehen. Alle Übungen stammen aus dem Programm der Fascial Fitness Association, Informationen und Links dazu finden Sie im Anhang.

Das Basistraining enthält sechs Übungen, die zunächst alle wichtigen Faszienzugbahnen aktivieren. Sie können damit einfach anfangen und sollten es zweimal in der Woche durchführen, es dauert nur etwa zehn Minuten. Daher können Sie es auch in Ihr bereits existierendes Fitnessprogramm integrieren oder die Übungen als Aufwärmtraining machen. Die anderen Übungen können Sie sich individuell je nach Interessen oder Problembereichen zusammenstellen.

Generell ist es wichtig, das Fasziennetzwerk im Körper als ein System zu betrachten, das eigentlich nicht in einzelnen Teilen oder

FASZIEN-FITNESS

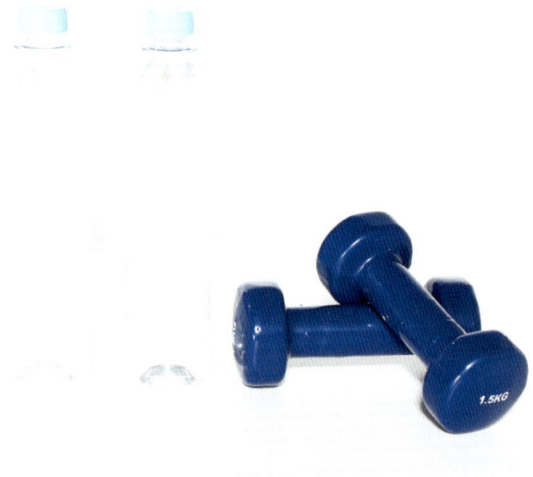

Kleine Wasserflaschen, 500 ml, gefüllt mit Leitungswasser, können Hanteln ersetzen.

Ganz normale Tennisbälle

an isolierten Körperteilen trainiert werden kann. Alle Übungen beeinflussen daher über das Spannungsnetzwerk das ganze System, und umgekehrt strahlen Probleme, Verspannungen oder Verfilzungen auch weithin aus.

Wir geben trotzdem für einige bekannte Problembereiche Übungen und kleine Reihen an, empfehlen aber, diese als Bestandteil des Faszientrainings zu sehen, das seine Grundlage in unserem Basisprogramm hat. Wenn Sie also das Basisprogramm zweimal wöchentlich machen und es durch einige der folgenden Übungen oder Pakete individuell erweitern, trainieren Sie Ihr Faszi-

ennetzwerk ganzheitlich – und Sie werden von den positiven Effekten einen größeren Nutzen haben.

WAS SIE BRAUCHEN

Für das Training sollten Sie einige einfache Geräte bereithalten, fast alles schlichte Alltagsgegenstände: einen Stuhl, einen Tennisball, kleine Hanteln oder kleine Plastikflaschen, die Sie mit Leitungswasser füllen, und Ähnliches.

Natürlich gibt es im Fachhandel auch Hanteln, Gewichtsmanschetten sowie spezielle

Die Übungen

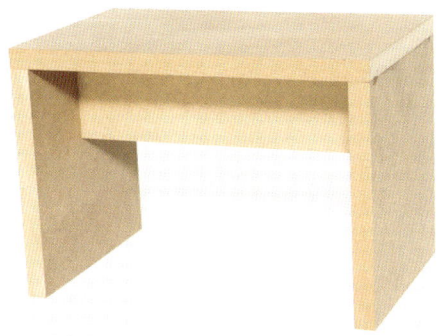

Für einige Übungen brauchen Sie einen kleinen, stabilen Fußschemel, der etwa 20 bis 30 cm hoch sein sollte. Ersatzweise können Sie manche Übungen auch an einer Treppenstufe durchführen.

Luftballon, aufgeblasen

Rollen und Bälle. Doch fast alle Übungen können Sie gut mit Alltagsgeräten durchführen, sodass Sie sich als Anfänger nicht erst neu ausstatten müssen. Eine Ausnahme gibt es allerdings: Das ist eine spezielle Schaumstoffrolle, die im Sportfachhandel erhältlich ist. Wir empfehlen Ihnen, sich eine solche Rolle für das Faszientraining anzuschaffen.

Die Schaumstoffrolle lässt sich schwer durch etwas anderes ersetzen, weil große, gefüllte Plastikflaschen zu weich, Bälle zu hoch und zu rund, andere Trainingsrollen für Anfänger oft zu hart sind. Einfache Schwimmnudeln oder Gymnastikrollen sind nur ein schlechter Ersatz, denn auch sie sind zu weich. Die speziellen Faszienrollen erhalten Sie in verschiedenen Ausführungen im Fachhandel, Internetbezugsquellen finden Sie im Anhang. Es handelt sich dabei um Hartschaumrollen, gebräuchliche Namen dafür sind auch Blue-Roll, Blackroll, Faszienrolle oder Pilatesrolle. In der Regel haben Sie die Wahl zwischen verschiedenen Härtegraden. Beginnen Sie als Anfänger am besten mit einem mittleren Härtegrad. Testen Sie, welche Rolle und welcher Härtegrad für Sie geeignet ist, indem Sie im Geschäft eine Übung damit machen, etwa die Waden ausrollen. Sie sollten dann Ihr ganzes Gewicht an die Rolle abgeben und nachspüren, ob

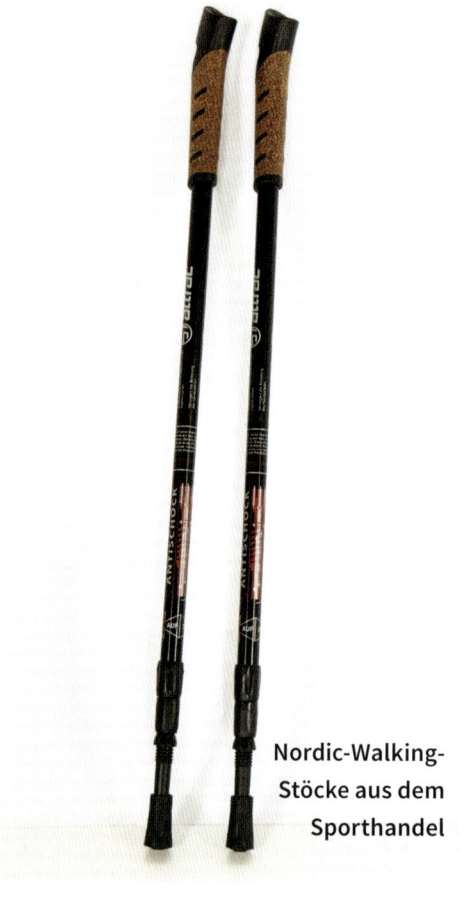

Nordic-Walking-Stöcke aus dem Sporthandel

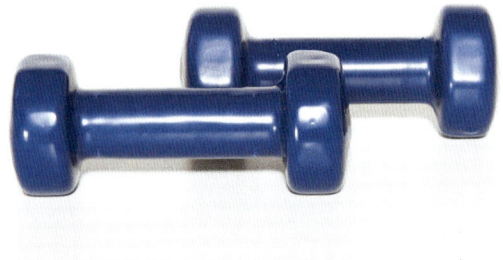

Kleine Hanteln von 500 g bis 1,5 kg Gewicht pro Stück

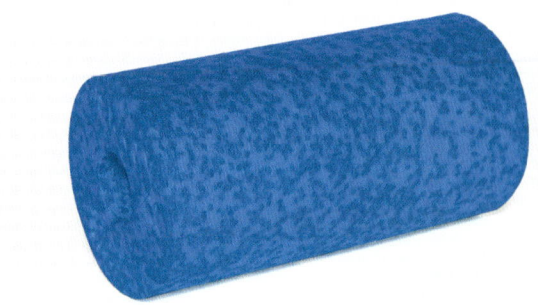

Schaumstoffrolle von Blackroll, Ausführung medium (mittelharte Rolle)

das angenehm ist. Ein Wohlwehgefühl, also ein angenehmer Druck, wie Sie ihn vielleicht von Massagen her kennen, darf sich einstellen, ein scharfer Schmerz jedoch nicht. Sie sollten beim Test spüren, dass sich nach wenigen Atemzügen ein belebendes Lösungsgefühl im Gewebe breitmacht – dann haben Sie den richtigen Härtegrad der Rolle gefunden. Die Kosten liegen bei etwa 35 Euro für eine Rolle, wie wir sie hier verwendet haben.

Weitere Geräte aus dem Sportfachhandel, die nützlich sind und die Sie sich anschaffen können, wenn Sie regelmäßig trainieren, sind diese:

KLEIDUNG UND SCHUHE

Sie können in ganz normaler Sport- oder Yogakleidung trainieren, also in T-Shirt und Jogginghose oder Leggings. Das Material

Die Übungen

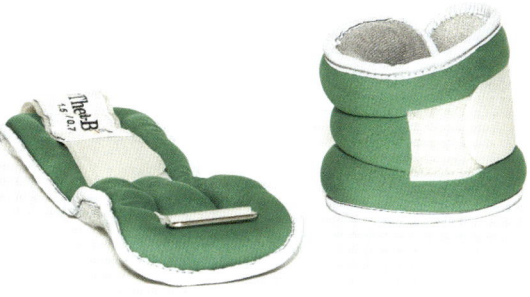

Gewichtsmanschetten gibt es in Sportgeschäften.

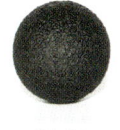

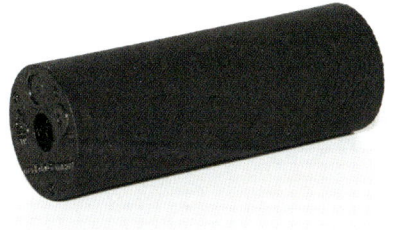

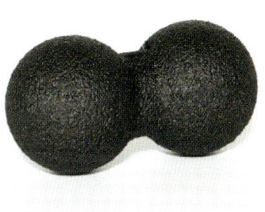

Faszienroller in verschiedenen Ausführungen, ebenfalls erhältlich im Fachhandel

sollte dehnbar, bequem und saugfähig sein. Schuhe brauchen Sie nicht – üben Sie barfuß, auch draußen, sofern das möglich ist. Das verbessert Ihr Körpergefühl.

Im Büro gehen viele Übungen zwischendurch sogar in Anzug oder Kostüm, natürlich sollten Sie dann nicht gerade solche auswählen, bei denen Sie sich auf dem Boden herumrollen müssen. Übungen mit der Schaumrolle können die Kleidung allerdings verknittern, wählen Sie für den Büroalltag daher andere Übungen. Eine dünne Übungsmatte ist sinnvoll, aber nicht unbedingt notwendig.

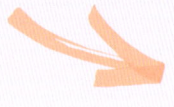

Bevor es losgeht: wichtige Hinweise

- Vorsicht bei Erkrankungen und im Alter: Jeder kann seine Faszien trainieren – doch Ältere, chronisch Kranke wie Menschen mit Rheuma, Entzündungen oder Bewegungseinschränkungen sowie Patienten, die gerade frisch operiert wurden oder akute Verletzungen haben, sollten nur nach Rücksprache mit einem Arzt trainieren.

- Kinder nur unter Aufsicht: Kinder sollten nicht allein üben, vor allem nicht mit der Schaumrolle. Für Kinder unter sechs Jahren ist das Training nicht geeignet.

- Sicherheit geht vor: unbedingt aufwärmen! Für die Übungen aus dem Bereich Federn müssen Sie gut aufgewärmt sein und eine gute Körperwahrnehmung haben, sonst können Sie sich verletzen. Wenn Sie Ihre Übungen also selbst zusammenstellen, fangen Sie nicht mit dem Federn an, sondern starten Sie immer mit einigen aufwärmenden Übungen, insbesondere aus den Bereichen Spüren und Beleben. Das aktiviert Ihre Rezeptoren und Sie erkennen beim Üben Ihre Grenzen besser. Wärmen Sie sich also auf jeden Fall auf und steigern Sie die Belastung nur allmählich.

- Weniger ist beim Faszientraining mehr: Überfordern Sie Ihre Faszien nicht. Anders als beim Muskeltraining bringt es nichts, an die Grenze der Belastungsfähigkeit zu gehen. Machen Sie Ihr persönliches Faszienprogramm lieber regelmäßig – Faszien verändern sich langsam, dafür aber nachhaltig. Im Bereich Federn gilt: wenige Wiederholungen mit Zwischenpausen. Springen oder schwingen Sie also am Anfang nur 3- bis 5-mal, und machen Sie dann eine kurze Pause, bevor Sie in die nächste Runde einsteigen. Damit geben Sie dem Gewebe Zeit, sich zu erholen.

- Bewusst üben: Üben Sie immer konzentriert, achten Sie darauf, ob sich Ihre Bewegungen geschmeidig anfühlen. Schulen Sie Ihre Wahrnehmung, lassen Sie sich beim Üben nicht ablenken und sehen Sie nicht fern.

- Regelmäßig üben: Spürbare Erfolge bemerken Sie meist schon beim ersten Training, nachhaltige Veränderungen im Aufbau Ihrer Faszien kommen dann nach einigen Monaten, wenn Sie im Alltag regelmäßig zweimal die Woche trainieren – Sie werden geschmeidiger und beweglicher. Nach zwei Jahren hat sich das gesamte Fasziennetzwerk Ihres Körpers erneuert und neu verknüpft.

Die Übungen

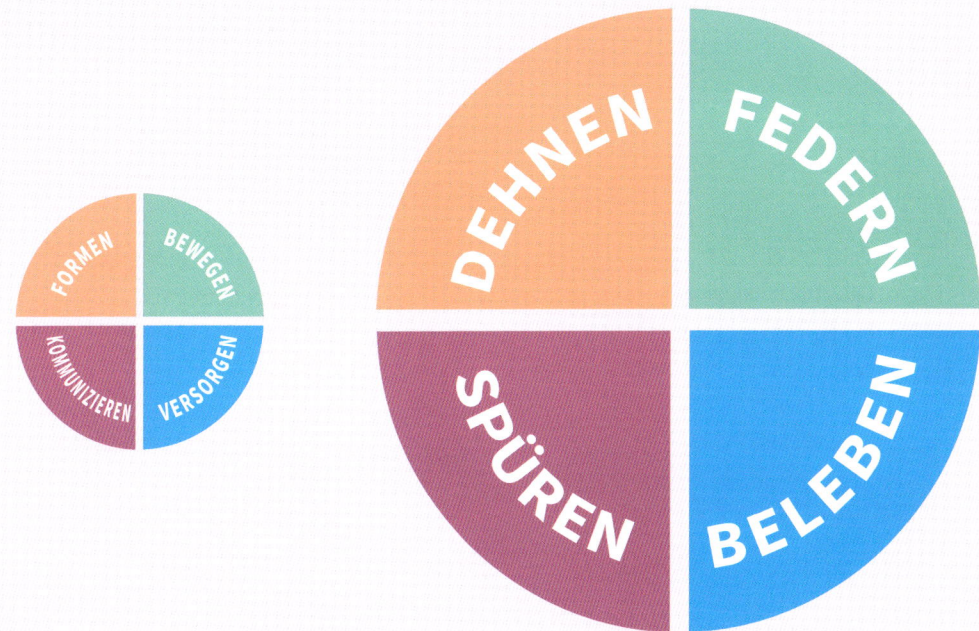

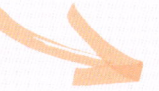

Ihr Wegweiser:
die vier Dimensionen des Faszientrainings

Unsere vier Trainingsprinzipien haben Sie schon im vorigen Kapitel kennengelernt – dieser Kreis mit den vier Prinzipien wird Ihnen hier den Weg weisen: Sie finden ihn bei jeder Übung. Der Bereich ist farbig hervorgehoben, aus dem die Übung stammt. Das hilft Ihnen, die Übungen einzuordnen. Und wenn Sie sich selbst ein Programm zusammenstellen, können Sie anhand des Kreises leicht Übungen zu den verschiedenen Dimensionen finden. Denn Sie sollten immer alle vier Prinzipien in Ihrem individuellen Trainingsprogramm abdecken.

Die vier Trainingsprinzipien entsprechen den vier Grundfunktionen, die Sie in Kapitel 2 schon kennengelernt haben (siehe Kapitel 2, Seite 26 f.):

TRAINING:
Dehnen + Federn + Spüren + Beleben

FUNKTION:
Formen + Bewegen + Kommunizieren + Versorger

Wenn Sie alle vier Trainingsprinzipien beachten, regen Sie damit die vier Grundfunktionen Ihrer Faszien an – und sorgen so für optimale Wartung und Pflege Ihres Fasziennetzwerks.

Das Basisprogramm

Das Basisprogramm ist ein Alltagstraining für alle. Es eignet sich auch – und besonders – für Anfänger, sogar für Sportneulinge und Ungeübte. Mit dieser kompakten Reihe erreichen Sie gleich mehrere wichtige körperweite Faszienzugbahnen.

Tipps zum Basistraining

- Trainieren Sie ein- bis zweimal pro Woche etwa zehn Minuten – das reicht für ein Minimalprogramm. Sie können aber auch öfter und länger trainieren, drei- bis viermal pro Woche, je nach Bedarf. Achten Sie jedoch darauf, Übungen aus dem Bereich Federn für dieselbe Körperstelle höchstens zweimal pro Woche durchzuführen und zwei bis drei Tage Pause dazwischen zu lassen. Die Übungen aus den anderen Bereichen können auch öfter gemacht werden. Einen Tag Pause in der Woche sollten Sie dem Gewebe aber mindestens gönnen.

- Wenige Minuten und Wiederholungen reichen pro Übung – das geht zum Beispiel morgens vor der Arbeit. Sie können die Übungen aber auch in Ihr bestehendes Fitnessprogramm integrieren und sie sogar zwischendurch im Büro machen. Das Basistraining eignet sich auch sehr gut zum Aufwärmen, etwa vor dem Laufen oder vor Ihrem Lieblingssport.

- Wir beginnen mit Aufwärmen, Aktivieren und den Fußübungen, am Schluss stehen die Rücken-, Schwung- und Nackenübungen.

- Bitte machen Sie die Übungen des Basistrainings immer in dieser Reihenfolge, damit Ihr Körper sich aufwärmt. Das schützt vor Zerrungen und Verletzungen.

Die Übungen

ÜBERBLICK

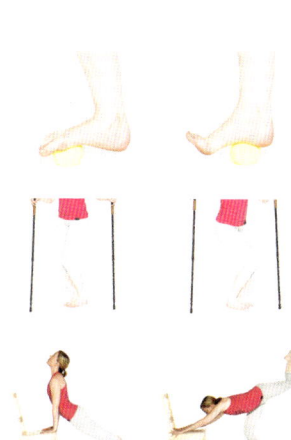 1. Füße ausrollen

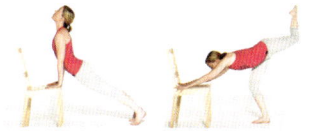 2. Elastische Sprünge für Waden und Achillessehne

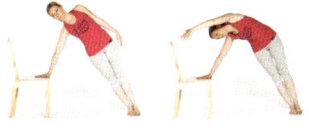 3. Vordere und hintere Linie dehnen:
Der Adlerflug

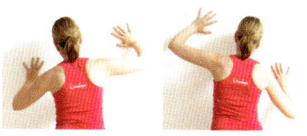 4. Taille und Seiten dehnen:
Die Adlerschwinge am Stuhl

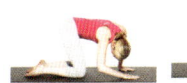 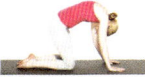 5. Schultern und Schultergürtel aktivieren:
Rückfedern mit den Armen

6. Nacken und Rücken entspannen:
Die Wirbelschlange

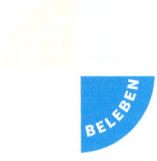

1. FÜSSE AUSROLLEN

Wir starten mit einer Übung aus dem Bereich Beleben: Mit einem Tennisball rollen Sie die große Faszie unter den Füßen aus, die Plantarfaszie.

Das füllt sie mit neuer Flüssigkeit und aktiviert verschiedene Bewegungs- und Mechanosensoren. Die Übung ist ideal für den Anfang, übrigens auch zum Aufwärmen vor jeder Art von Bewegungstraining.

Die Plantarfaszie verläuft unter dem Fuß von den Fersen bis zu den Zehenballen und ist eine der dicksten Faszien im menschlichen Körper überhaupt.

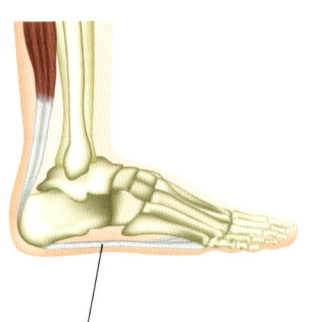

Hält den Fuß stabil: die Plantarfaszie.

Doch diese dicke Platte muss auch dehnbar sein. Ist sie das nicht, gibt es typische Störungen wie Entzündungen oder den sogenannten Fersensporn, der sehr schmerzhaft ist. Idealerweise sollte das Fersenpolster minimal nach vorne beweglich sein, damit die Achillessehne Kraft in die Plantarfaszie übertragen kann und umgekehrt. Das Ausrollen mit dem Ball fördert diese Beweglichkeit und regt den Stoffwechsel in der Faszie wieder an. Das kann sich bis in den Rücken hin auswirken: Nach dem Ausrollen erleben viele, dass sie sich leichter und tiefer bücken können – probieren Sie es aus!

So geht's: Füße ausrollen

❶ Stellen Sie sich mit nackten Füßen in leichte Schrittstellung. Legen Sie einen Tennisball unter den Vorderfuß, direkt hinter die Zehen.

❷ Nun verlagern Sie allmählich immer mehr Gewicht von Ihrem hinteren Fuß auf den vorderen Bereich und damit auf den Ball. Geben Sie ganz langsam so viel Gewicht auf den vorderen Fuß, wie es sich gut anfühlt. Möglicherweise stellt sich dabei das angenehme Wohl-

Die Übungen

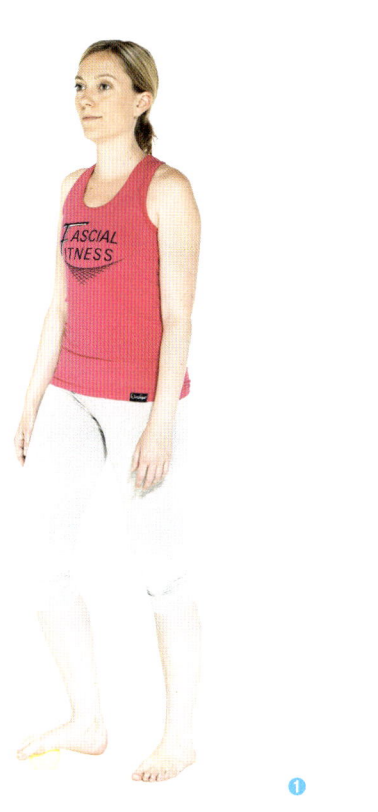 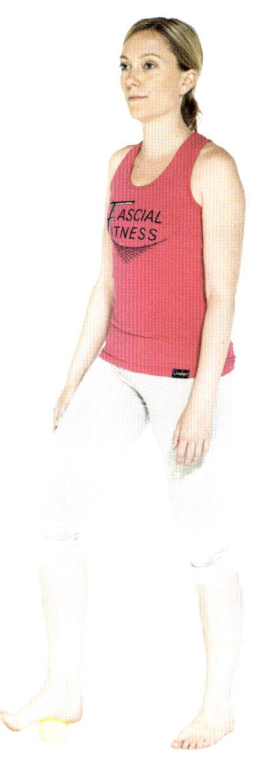

❶ ❷

weh ein, das Gefühl von angenehmem Druck. Das ist in Ordnung und zeigt die Stellen an, an denen die Faszie verklebt ist. Verweilen Sie hier einen Moment länger und schmelzen Sie mit kleinen Bewegungen in diese Stelle hinein.

❸ – ❺ Dann bewegen Sie den Fuß weiter nach vorne, sodass der Ball ganz langsam, wie in Zeitlupe, von den Zehen in Richtung Ferse rollt – üben Sie dabei stetig Druck aus: Lassen Sie den Ball geradezu in Ihren Fuß eintauchen und spielen Sie mit verschiedenen Winkeln und Richtungen, sodass Sie die komplette Fußsohle beleben.

Machen Sie die Übung nacheinander erst mit dem einen, dann mit dem anderen Fuß, jeweils etwa zwei Minuten lang.

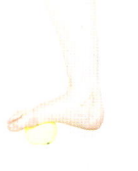  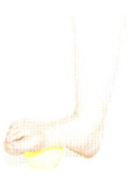 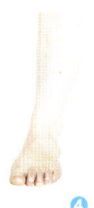 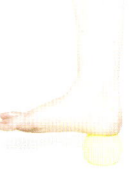

❸ ❹ ❺

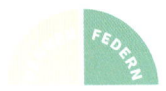

2. ELASTISCHE SPRÜNGE FÜR WADEN UND ACHILLESSEHNE

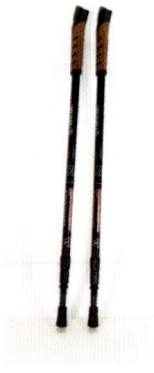

Diese kleinen, elastischen Sprünge können Sie mit Stöcken als Stütze durchführen, Sie können aber auch ohne Stütze arbeiten. Falls Sie mit Stöcken arbeiten möchten, verwenden Sie ganz normale Nordic-Walking-Stöcke.

Die faszialen Sprünge trainieren vor allem die Achillessehne – sie ist die wichtigste Sehne für das Gehen und Laufen und muss sowohl reißfest als auch dehnbar sein. Ist sie schlecht trainiert und versorgt, gibt es Probleme bis hin zum Achillessehnenriss.

Eine wichtige Rolle für das Gehen und Laufen spielt auch die sogenannte Wadenaponeurose: Das ist eine Verlängerung der Achillessehne nach oben hin bis fast unter das Knie.

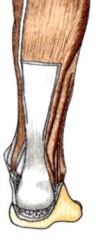

Verkürzungen von Achillessehne und Wadenaponeurose sind oft der Grund dafür, dass man als westlicher Erwachsener nicht mehr wie ein Kind entspannt auf dem Boden hocken kann. Das ist in Kulturen anders, in denen das Hocken neben dem Sitzen zum täglichen Repertoire gehört – dann bleibt die Sehne auch bei Erwachsenen gut gedehnt.

Achillessehne und Wadenaponeurose

Eine Veränderung durch Training werden Sie bei den Sehnen nicht von heute auf morgen spüren: Hier brauchen die Faszien eine Umbauzeit von mehreren Monaten. Es lohnt sich daher, öfter auch zwischendurch zu hüpfen oder barfuß zu laufen: Jedes Hüpfen, Springen, Barfußlaufen oder Joggen in sogenannten Barfußschuhen, also Schuhen, die so gearbeitet sind, dass sie das Barfußlaufen nachempfinden, kann den Umbau der Faszien in Füßen und Waden unterstützen. Auch dabei sollten Sie die lange Umbauzeit der Faszien beachten.

So geht's: Elastische Sprünge

Zur Vorbereitung machen Sie zuerst ganz bewusst einige Schritte mit nackten Füßen auf dem Platz und geben einen deutlichen Druck mit der Ferse in den Boden. Anschließend beginnen Sie mit beiden Fersen etwas schneller in den Boden zu federn. Achten Sie wiederum auf den Impuls der Fersen, der nach unten in den Boden geht.

❶ - ❷ Dann beginnt die eigentliche Übung: Sie stützen sich jetzt auf die Stöcke und hüpfen leicht nach oben. Wenn Sie wieder aufkommen, sollte das möglichst lautlos geschehen – vermeiden Sie es also, dass der Fuß platt auf den Boden plumpst oder die Ferse laut aufknallt. Je weniger Sie von Ihren Füßen hören, desto besser ist die Übung!

Finden Sie beim Springen ein Gefühl von Mühelosigkeit, wie bei einem Gummiball – dann sind Ihre Faszien aktiv. Machen Sie nur drei bis fünf Wiederholungen und legen Sie dann eine kurze Pause ein. Dabei wippen Sie wieder die Fersen in den Boden oder Sie gehen einige Schritte am Platz, bevor Sie in die nächste Runde starten. Das ist wichtig, damit sich das Gewebe zwischen den Impulsen immer wieder erholen und das durch die Bewegung herausgepresste Wasser in die Faszien zurückfließen kann.

❸ - ❹ Variieren Sie: Springen Sie seitlich hin und her oder springen Sie in Twistbewegungen, indem Sie Ihre Zehenspitzen nach innen und nach außen drehen. Wenn Sie etwas geübter sind, können Sie die Stöcke weglassen. Achten Sie auch dann immer darauf, so lautlos wie möglich zu springen. Mit der Zeit werden Sie spüren, dass Sie Ihr Gewicht mit Zehen und Vorderfuß immer bewusster und kontrollierter abfangen können.

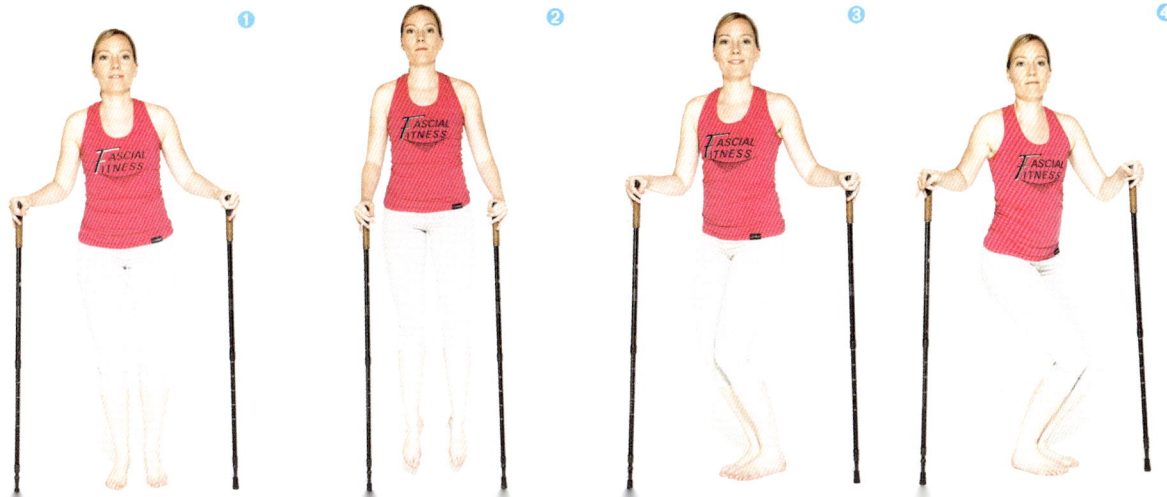

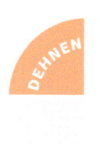

3. VORDERE UND HINTERE LINIE DEHNEN: DER ADLERFLUG

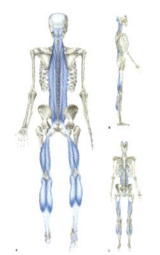
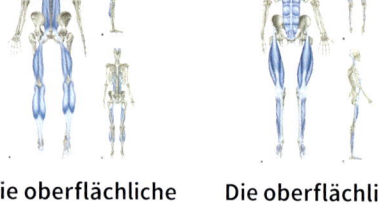

Die oberflächliche Rückenlinie

Die oberflächliche Frontallinie

Diese Übung dehnt das Bindegewebe im hinteren Oberschenkel, im Hüftbereich, im Rücken, aber auch an der gesamten Vorderseite. Sie regt also die vorderen und die hinteren langen Faszienzugbahnen an.

Entlang der Rückenlinie bis in die Beine hinein haben Menschen, die viel sitzen, oft verkürzte Faszien. Dazu gibt es einen einfachen Test: Beugen Sie sich im Stehen nach vorne. Können Sie jetzt mit den Fingerspitzen den Boden berühren, ohne dabei die Knie zu beugen? Wenn nicht, sind die Faszien an der Rückseite der Oberschenkel wahrscheinlich verkürzt. Da das Bindegewebe aber vom Oberschenkel bis zum Kreuzbein, also in den Rücken hinein, vernetzt ist, wirkt sich diese Verkürzung auch auf den unteren Rücken aus. Das kann zu Rückenschmerzen und eingeschränkter Beweglichkeit der Hüftgelenke führen.

So geht's: Der Adlerflug

❶ Stellen Sie sich vor einem Fensterbrett oder vor einem stabilen Stuhl mit etwas Abstand auf, die Beine hüftbreit geöffnet. Treten Sie etwa einen Meter zurück und legen Sie beide Hände gerade auf die Sitzfläche. Das Gewicht liegt hauptsächlich auf den Füßen, die Hände liegen nur locker auf der Sitzfläche auf.

❷ Schieben Sie die Sitzbeine nach hinten und beugen Sie ein Knie leicht. Den Arm schieben Sie an derselben Seite weit nach vorne. Das Sitzbein der anderen Seite strecken Sie gleichzeitig weit nach hinten in den Raum.

Die Übungen

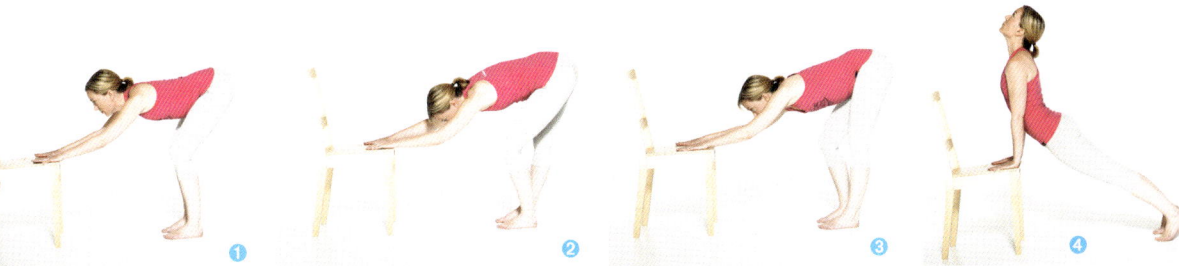

❸ Dann wechseln Sie die Seite und strecken und dehnen Ihre ganze Rückseite mit räkelnden, spiralförmigen Bewegungen und vielen Winkelveränderungen.

❹ Um anschließend auch die Vorderseite zu erreichen, machen Sie den Rücken gerade und verlagern das Gewicht langsam nach vorne, indem Sie die Ellenbogen beugen. Mit dem Oberkörper tauchen Sie dann langsam Richtung Sitzfläche durch – und strecken sich schließlich richtig durch. Achten Sie dabei darauf, den Unterbauch aktiv nach innen zu ziehen. Denn sonst drückt das Gewicht der Bauchorgane die Lendenwirbelsäule nach innen und ein Hohlkreuz entsteht. Ziehen Sie dabei die Spitzen der Schulterblätter aktiv nach unten Richtung Becken – lassen Sie viel Platz zwischen Schulter und Ohren.

❺ – ❻ Anschließend rollen Sie den Rücken rund ein und kommen in einem großen Bogen zurück in die Ausgangsposition.

❼ – ❽ Sie können die Dehnbewegungen auch variieren: den Rücken durchdrücken, einen hohen Katzenbuckel machen, dann ein Bein hinten hochheben, anwinkeln in verschiedenen Positionen und strecken.

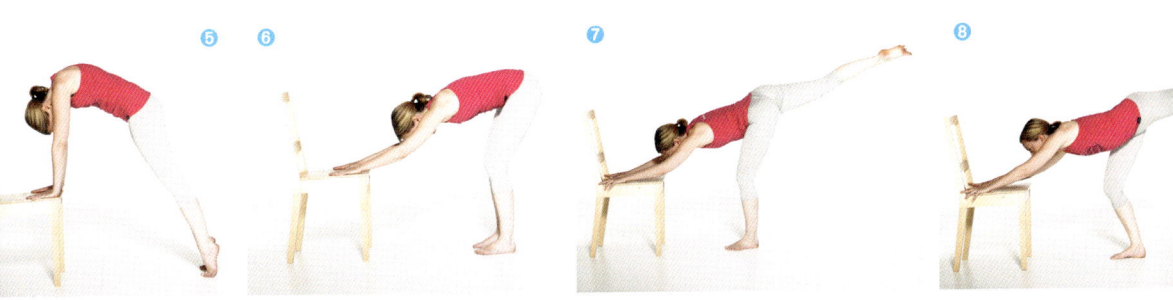

4. TAILLE UND SEITEN DEHNEN: DIE ADLERSCHWINGE AM STUHL

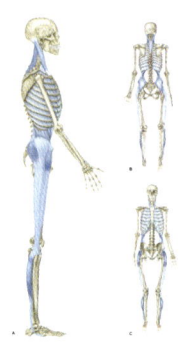

Die Laterallinie stabilisiert den Körper seitlich.

Hüften und Oberschenkel sowie Körpermitte sind beim Dauersitzen, das viele Menschen im Alltag leider praktizieren, oft unterfordert. Mit der folgenden Übung dehnen Sie diese Strukturen und regen auch die seitlichen Faszienzugbahnen, die Laterallinien, an.

❶

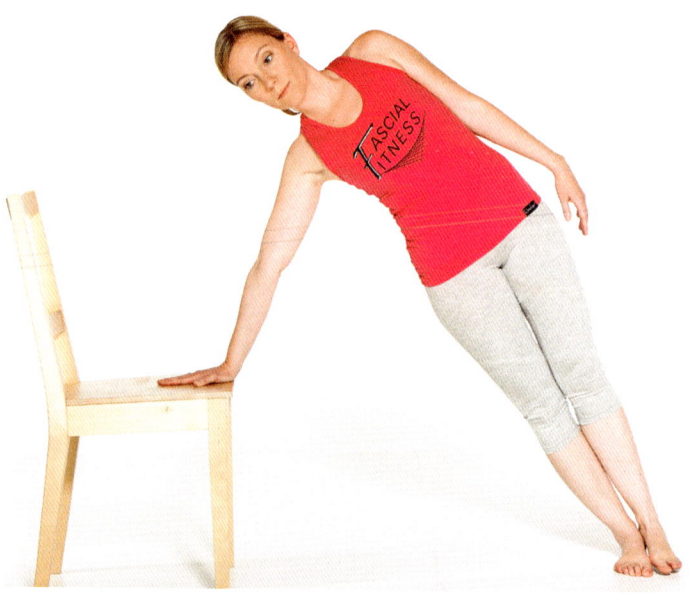

Die Übungen

So geht's:
Die Adlerschwinge am Stuhl

❶ Stellen Sie einen stabilen Hocker oder einen Stuhl dicht an die Wand, sodass er nicht wegrutschen kann. Mit einer Hand stützen Sie sich seitlich in Schräglage darauf ab. Beide Beine sind dabei gestreckt. Bringen Sie den ganzen Körper in eine möglichst lange Streckung und achten Sie darauf, dass Ihre Seite nicht nach unten durchhängt – die untere Körperseite sollte gerade gestreckt bleiben.

❷ Dann heben Sie den oberen, freien Arm über den Kopf, spannen die gesamte Körperseite auf und dehnen sie.

❸ – ❹ Variieren Sie die Position der Hand, probieren Sie die Dehnungen auch mit verschiedenen Winkeln und Richtungen des oberen Armes aus: Tauchen Sie mit dem Arm unter dem Körper durch, öffnen Sie sich weit nach hinten und experimentieren Sie mit eigenen Varianten.

Achten Sie aber immer darauf, dass Ihr Körper nicht Richtung Boden durchhängt, korrigieren Sie zwischendurch, wenn nötig, Ihre Haltung. Richten Sie sich langsam bis zum Stand auf und wiederholen Sie die Übung auf der anderen Seite.

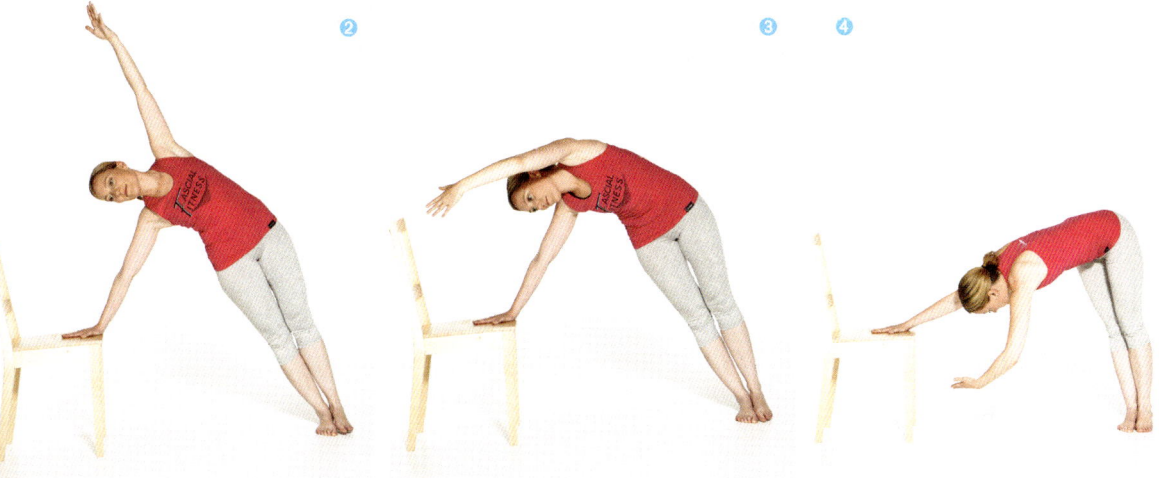

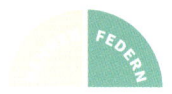

5. SCHULTERN UND SCHULTERGÜRTEL AKTIVIEREN: RÜCKFEDERN MIT DEN ARMEN

Wer viel am Schreibtisch sitzt, hat oft Schulterprobleme. Das liegt an der verkrampften Dauerhaltung, für die der Mensch nicht gemacht ist. Überdies befinden sich im Schulterbereich sehr feste, dicke Faszien, die nach vorne mit dem Brustmuskel verbunden sind. Das System vernetzt Rücken und Arme vorne bis hinunter zum Becken und ist eigentlich dafür gedacht, dass wir uns von Baum zu Baum hangeln können. Einseitige Belastung, besonders die unnatürliche Schreibtischarbeit, führt zu Verspannungen.

Die Faszienanteile im Schultergelenk können auch schmerzhaft verfilzen, was zu den Schulterversteifungen führen kann, die auch als Frozen Shoulder bekannt sind. Aber ein beweglicher, gut trainierter Schulterbereich ist weniger anfällig dafür.

Die einfache Übung, die wir Ihnen hier zeigen, kann an jeder Wand und auch mal zwischendurch im Büro durchgeführt werden. Sie ist wunderbar vielseitig, denn sie trainiert gleichzeitig Schultergürtel, Bauch und Rücken.

So geht's: Rückfedern mit den Armen

❶ - ❷ Stellen Sie sich gerade vor eine Wand, mit einem halben bis einem Meter Abstand. Beginnen Sie relativ nahe an der Wand – später können Sie den Abstand dann vergrößern. Sie sollten nach vorne kippen und Gewicht auf die Hände bringen können. Bevor Sie beginnen, reiben Sie einige Male die Handflächen kräftig aneinander – so wecken Sie Ihre Wahrnehmungsfühler in den Händen auf. Legen Sie dann die Handflächen an die Wand und spüren Sie einen Moment lang den Kontakt zur Wand. Zuerst tun Sie so, als wollten Sie die

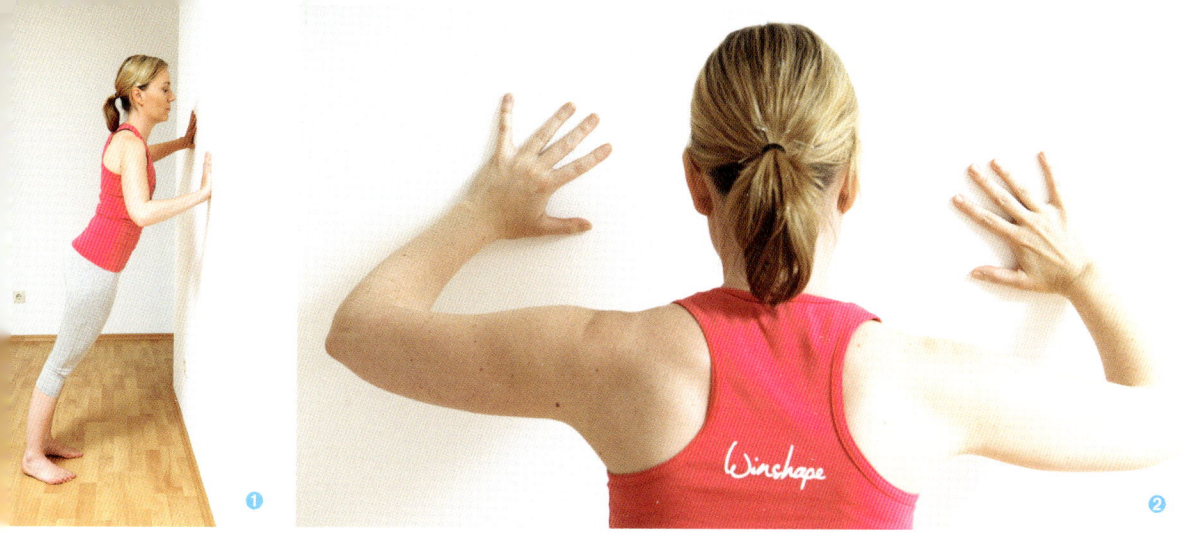

Wand wegschieben, das aktiviert die Strukturen im Schultergürtel. Lösen Sie sich dann von der Wand und lassen Sie sich leicht nach vorne gegen die Wand federn, nach dem Kontakt stoßen Sie sich mit beiden Händen dynamisch wieder ab.

Achten Sie wieder auf das Gummiballgefühl: Das Zurückfedern sollte leicht und mühelos erfolgen, als ob die Wand ein Trampolin wäre. Wenn es sich mühsam wie eine Liegestütze an der Wand anfühlt, arbeiten Sie zu stark mit den Muskeln. Setzen Sie stattdessen das Federn Ihrer Faszien ein – treten Sie näher an die Wand heran und versuchen Sie, den dynamischen, mühelosen Faszienrhythmus zu finden.

Spannen Sie zudem den Unterbauch leicht nach innen an, um die Körpermitte zu stabilisieren und ein Hohlkreuz zu vermeiden.

❸ – ❹ Das wiederholen Sie sechs- bis siebenmal. Dann beginnen Sie zu variieren – setzen Sie die Hände mal schräg nach links, mal schräg nach rechts auf.

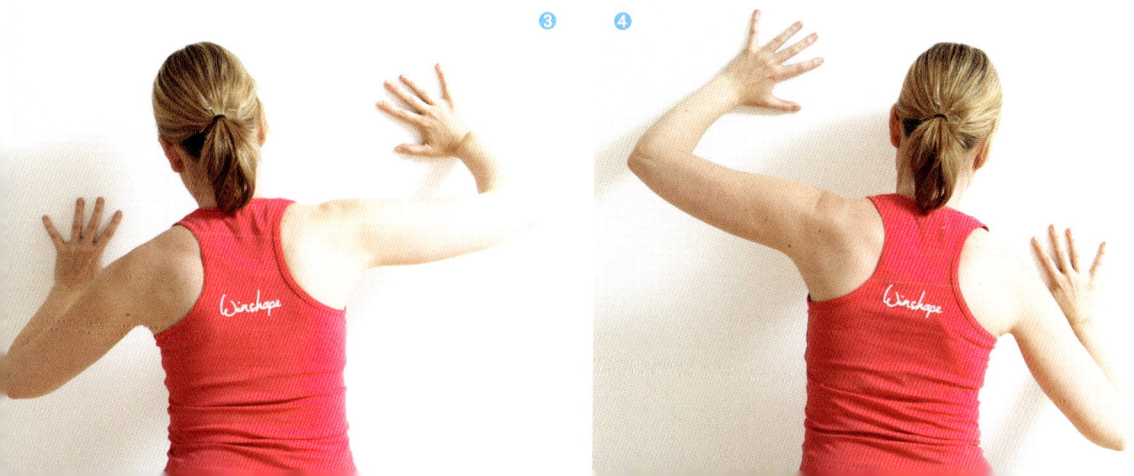

6. NACKEN UND RÜCKEN ENTSPANNEN: DIE WIRBELSCHLANGE

Nackenschmerzen sind weit verbreitet, oft in Kombination mit Kopfweh. Das ist kein Zufall: Die Nackenfaszie zieht sich von hinten über den Kopf bis zu den Augenbrauen. Dabei sind die Faszien am Hals sehr weich, anders als etwas weiter unten um die Schultern. Denn der Hals muss sehr beweglich sein, damit man den Kopf gut drehen kann. Bei den Nackenfaszien ist es daher wichtig, sowohl ihre Beweglichkeit zu erhalten als auch sie zu festigen. Bei allen Übungen rund um den Nacken sollten Sie sehr sanft und langsam vorgehen.

So geht's: Die Wirbelschlange

❶ Im Vierfüßlerstand knien Sie auf dem Boden oder auf einer Matte. Die Knie sind hüftbreit, die Arme schulterbreit auseinander.

❷ Beginnen Sie, langsam und mit schlangenartigen Bewegungen eine Welle durch Ihre Wirbelsäule fließen zu lassen: Heben Sie das Brustbein, runden Sie den Rücken und lassen Sie dann das Brustbein Richtung Boden sinken. Dabei bleiben die Lendenwirbel ruhig, das Steißbein lang gestreckt. Die Bewegung ist fließend und sollte sich angenehm anfühlen.

❸ – ❺ Dann gehen Sie in seitliche Pendelbewegungen und schicken diese in größeren Seitenbewegungen zwischen den Achseln hin und her, schließlich auch in Achterschleifen und kreisenden Bewegungen.

❻ – ❽ Experimentieren Sie mit unterschiedlichen Richtungen, Amplituden und Wellenbewegungen, machen Sie die gesamte Übung einige Minuten lang. Zum Abschluss die Bewegungen kleiner und feiner werden lassen, langsam aufrichten und für einen Moment nachspüren.

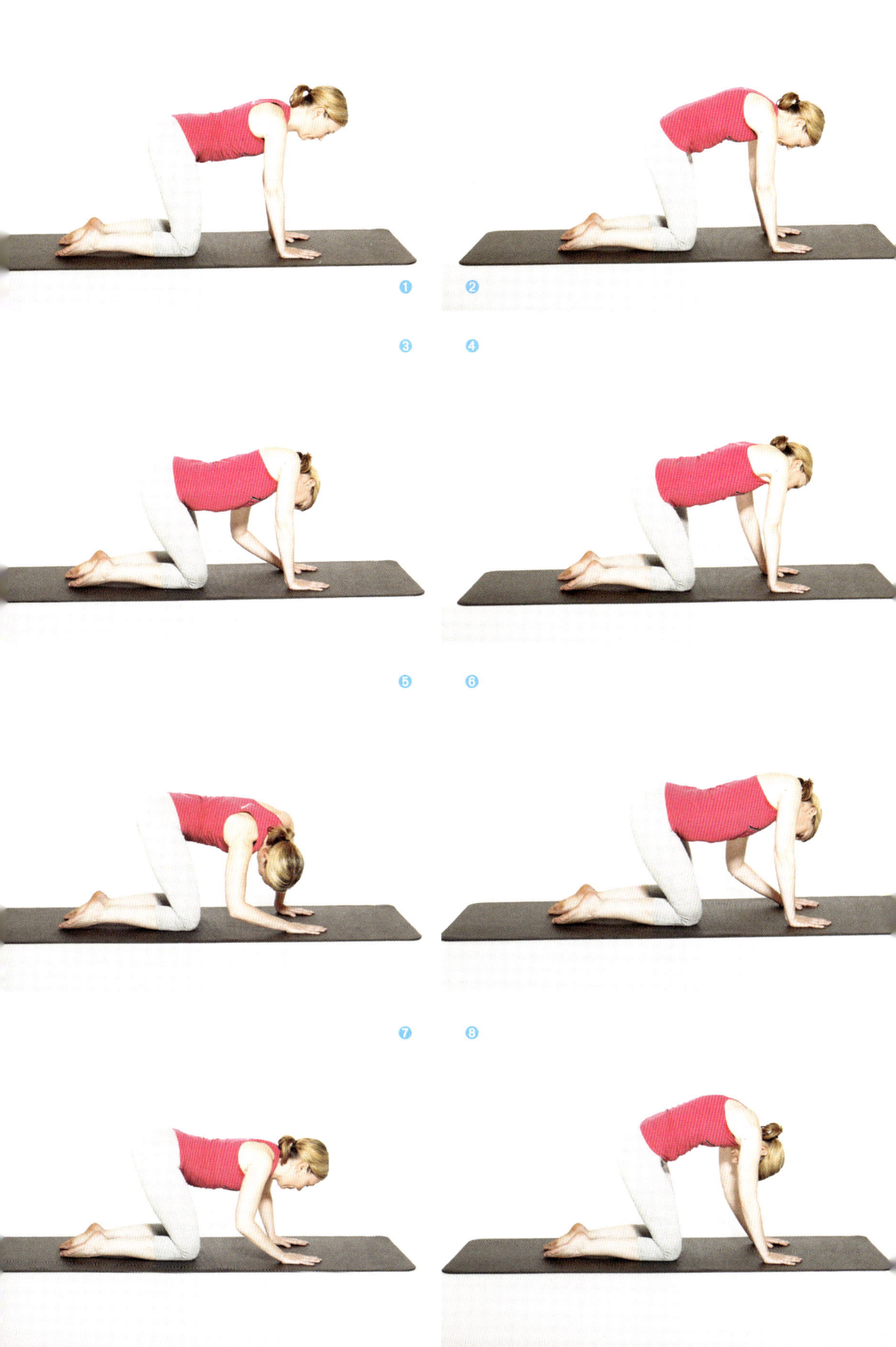

Übungen für Problemzonen: Rücken, Nacken, Arme, Hüften, Füße

Die folgenden Reihen beschäftigen sich mit einzelnen kleinen Problemzonen oder Fragen aus bestimmten Blickwinkeln heraus – denken Sie aber immer an das gesamte Netzwerk Ihrer Faszien und trainieren Sie ganzheitlich: Integrieren Sie die kleinen Reihen oder ausgewählte Übungen in Ihr regelmäßiges Basistraining.

PROGRAMME FÜR PROBLEMZONEN

1. Ein kleines Rückenprogramm

2. Im Büro: Probleme in Nacken, Armen und Schultern

3. Rund um die Hüfte

4. Für Füße und Gang

EIN KLEINES RÜCKENPROGRAMM

Hier kommt ein Miniworkout für den Rücken – fünf Übungen, die speziell auf die Lendenfaszie abzielen, und zwar in allen vier Trainingsdimensionen. Es schützt speziell vor Rückenschmerzen, ist aber auch gut für alle, die viel sitzen oder lange stehen müssen.

Sie können diese Übungen zwei- bis dreimal in der Woche durchführen oder Ihrem gewohnten Training hinzufügen. Bitte befolgen Sie hierbei – zumindest bei den ersten Malen – genau die Reihenfolge.

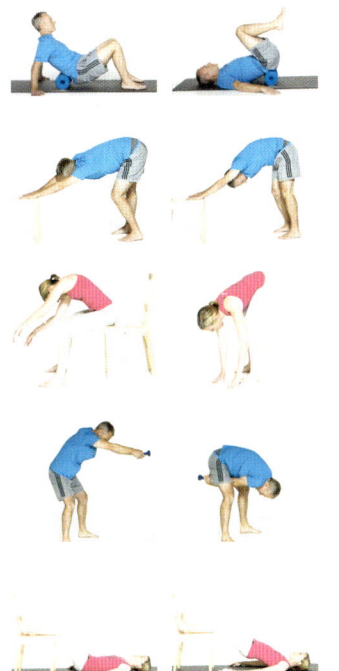

1. Die Lendenfaszie ausrollen

2. Den Rücken dehnen: Die Katze

3. Afrikanisches Bücken

4. Das fliegende Schwert

5. Die Wirbelkette entlasten

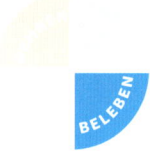

1. DIE LENDENFASZIE AUSROLLEN

Wir beginnen mit dem Ausrollen – das stimuliert das Gewebe und sorgt für Flüssigkeitsaustausch, sodass sich die Faszie wieder regeneriert und Schäden reparieren kann. Hier kommt die Faszienrolle ins Spiel (siehe Seite 108). Wenn Sie öfter Rückenübungen machen wollen, lohnt sich die Anschaffung wirklich, auch bei Übungen für Oberschenkel und Waden arbeiten wir mit der Faszienrolle.

So geht's: Die Lendenfaszie ausrollen

❶ Setzen Sie sich bequem auf die Matte oder den Boden und stützen Sie den Oberkörper hinten mit den Armen ab. Dann heben Sie das Becken an und schieben die Faszienrolle quer unter Ihren Lendenwirbelbereich.

❷ Rollen Sie nun ein wenig nach oben Richtung Brust und wieder zurück, kreuzen Sie die Arme hinter dem Kopf.

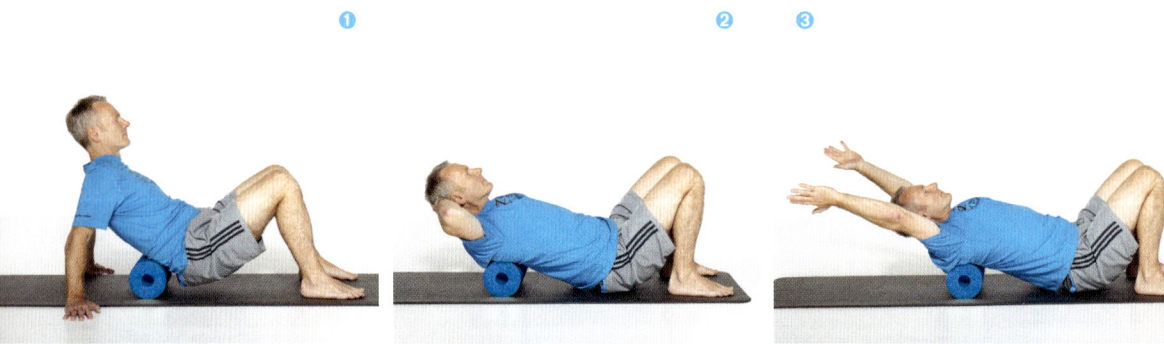

Die Übungen

❸ Dann strecken Sie die Arme aus, um Ihren Schultergürtel zu öffnen. Rollen Sie sehr langsam nach oben und nach unten.

❹ Heben Sie jetzt die Beine in die Luft, dabei liegt die Faszienrolle im unteren Rückenbereich. Tun Sie das bewusst und langsam. Mit den Händen stützen Sie sich seitlich am Boden ab. Dabei achten Sie darauf, dass Ihr Rücken eher rund wird und Sie nicht im Hohlkreuz auf der Rolle liegen.

❺ – ❻ Beginnen Sie nun damit, im Zeitlupentempo Ihre Position auf der Rolle in kleinen Winkeln zu variieren: Verändern Sie immer wieder die Position der Faszienrolle und rollen Sie so Ihre ganze Rückenfaszie aus.

An schmerzhaften Stellen dosieren Sie den Druck so, dass sich das Wohlwehgefühl einstellt, wie bei einer Rückenmassage. Jedoch darf kein akuter, scharfer Schmerz entstehen!

Wenn die Position in Rückenlage schwierig für Sie ist, können Sie die Übung zunächst auch im Stehen an der Wand ausführen und sich mit den Beinen abstützen. So können Sie den Druck besser dosieren.

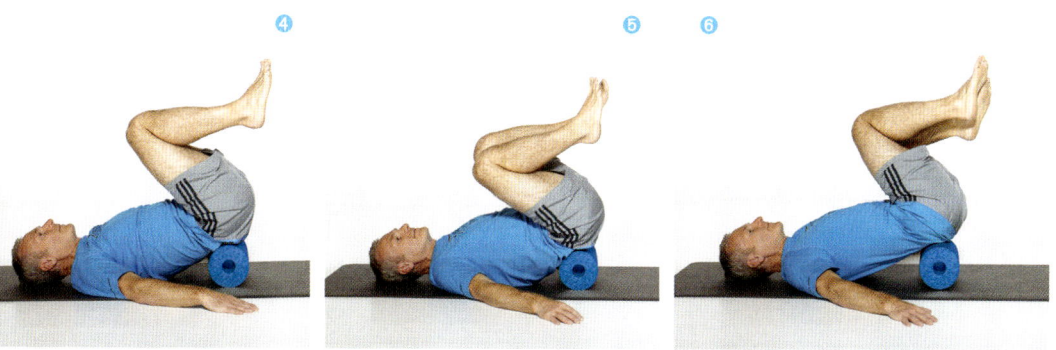

2. DEN RÜCKEN DEHNEN: DIE KATZE

❶ Nehmen Sie einen Stuhl und stellen Sie ihn mit der Lehne an die Wand. Treten Sie etwa einen Meter zurück und legen Sie beide Hände gerade auf die Sitzfläche, als Ersatz geht auch ein Fensterbrett. Ihr Gewicht ruht hauptsächlich auf den Füßen, die Hände liegen nur locker auf der Sitzfläche auf.

Die Füße stehen etwa hüftbreit auseinander, die Arme sind gestreckt, die Hüftgelenke befinden sich über den Fersen. Beugen Sie jetzt die Knie langsam nach vorne, gleichzeitig drücken Sie das Steißbein nach hinten und oben wie eine Katze, die sich dehnt und dabei das Hinterteil nach oben reckt.

❷ Nun lassen Sie den rechten Sitzbeinhöcker nach hinten oben steigen. Ihr rechtes Knie streckt sich und das Gewicht verlagert sich auf den linken Fuß. Spreizen Sie dabei Ihre rechte Hand und schieben Sie die Finger auf der Sitzfläche des Stuhles lang nach vorne.

❶

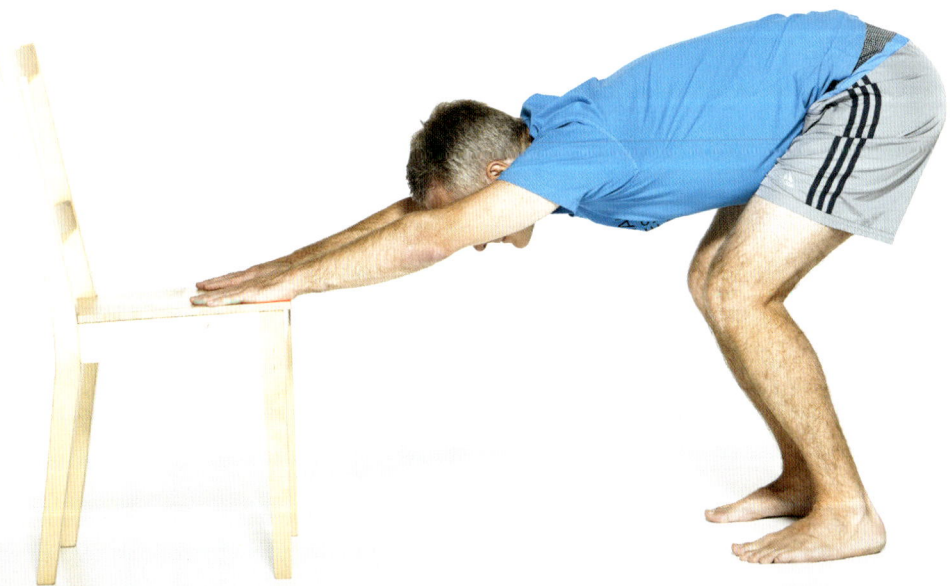

Die Übungen

Sie sollten dabei ein intensives Dehnungsgefühl in Ihrer rechten Seite spüren. Entspannen Sie sich und wiederholen Sie die Übung anschließend mit der linken Seite.

❸ Mit bis ins Kreuz gerundetem Rücken erreichen Sie vor allem die oberflächliche Schicht der Lendenfaszie.

Danach machen Sie den Rücken gerade und wiederholen die Übung, um auch die tiefere Schicht zu erreichen. Achten Sie dabei darauf, den Unterbauch aktiv nach innen zu ziehen. Denn sonst lässt das Gewicht der Bauchorgane die Lendenwirbelsäule nach innen hängen und es entsteht ein Hohlkreuz.

Es zieht bis in die Rückseite der Beine hinunter? Wunderbar! So ist es genau richtig. Wenn Sie es ein bisschen anspruchsvoller mögen, können Sie diese Übung auch im Stehen ohne Stuhl versuchen.

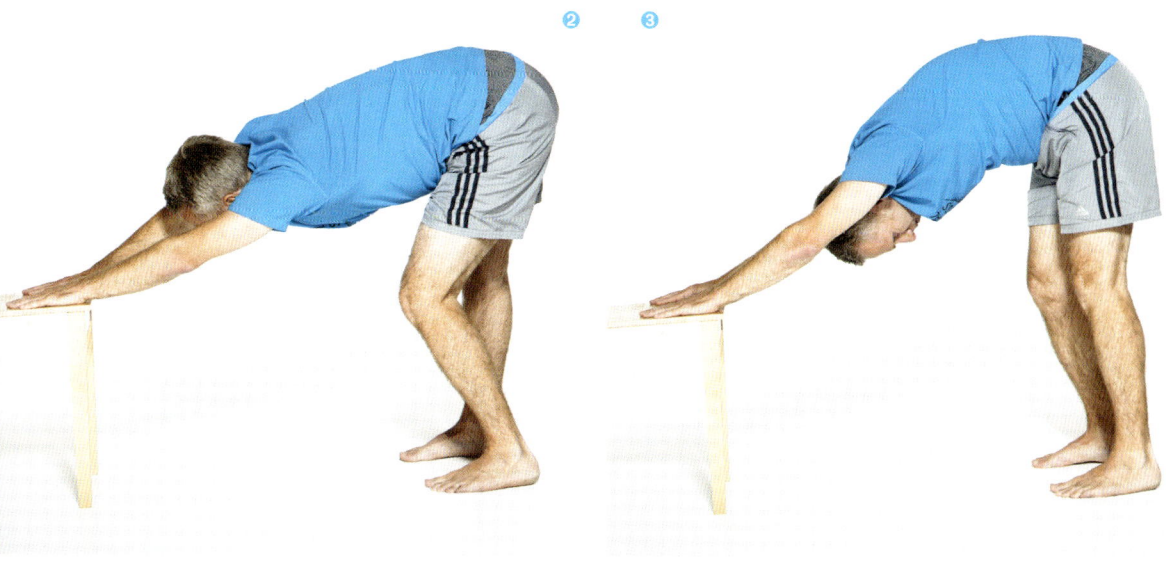

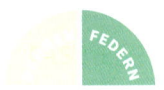

3. AFRIKANISCHES BÜCKEN

Die Rückenfaszie verteilt nicht nur Kräfte und hält Muskeln an ihrem Platz – vermutlich wirkt sie im menschlichen Gang mechanisch wie eine große Feder. Daher versuchen wir, bei Rückenschmerz auch die elastische Speicherkapazität der Lendenfaszie zu steigern: durch Federn tief im Rücken. Die Übung ist angelehnt an Bewegungen, wie Forscher sie in einigen Regionen Afrikas beobachtet haben. Dort federn die Menschen auf diese Art und Weise im Rücken, wenn sie ihre Felder bearbeiten oder Unkraut jäten. Obwohl gebeugt, ist es eine auffallend natürliche und schonende Haltung, die die Speicherkraft der Faszie nutzt.

So geht's: Afrikanisches Bücken

❶ Setzen Sie sich aufrecht an die Vorderkante eines stabilen Stuhls und öffnen Sie die Beine etwas mehr als hüftbreit.

❷ Senken Sie das Kinn auf die Brust und rollen Sie sich dann Wirbel für Wirbel nach unten ab, bis Ihre Fingerspitzen den Boden berühren. Achten Sie darauf, dass Ihre Knie gerade über den Zehenspitzen ausgerichtet bleiben.

❸ - ❹ Versuchen Sie nun, sich ein winziges Stück weiter nach unten Richtung Boden zu ziehen, das spannt die Faszie vor. Lassen Sie dann los und Ihre Lendenfaszie federt zurück.

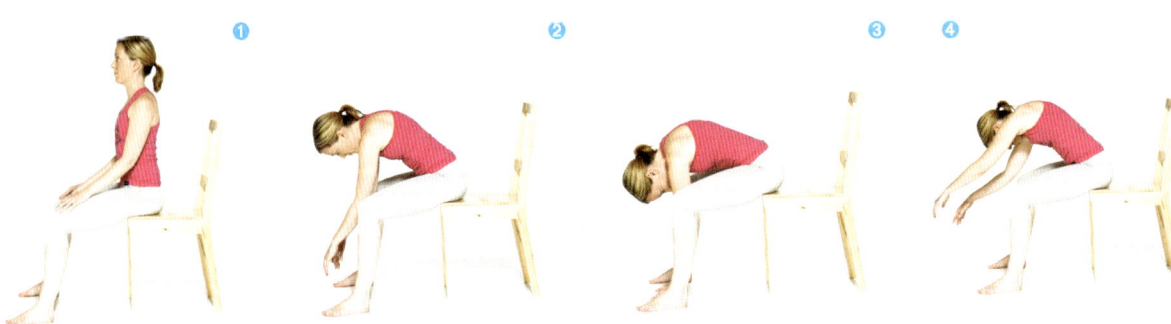

Die Übungen

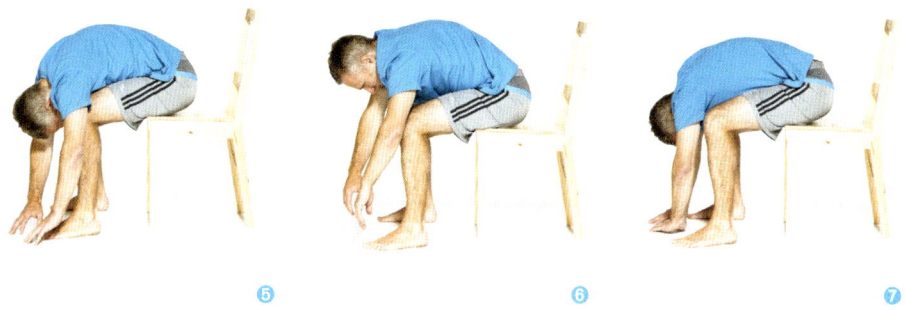

Finden Sie einen Rhythmus, der Ihnen entspricht, sodass die Bewegung Sie so gut wie keine Kraft kostet. Sie sollten ein federndes Gummiballgefühl im unteren Rücken spüren.

❺ – ❼ Spielen Sie auch hier wieder mit kleinen Winkelveränderungen der Arme und im unteren Rücken – als würden Sie dynamisch wippend Unkraut jäten.

❽ – ❿ **Variante:** Auch diese Übung können Sie, wenn Sie sich sicher fühlen, im Stehen machen – zuerst im halbhohen Stand, später auch tief nach unten gebeugt. Dabei sind die Knie nicht durchgedrückt, sondern leicht gebeugt.

Manche Menschen können von Natur aus bei solchen Übungen den Rücken recht gerade lassen ❾, bei anderen ist er runder ⓫. Das hängt von der Beweglichkeit des Einzelnen ab. Es kommt hierbei aber vor allem auf die federnde Bewegung an, nicht auf einen geraden Rücken.

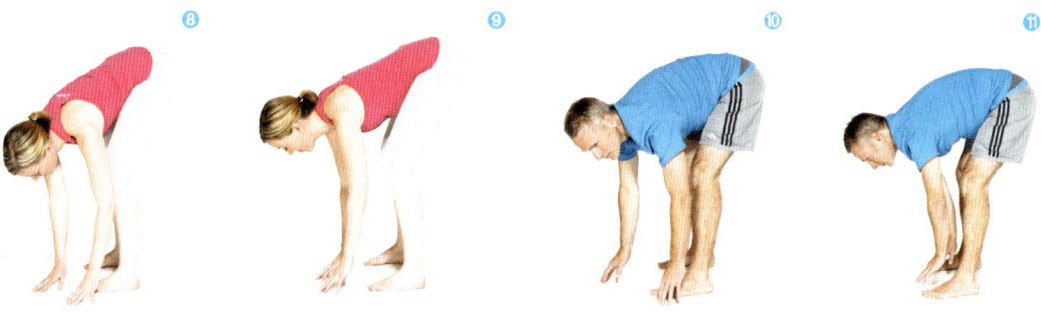

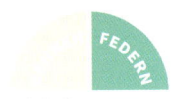

4. DAS FLIEGENDE SCHWERT

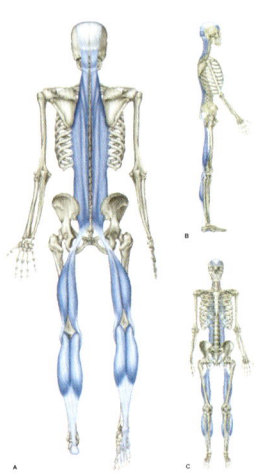

Die oberflächliche Rückenlinie

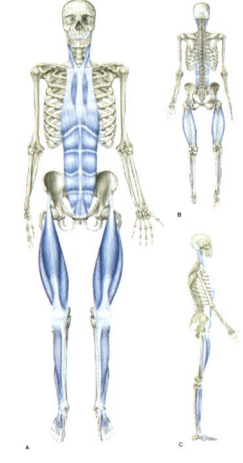

Die oberflächliche Frontallinie

Diese Übung zielt nicht nur auf die Lendenfaszie, sie erfasst auch die langen Faszienzugbahnen der vorderen sowie der rückwärtigen Linie. Diese sind wichtig für Kraft und Stabilität des Rückens.

Da »Das fliegende Schwert« sehr aktivierend und schwungvoll ist, vorab zwei wichtige Hinweise: Machen Sie die Übung nur gut aufgewärmt. Und falls Sie an Rückenschmerzen leiden oder bei Ihnen eine Instabilität der Wirbelsäule vorliegt, etwa sogenannte Gleitwirbel, sollten Sie vorsichtig anfangen. Bitte probieren Sie zuerst mit ein bis zwei behutsamen Schwingungen aus, ob diese Übung nach Ihrem eigenen Körperempfinden eine stabilisierende oder destabilisierende Wirkung auf Ihren unteren Rücken ausübt. Wenn Letzteres der Fall ist oder Sie unsicher sind, lassen Sie diese Übung zunächst weg.

❶ Nehmen Sie eine kleine 1,5-Kilo-Hantel in beide Hände, als Ersatz geht eine kleine, gefüllte Wasserflasche. Führen Sie sie über den Kopf.

Beginnen Sie jetzt damit, Ihren Oberkörper in langsame Schlangenbewegungen nach vorne und hinten zu versetzen – damit bringen Sie die Faszien im Rumpf in eine Vorspannung und erzeugen den Schwung, den Sie gleich brauchen. Die Schlangenbewegungen sollen sich durch Bauch und Brust ziehen, die Brustwirbelsäule soll sich bewegen. Machen Sie fünf bis sechs solcher Schlangenbewegungen, während Sie die Hantel hinter dem Kopf halten.

Die Übungen

❷ – ❹   Dann schnellen Sie aus dem Brustbein heraus nach vorne. Dabei geht Ihr Oberkörper nach unten, die Arme mit der Hantel gehen durch die Beine hindurch nach hinten und anschließend wieder hoch über den Kopf. Dabei strecken Sie ganz natürlich im Schwung die Arme.

Schwingen Sie sechs- bis siebenmal so von ganz oben bis ganz unten und wieder zurück. Dann schwingen Sie auf dem Rückweg auch über die Seiten, links und rechts, nach oben. Insgesamt mindestens 20-mal. Achten Sie beim nach oben gestreckten Zurückschwingen darauf, dass im unteren Rücken kein deutliches Hohlkreuz entsteht, es könnte dort sonst zu einer Überlastung kommen. Wenn Sie bei dieser Übung beobachten sollten, dass Sie bei entspanntem Bauch zu einer ausgeprägten Überstreckung im unteren Rücken neigen, dann achten Sie bitte besonders darauf, dass Sie bei der gestreckten Position eine leichte Spannung in Unterbauch und Taillenbereich beibehalten.

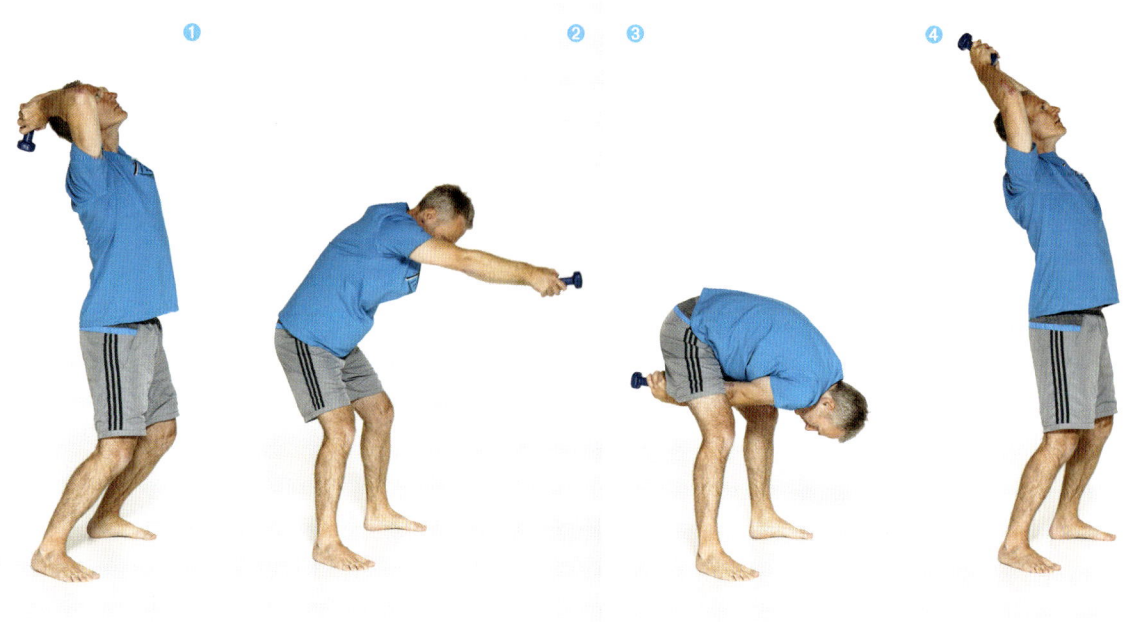

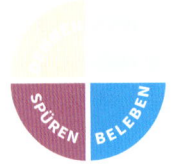

5. DIE WIRBELKETTE ENTLASTEN

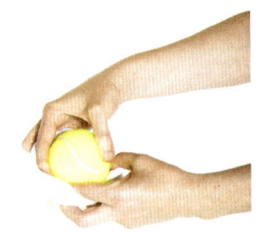

Die Wirbelsäule gleicht einer beweglichen Gliederkette, und dass der Rücken dabei dank des faszialen Spannungssystems stabil und aufrecht bleibt, haben Sie in Kapitel 2 erfahren. Wir nennen das Rückgrat daher gerne auch »Wirbelkette« und versuchen in dieser Übung, vor allem deren Beweglichkeit wiederherzustellen. Das geschieht hier sehr differenziert, sodass die faszialen Strukturen in der Haltemuskulatur der Wirbelkette belebt und gelockert werden.

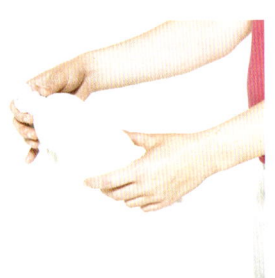

Für diese Übung brauchen Sie zwei Tennisbälle, die Sie in einer Socke oder einen Strumpf stecken. Verknoten Sie den Strumpf.

Sie können im Handel auch einen Doppelball kaufen, der speziell für solche Übungen gedacht ist, Bezugsadressen finden Sie im Anhang.

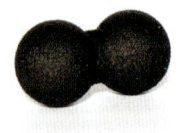

So geht's: Die Wirbelkette entlasten

❶ Legen Sie sich in Rückenlage vor einem Stuhl auf den Boden, mit den Unterschenkeln auf der Sitzfläche. Sie können auch eine Decke unter Ihr Becken oder die Waden legen, wenn es für Sie bequemer ist. Den Strumpf mit den Bällen halten Sie in der Hand.

❷ Zur ersten Lockerung beginnen Sie damit, Ihr Kreuzbein, das ist der unterste Teil des Beckens, ganz bewusst mit dem Boden zu verbinden, indem Sie mit dem unteren Becken kleine, tastende Bewegungen Richtung Boden machen. Heben Sie dann langsam Wirbel

Die Übungen

für Wirbel Ihre ganze Wirbelkette vom Boden ab und kommen genau so, Wirbel für Wirbel, auf den Boden zurück. Wiederholen Sie dies dreimal.

❸ Dann heben Sie das Becken an und schieben den Strumpf mit den Tennisbällen so unter die Brustwirbelsäule, dass die Bälle rechts und links der Wirbel platziert sind. In der Mitte bleibt ein Spalt frei, dort haben die Dornfortsätze bequem Platz zwischen den Bällen. Machen Sie erst weiter, wenn Sie spüren, dass die Bälle nur auf Muskeln liegen und nicht auf den Knochen.

❹ – ❻ Lassen Sie jetzt langsam Ihr Gewicht in die Bälle sinken und dosieren Sie den Druck. Wieder können Sie sich in kleinen Winkelveränderungen in die Kontaktpunkte mit den Bällen hineintasten. Bleiben Sie so lange in dieser Position, wie es Ihnen angenehm ist. Dann schieben Sie die Bälle einen Wirbel weiter nach unten und wiederholen die Übung.

So arbeiten Sie sich Schritt für Schritt bis zum Kreuzbein hinab.

Dann nehmen Sie die Bälle heraus und spüren noch einen Moment ganz bewusst den Kontakt zum Boden. Bemerken Sie die Veränderung?

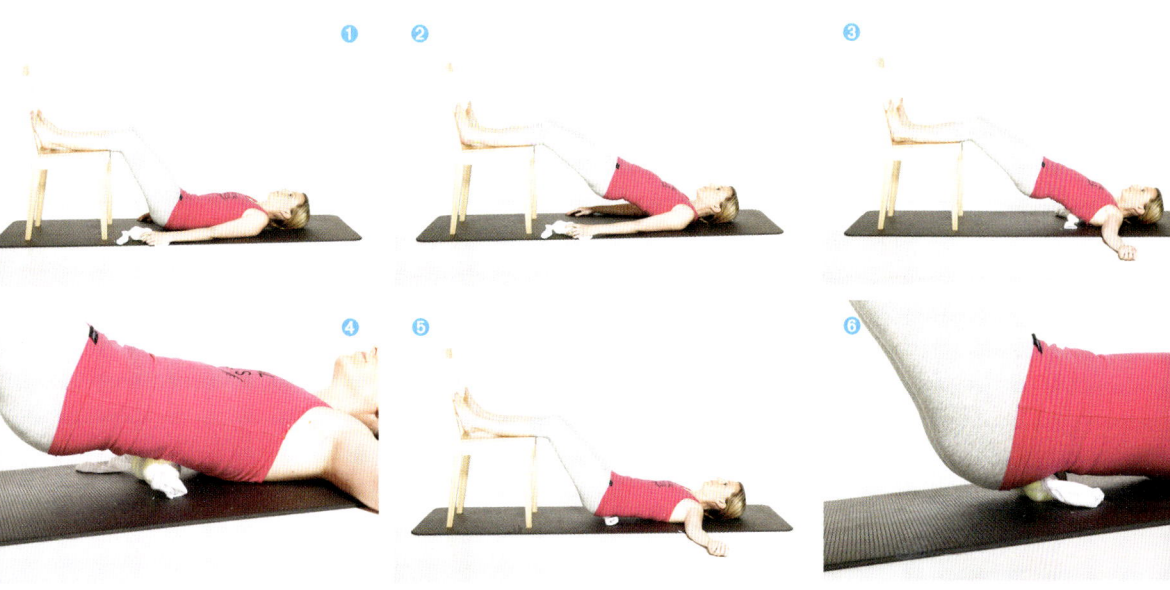

FASZIEN-FITNESS

IM BÜRO: PROBLEME IN NACKEN, ARMEN UND SCHULTERN

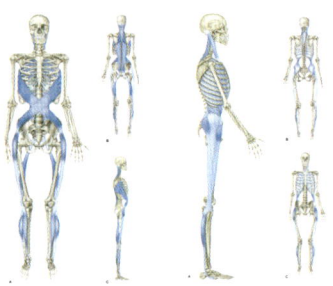

Die Spiral- und Laterallinien sind beim Dauersitzen unterfordert.

Wer im Sitzen oder am Schreibtisch arbeitet, verbringt oft fast den ganzen Arbeitstag in einer einseitigen Dauerhaltung. Arbeitet man am Bildschirm, liegen die Arme meistens in einem ungünstigen Winkel auf dem Tisch. Schulter-Nacken-Arm-Syndrome sind daher die häufigsten Probleme beim Dauersitzen, mehr noch als der tiefe Kreuzschmerz. Die folgenden Übungen entlasten zwischendurch die überstrapazierten Faszien in diesem Bereich und regen lange Faszienzugbahnen an, die über Beine, Arme und Rumpf laufen, hier vor allem die in Kapitel 3 erwähnten Lateral- und Spirallinien, die beim Dauersitzen verkümmern.

Die Übungen können problemlos im Büro durchgeführt werden oder Ihr regelmäßiges Faszienprogramm erweitern, das Sie zweimal in der Woche absolvieren. Die Schwungübung »Der schwingende Bambus« (Seite 142) machen Sie bitte nur gut aufgewärmt oder am Schluss der kleinen Reihe. Die Schulterübung »Rückfedern mit den Armen« aus dem Basisprogramm (Seite 122) können Sie in diese Reihe ebenfalls integrieren, am besten gegen Ende.

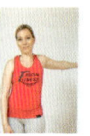
1. Schultern dehnen

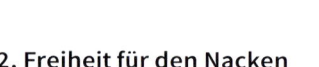
2. Freiheit für den Nacken

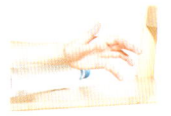
3. Entspannung für müde Unterarme

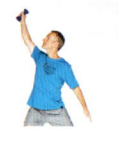
4. Schwung für den ganzen Körper: der schwingende Bambus

Die Übungen

SCHULTERN DEHNEN

❶ Stellen Sie sich wie im Bild gezeigt in einen Türrahmen, an einen Mauervorsprung oder einen Schrank. Eine Hand liegt flach am Vorsprung auf, dann lehnen Sie sich ein wenig nach vorne, in die Dehnung hinein.

❷ – ❸ Sie spielen dabei wieder mit kleinen Winkelveränderungen, um die unterschiedlichen Fasern zu erreichen. Verändern Sie auch die Position der Hand – mal höher, mal tiefer. Und verändern Sie den Winkel Ihres Körpers zur Wand, um die Dehnung zu variieren.

Achten Sie darauf, an welchen Stellen der Dehnimpuls für Sie besonders gut spürbar wird. Experimentieren Sie damit.

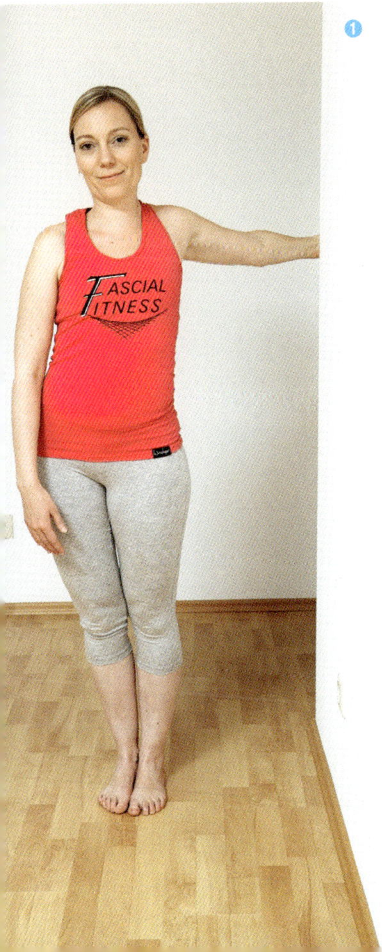

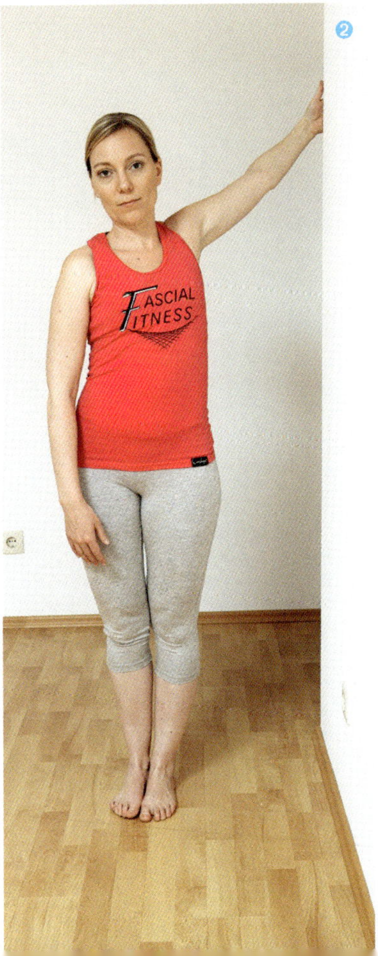

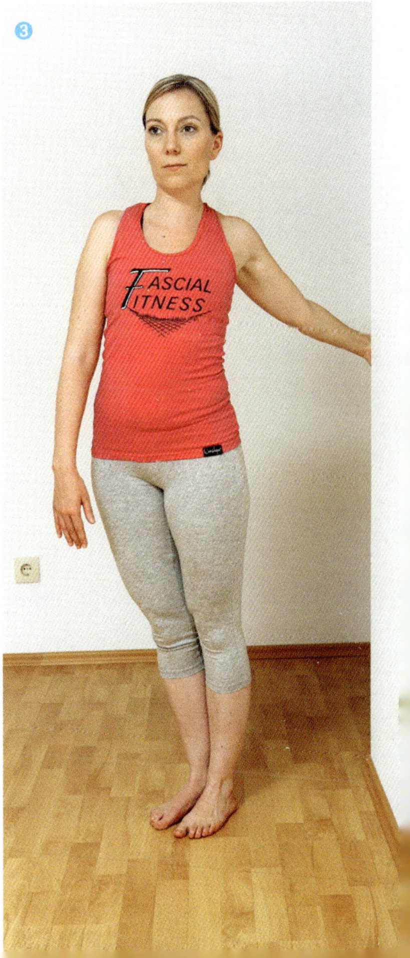

FREIHEIT FÜR DEN NACKEN

Diese Übung entlastet die Halswirbelsäule und alle faszialen Elemente rund um Nacken, Schultern und Kopf. Denn nur selten sitzen wir so gerade aufgerichtet, dass das Gewicht des Kopfes direkt über der Wirbelkette schwebt. Daher müssen die Muskeln viel ausgleichende Haltearbeit leisten, auf die Dauer verkrampft sich dabei der gesamte Schulterbereich und die Halswirbelsäule wird überlastet. Mit dieser Übung können Sie insbesondere den Nacken lockern.

So geht's: Die Halswirbelsäule und den Nacken lockern

❶ Für diese Übung brauchen Sie einen aufgeblasenen Luftballon. Stellen Sie sich mit hüftbreit geöffneten Beinen vor einen Stuhl, den Luftballon halten Sie in der Hand. Spannen Sie den Bauch ein wenig an und rollen Sie sich jetzt Wirbel für Wirbel nach unten zur Sitzfläche des Stuhls ab. Sie platzieren dabei den Luftballon auf der Sitzfläche und legen Ihren Kopf mit dem Scheitelpunkt auf den Ballon. Die Hände stützen Sie locker an der Sitzfläche ab.

Experimentieren Sie nun mit kleinen Winkelveränderungen im Nacken: Tasten Sie mit dem Scheitel in den Ballon hinein, rollen Sie ein wenig hin und her. Dabei geben Sie das Gewicht des Kopfes an den Ballon nach unten ab, aber drücken Sie nicht zu stark hinein. Ihr Nacken sollte ganz locker und entspannt bleiben. Versuchen Sie, Ihre Bewegungen immer kleiner und differenzierter werden zu lassen.

❷ Noch anspruchsvoller ist es, wenn Sie diese Übung ohne Luftballon mit dem Kopf direkt auf der Sitzfläche machen.

Fortgeschrittene üben auf dem Boden, im Vierfüßlerstand, auch das geht mit Luftballon oder ohne.

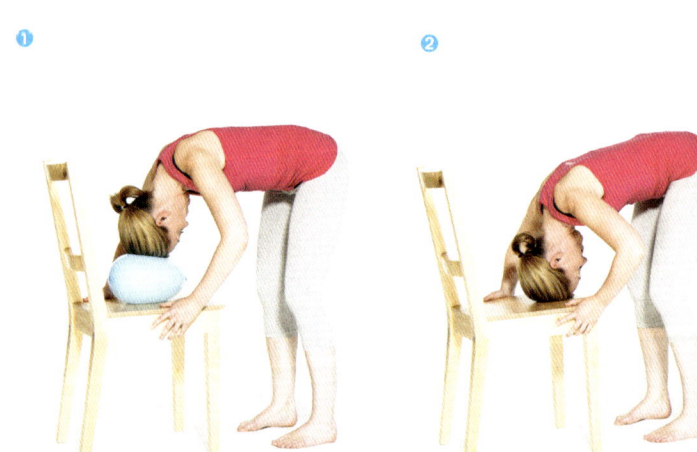

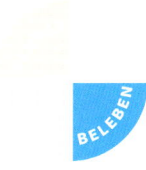

Die Übungen

ENTSPANNUNG FÜR MÜDE UNTERARME

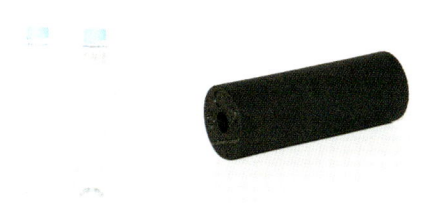

Diese Übung ist hervorragend für zwischendurch im Büro geeignet, wenn Ihre Unterarme vom langen Tippen verkrampft sind. Sie brauchen dazu eine kleine, gefüllte Wasserflasche oder eine kleine Faszienrolle (im Bild: Mini-Rolle von Blackroll, 15 cm lang, 5,4 cm dick).

So geht's: Entspannung für müde Unterarme

❶ Legen Sie die Wasserflasche oder Rolle vor sich auf den Tisch, Schreibtisch oder Stuhl. Ihren Unterarm legen Sie darauf.

❷ – ❸ Geben Sie nun so viel Gewicht auf die Flasche oder Rolle, wie Sie es gerade noch als angenehm empfinden. Dann beginnen Sie, ganz langsam und millimeterweise Ihren Unterarm auszurollen. Sie rollen also der Länge nach vom Ellenbogen zur Hand oder umgekehrt. Spielen Sie dabei mit vielen kleinen Winkelveränderungen.

Gehen Sie dabei wirklich in Zeitlupe vor, und stellen Sie sich vor, Sie würden über diese Bewegung Wasser aus dem Gewebe pressen: Die kleine Bugwelle, die dadurch entsteht, schieben Sie langsam vor sich her.

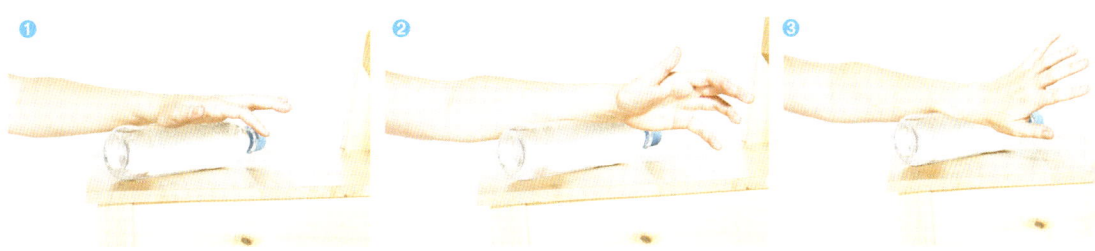

SCHWUNG FÜR DEN GANZEN KÖRPER: DER SCHWINGENDE BAMBUS

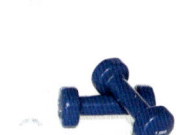
Für diese Übung brauchen Sie eine kleine Hantel oder Schwunghantel, etwa 500 bis 1500 Gramm Gewicht. Als Ersatz können Sie eine kleine, gefüllte Wasserflasche nehmen.

So geht's: Der schwingende Bambus

❶ – ❷ Stellen Sie sich in einen stabilen Stand wie ein Sumo-Ringer, wir nennen diese Position »Stand der Kraft«: Die Beine sind etwas breiter als hüftbreit geöffnet, die Zehenspitzen weisen leicht nach außen, die Knie sind leicht gebeugt und weisen über die Zehenspitzen. Achten Sie darauf, dass Ihr Rücken gerade ist und Sie nicht ins Hohlkreuz fallen – stellen Sie sich vor, an Ihrem Steißbein zieht ein kleines Gewicht nach unten.

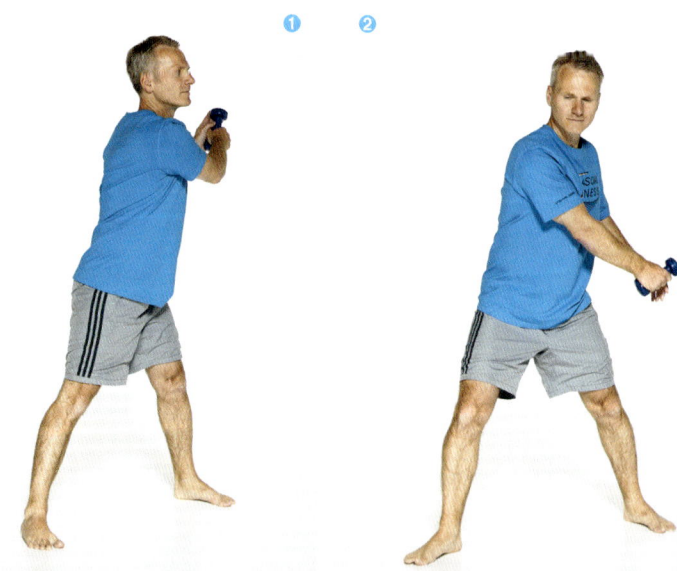

Die Übungen

Halten Sie die Hantel mit beiden Händen vor dem Körper und beginnen Sie zur Vorbereitung locker im Kreis herumzuschwingen – um die Wirbelkette herum. Das wärmt die Strukturen langsam auf. Machen Sie die Kreisschwünge etwa eine Minute lang.

❸ Dann schwingen Sie für einige Wiederholungen nur zu einer Seite diagonal nach oben und hinten und nehmen die Beine dazu: Beugen Sie das Knie der Seite, zu der Sie schwingen, und strecken Sie dabei das andere Bein aus. Gleichzeitig öffnen Sie beim Schwingen die Arme: Beim Schwung nach rechts lösen Sie die linke Hand von der Hantel oder Flasche. Sie schwingen mit dem rechten Arm samt der Hantel in der Hand diagonal nach rechts oben und drehen den Oberkörper nach rechts auf. Das gibt Spannung auf die lange Faszienzugbahn, in diesem Fall die Spirallinie. Achtung: Die Außenkante des linken Fußes bleibt fest auf dem Boden verankert. Wenn Sie später die Übung zur anderen Seite machen, gilt das für den rechten Fuß.

❹ – ❻ Bleiben Sie für einen Moment in dieser Position. Dabei verstärken Sie die Aufspannung von der Außenseite des Fußes an Ihrem gestreckten Bein bis hin zur Hand mit der Hantel durch kleine Federungen. Dann schnellen Sie aus dem Federimpuls wieder zurück nach unten: Spannen Sie Ihre ganze Seite auf wie einen Bogen und schwingen Sie aus dem Brustbereich diagonal nach unten zurück. Achten Sie dabei auf eine gleichmäßige Kurve und überfordern Sie sich nicht! Spüren Sie die Signale Ihres Körpers: Wenn Sie das Gefühl haben, die Bewegung körperlich verstanden zu haben, können Sie drei bis fünf Wiederholungen ohne die Pause in der oberen Position durchführen. Dann wechseln Sie auf die andere Seite.

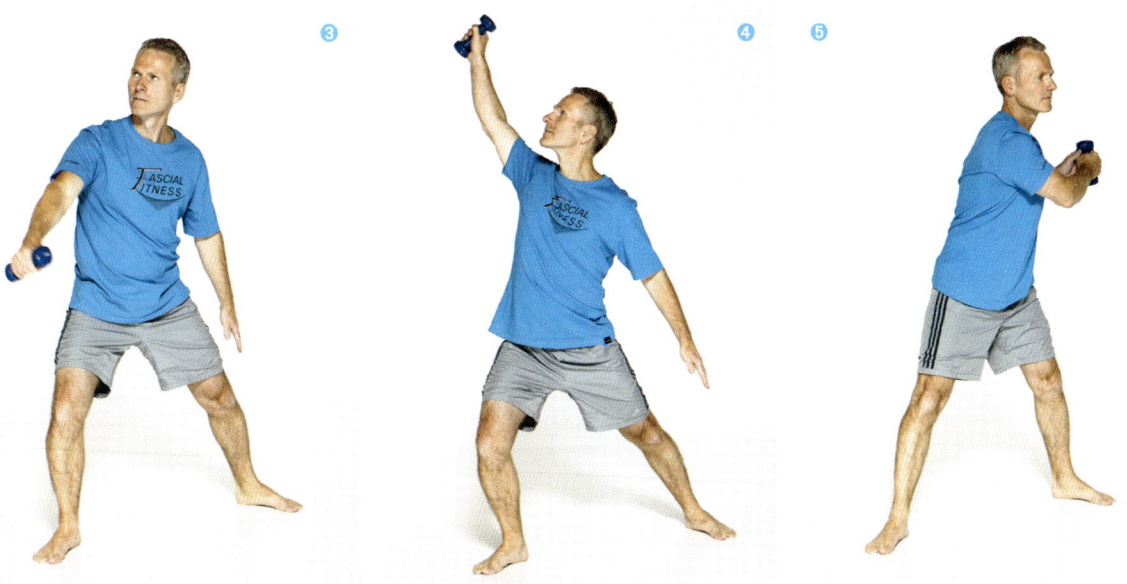

RUND UM DIE HÜFTE

Die kleine Übungsreihe für die Hüften wird viele Menschen ansprechen, denn Schmerzen und Bewegungseinschränkungen am Hüftgelenk sind sehr verbreitet, und leider gehören Hüftoperationen zu den häufigsten Eingriffen in Deutschland. Nach dem Knie ist die Hüfte das zweitgrößte Gelenk des Menschen, und sie ist von dem kräftigsten Bandapparat im ganzen Körper umwickelt – kein Wunder, dass der Zustand der faszialen Elemente für die Beweglichkeit des Hüftgelenks eine große Rolle spielt. Bei jedem Schritt sind Gelenk und Bänder dort gefordert, und die Hüfte muss vielfältig beweglich sein. Aber beim üblichen Dauersitzen wird sie einerseits mechanisch ungünstig gedehnt und zugleich unterfordert. Das beeinträchtigt die Ernährung des Knorpels im Gelenk. Auch bestimmte Sportarten, etwa Radfahren, sind für die Versorgung und Beweglichkeit der Hüfte nicht optimal, man sollte daher mit passenden Übungen ausgleichen (siehe Seite 180 f.).

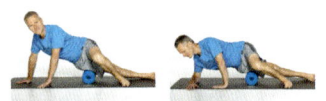

1. Die Oberschenkel ausrollen

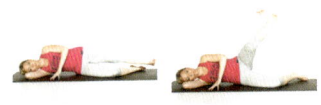

2. Die Oberschenkel außen aktivieren

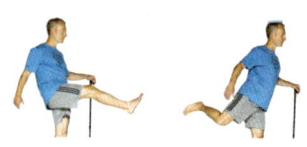

3. Die Beine schwingen

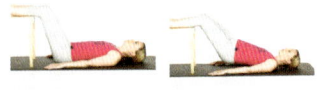

4. Der Rochen

DIE OBERSCHENKEL AUSROLLEN

Für diese Übung brauchen Sie die Faszienrolle.

❶ In der Startposition legen Sie sich auf Ihre rechte Seite und stützen sich auf dem rechten Unterarm auf, sodass sich Ihr Ellenbogen unterhalb der rechten Achselhöhle befindet. Legen Sie die Schaumrolle direkt unterhalb des Oberschenkelkopfes, also des Rollhügels Ihres rechten Beines. Strecken Sie das untere Bein aus. Das obere Bein stellen Sie über das rechte Bein nach vorne auf. Die freie linke Hand können Sie unterstützend vor dem Oberkörper platzieren.

❷ Nun rollen Sie ganz langsam vom Rollhügel aus die Außenseite des Oberschenkels hinab in Richtung Knie. Bewegen Sie sich mit der Vorstellung, dass Ihr Oberschenkel ein Schwamm ist, den Sie über den Druck der Rolle langsam ausdrücken. An Stellen, die besonders intensiv oder schmerzhaft sind, halten Sie inne, bleiben dort eine halbe bis ganze Minute lang und schmelzen langsam mit winzigen Winkelveränderungen in den Druck hinein. Achten Sie dabei darauf, Ihren Kopf in Verlängerung der Wirbelsäule zu halten. Sie können den rechten Unterarm dabei auch auf den Boden stützen und den Oberkörper so zusätzlich aufspannen.

Sobald Sie mit der Rolle etwas oberhalb des Knies angekommen sind, rollen Sie langsam wieder zurück hinauf zum Rollhügel. Womöglich spüren Sie in der zweiten Runde schon ein wohltuendes Lösen im Gewebe. Zum Abschluss nehmen Sie die Rolle weg und spüren in Ihren Oberschenkel hinein.

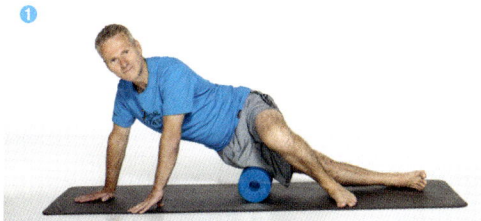

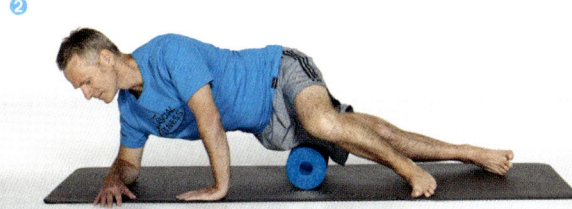

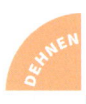

DIE OBERSCHENKEL AUSSEN AKTIVIEREN

❶ Legen Sie sich in Seitenlage auf den Boden. Das untere Bein ist leicht angewinkelt, das obere schwebt etwas angehoben über dem Boden. Achten Sie darauf, den Rücken aufzuspannen und die Wirbelsäule nicht seitlich durchhängen zu lassen.

❷ Dann beugen Sie das Knie und schieben aus dem Fuß heraus das Bein vor den Körper, so als ob Sie eine imaginäre Pappwand wegschieben wollten.

❶
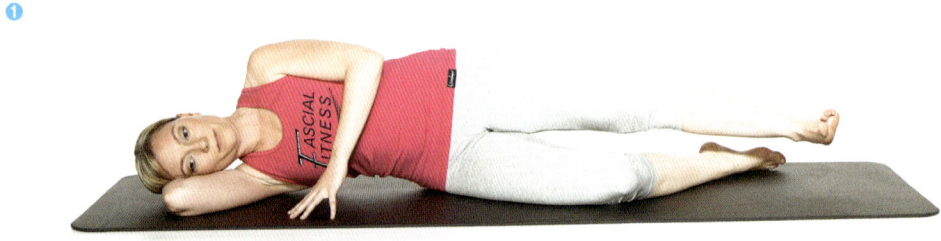

❷
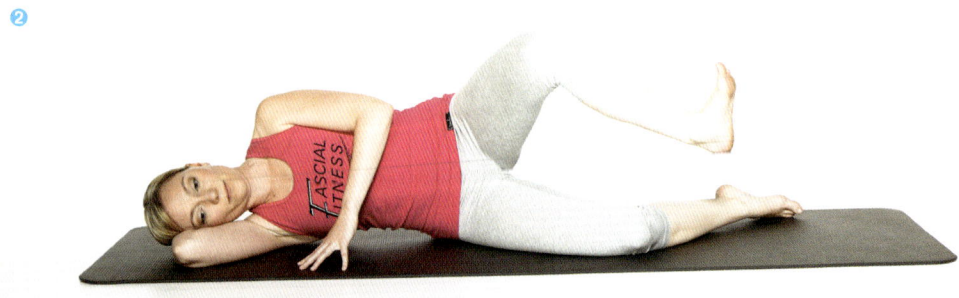

❸
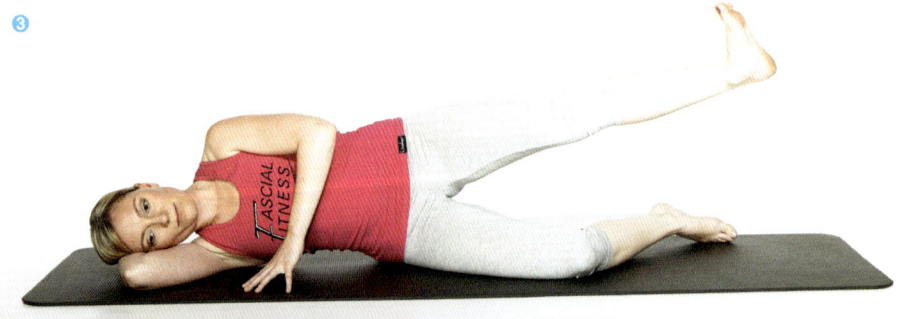

Die Übungen

❸ Ganz außen angekommen, dehnen Sie noch ein bisschen weiter hinaus, einmal über die Ferse und dann über jeden einzelnen Zeh. Achten Sie dabei darauf, dass Sie in der Seitenlage bleiben: Winkeln Sie das Knie ein wenig ab und schieben Sie Ihr Bein wie ein Teleskop wieder heraus, diesmal aus der Verlängerung der Lendenwirbelkette heraus nach unten.

❹ – ❺ Spielen Sie auch hier wieder mit kleinen Dreh- und Winkelveränderungen und schieben Sie das Bein in alle erdenklichen Richtungen hinaus – nach oben, nach vorne, diagonal.

Um die Seite zu wechseln, rollen Sie sich mit angezogenen Knien in Zeitlupe über die Rückenlage auf die andere Seite.

❻ – ❼ Wenn Sie – später – eine größere Herausforderung suchen, können Sie sich statt auf den Boden auch seitlich auf einen Stuhl legen oder Gewichtsmanschetten anlegen. Achten Sie jedoch immer darauf, genügend Stabilität in Rumpf und Halswirbelkette aufzubauen, um die Strukturen nicht zu überlasten.

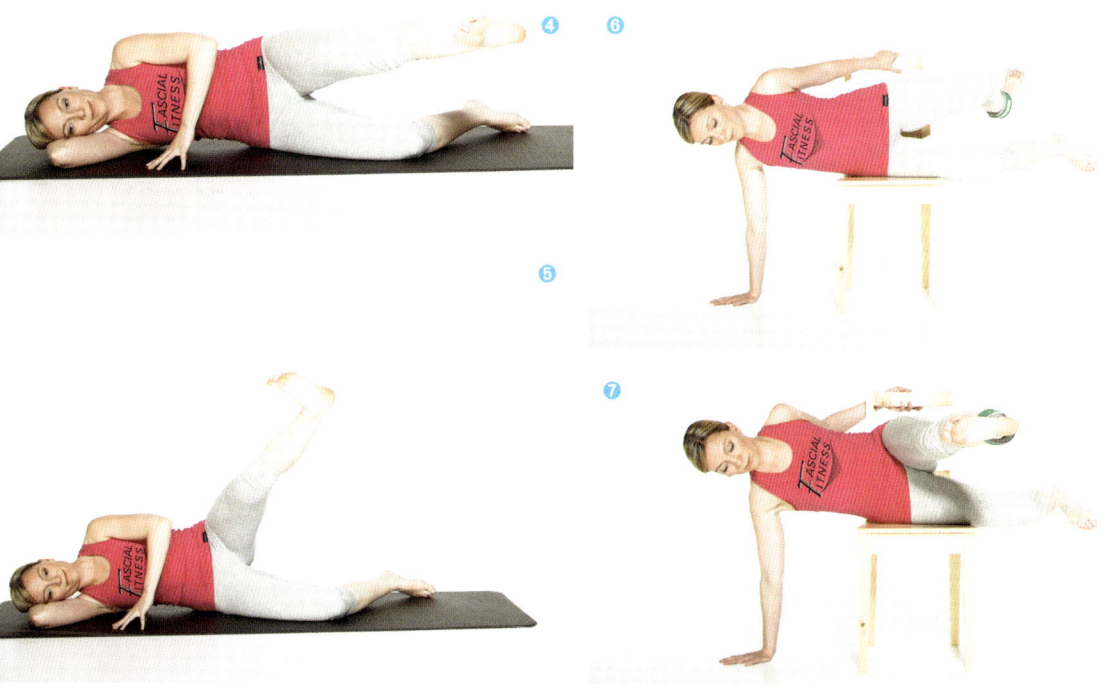

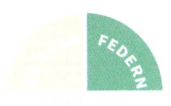

DIE BEINE SCHWINGEN

❶ Diese Übung machen Sie bitte barfuß: Stellen Sie sich auf einen Schemel, für den Anfang können Sie einen Ihrer Nordic-Walking-Stöcke als Stütze nehmen. Fangen Sie links an: Sie stützen sich mit der linken Hand auf den Stock, die rechte Hand bleibt frei. Der linke Fuß steht sicher auf dem Schemel, das Knie ist leicht gebeugt. Der rechte Fuß hängt seitlich herab und Sie beginnen, mit dem rechten Bein locker zu schwingen, es sollten langsame Schwünge sein, sodass das Bein wie ein Pendel vor und zurück schlägt.

❷ – ❸ Dann gehen Sie in den faszialen Schwung: Sie führen Ihr freies Bein bewusst zurück und spannen das Gewebe nach hinten vor, um dann das Bein aus dem Becken heraus nach vorne schnellen zu lassen. Achten Sie darauf, nicht über die Muskulatur das Bein nach vorne und oben bringen zu wollen, sondern wirklich die Vorspannung in den Faszien zu nutzen, mit der Sie beim Zurückführen Energie gespeichert haben. Dann wirkt der Federmechanismus der Faszien.

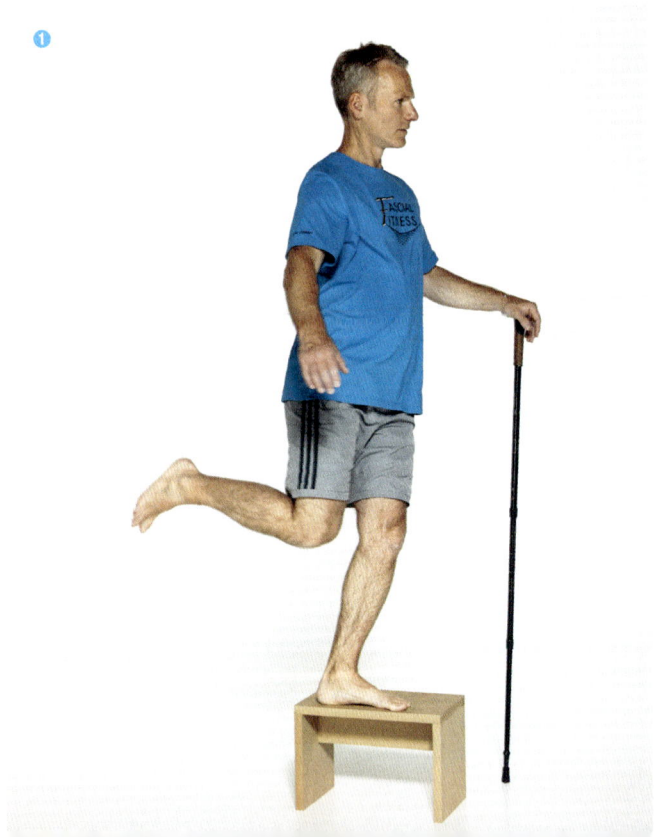

❶

Die Übungen

Schwingen Sie sich rhythmisch in eine harmonische Bewegung hinein, dann schwingen Sie locker mit dem ganzen Bein vor und zurück. Sie spüren dabei Ihre Hüfte und die ganze Seite des Oberkörpers rechts, aber auch vorne über den Brustkorb in den linken Arm. Um diesen Katapulteffekt noch zu vergrößern, achten Sie darauf, dass der Impuls für den Leg Swing nach der Vorspannung aus dem Zurückziehen Ihres Schambeins entsteht.

Nach etwa drei Minuten wechseln Sie die Seite.

Fortgeschrittene üben ohne Stock. Die Übung geht auch auf einer Treppenstufe und, nach etwas Erfahrung, einfach auf dem Boden: Stellen Sie sich mit hüftbreit geöffneten Beinen gerade hin, verlagern Sie das Gewicht auf ein Bein und schwingen Sie das andere. Zu Beginn halten Sie sich bitte mit einer Hand an einem Fensterbrett oder einer Stuhllehne fest, um im Gleichgewicht zu bleiben. So können Sie sich ganz auf das Schwingen des freien Beins konzentrieren, später probieren Sie die Übung auch ohne Stütze aus.

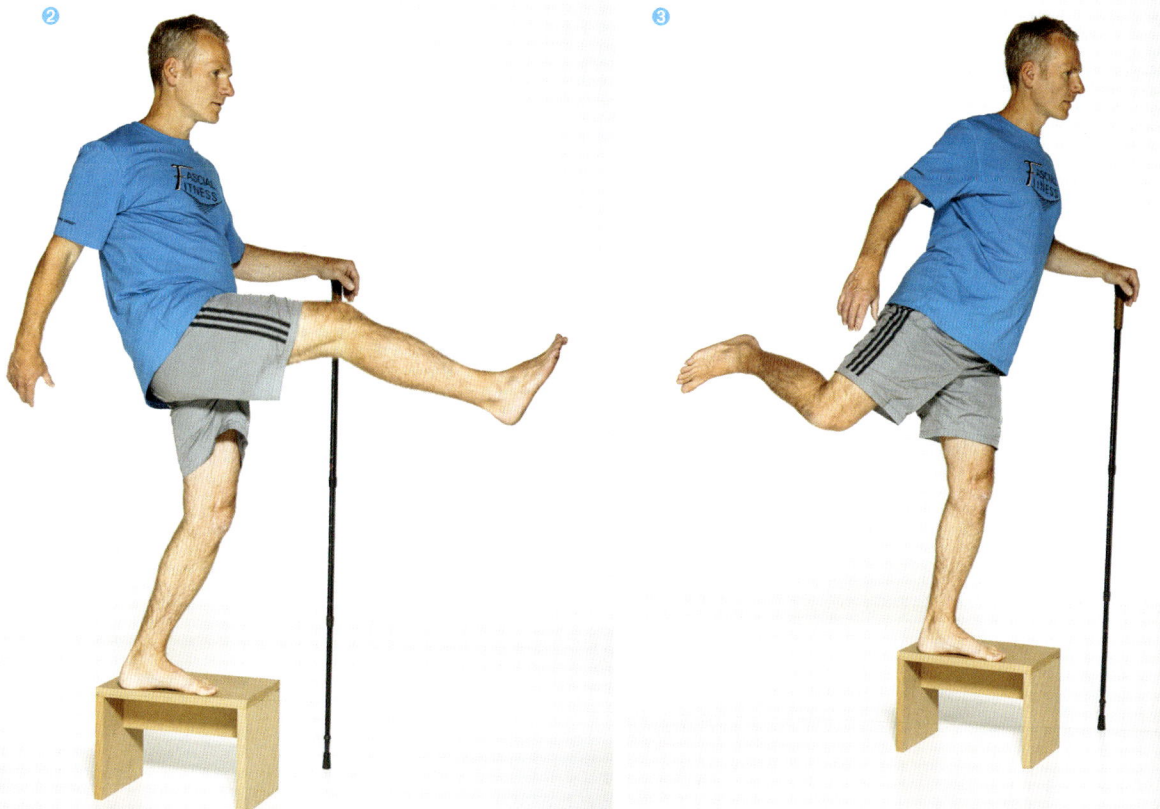

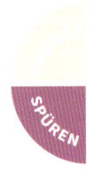

DER ROCHEN

❶ Legen Sie sich in Rückenlage vor einen stabilen Stuhl und legen Sie Ihre Unterschenkel parallel auf der Sitzfläche ab.

Tasten Sie sich zu Beginn mit Ihrem Kreuzbein, dem untersten Teil Ihres Beckens, an unterschiedlichen Kontaktpunkten und mit vielen Winkelveränderungen in den Boden hinein.

❷ Anschließend heben Sie aus der Verlängerung Ihres Steißbeines das Becken langsam an. Jetzt spielen Sie mit unterschiedlichen Kurven, Spiralen und Wellen mit Ihrem in der Luft schwebenden Becken – wie ein Rochen, der durch das Meer schwebt.

Gehen Sie langsam und bewusst vor und achten Sie auf Ihre inneren Impulse für die nächste Bewegung.

Abschließend lassen Sie ihr Becken Wirbel für Wirbel vorsichtig wieder auf den Boden sinken, bevor Sie in eine nächste Runde starten. Machen Sie drei Durchgänge.

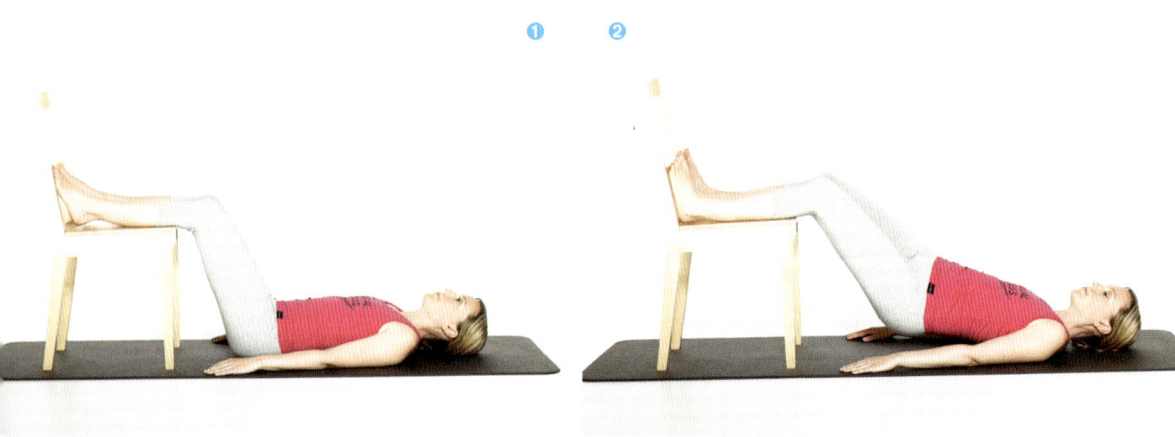

Die Übungen

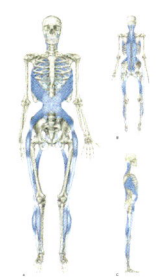

Die Spirallinie

FÜR FÜSSE UND GANG

Das Gehen ist dank des Katapulteffekts die energiesparendste Fortbewegungsart des Menschen. Wie gut das funktioniert, hängt aber vom Körpergefühl, der Balance und der elastischen Speicherfähigkeit der Faszien ab. Außerdem spielt beim Gang wieder eine der langen Faszienzugbahnen, die Sie in Kapitel 2 kennengelernt haben, eine besondere Rolle: die Spirallinie. Sie ist für das Gleichgewicht und das Spurhalten beim Gehen verantwortlich.

Mit der folgenden kleinen Übungsreihe können Sie mehrere wichtige Funktionen für Füße und Gang aktivieren. Menschen, die viel gehen, aber auch viel stehen müssen, sollten zum Beispiel ihre Achillessehne dehnen. Und wer tagsüber lange auf den Beinen ist, kann viel Energie gewinnen, wenn er regelmäßig mit elastischen Sprüngen die Faszien in Füßen und Unterschenkeln stärkt. Wir beginnen und beenden diese Reihe aber mit Übungen zum Beleben und Spüren.

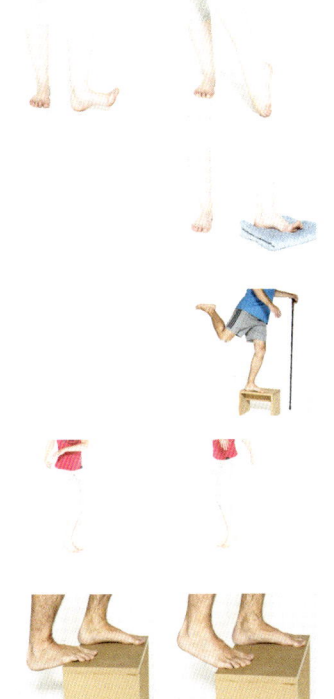

1. Ausrollen der Plantarfaszie

2. Die Fußsohlen sensibilisieren

3. Die Beine schwingen

4. Elastische Sprünge für Füße, Waden und Achillessehne

5. Die Achillessehne dehnen

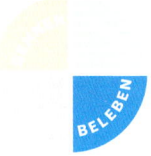

AUSROLLEN DER PLANTARFASZIE

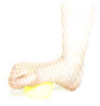 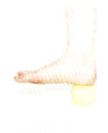

Beginnen Sie mit dem Ausrollen der Plantarfaszie wie in Übung 1 des Basisprogramms (siehe Seite 114 f.). Legen Sie besonderen Wert auf das Fersenpolster.

DIE FUSSSOHLEN SENSIBILISIEREN

❶ – ❻ Stellen Sie sich mit hüftbreit geöffneten Beinen auf. Verlagern Sie das Gewicht auf eine Seite und beginnen Sie, mit dem frei werdenden Fuß ganz bewusst und in kleinen Mikrobewegungen den Fußboden zu ertasten.

Spielen Sie mit unterschiedlich viel Druck, den Sie an verschiedenen Kontaktpunkten des Fußes in den Boden schieben. Gehen Sie langsam vor und arbeiten Sie sich so durch die ganze Fußsohle.

Anschließend nehmen Sie sich einen Moment Zeit, um auf beiden Beinen nachzuspüren. Bemerken Sie den Unterschied? Möglicherweise fühlt sich sogar die gesamte Körperseite belebter an, in Wohlspannung. Wechseln Sie dann zur anderen Seite.

❼ Probieren Sie dies auch auf verschiedenen Untergründen aus – auf Teppich, Fliesen, Holz, Matte oder einem untergelegten Handtuch. Nehmen Sie ganz bewusst den Unterschied wahr.

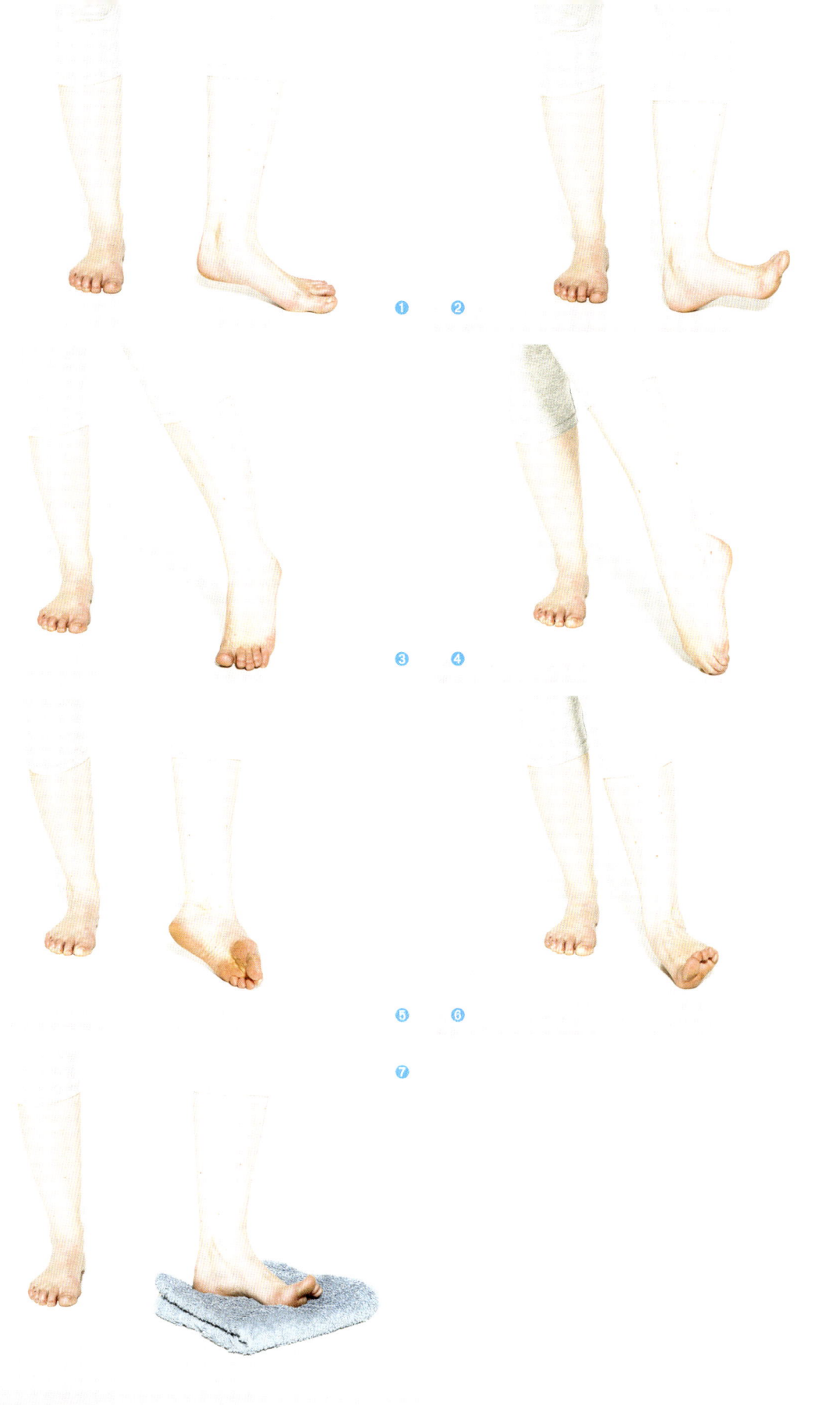

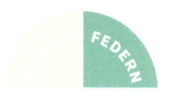

DIE BEINE SCHWINGEN

Diese Übung haben wir bei der Reihe rund um die Hüfte auf Seite 148 f. schon beschrieben.

Den Hüftschwung, den Sie dabei eingeübt haben, können Sie auch beim Gehen einsetzen. Das führt zum sogenannten Pendelgang, der besonders energieeffizient ist, und zwar dann, wenn Sie in Ihrem eigenen Rhythmus bleiben. Das kennen Sie sicher schon vom Wandern oder Spazierengehen mit anderen: Wenn wir zu schnell oder außerhalb unseres eigenen Rhythmus gehen, brauchen wir mehr Energie. Kurz gesagt: Wir gehen nicht optimal – oder faszial, wie wir sagen. Versuchen Sie einmal, in einer kleinen Gehmeditation das hintere Bein vorzuspannen, wie Sie es in der Beinübung gelernt haben, bevor Sie es dann zum nächsten Schritt entspannt nach vorne schnellen lassen. Finden Sie darin Ihren eigenen Rhythmus. Sie verbessern damit den Einsatz Ihrer Faszien und sparen Muskelenergie.

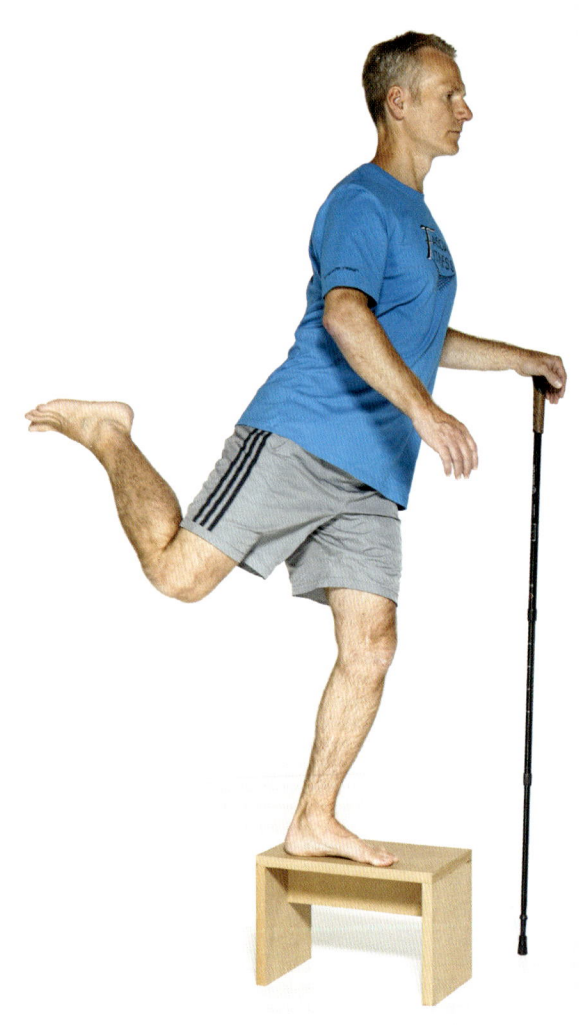

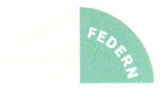

Die Übungen

ELASTISCHE SPRÜNGE FÜR FÜSSE, WADEN UND ACHILLESSEHNE

Auch die nächste Übung der kleinen Reihe kennen Sie schon, es sind die elastischen Sprünge aus dem Basisprogramm auf Seite 116 f. .

Diese Sprünge trainieren speziell die Achillessehne und den gesamten Muskel- und Faszienapparat in Füßen und Unterschenkel. Sie können die Übung mit und ohne Stöcke machen, am besten immer barfuß.

Wichtig für einen geschmeidigen und energieeffizienten Gang ist, wie bereits beschrieben, auch die häufige Bewegungsvariation im Alltag: Hüpfen, Springen, Barfußlaufen oder Tanzen.

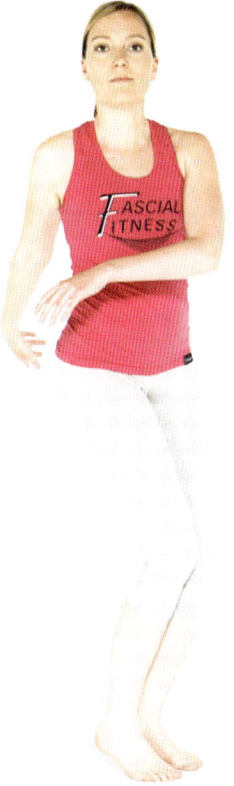
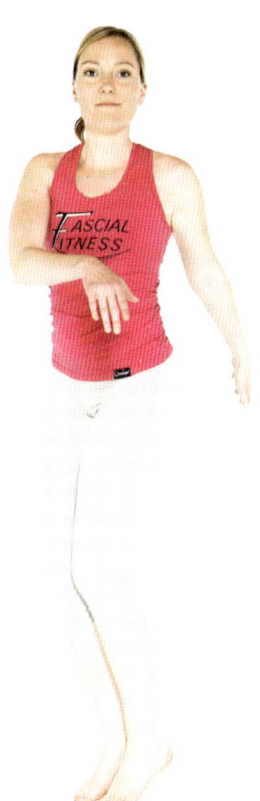

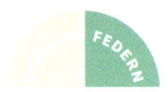

DIE ACHILLESSEHNE DEHNEN

Wie wichtig der Zustand der Achillessehne ist, haben Sie weiter oben bei den Übungen des Basisprogramms schon erfahren (siehe Seite 114). Für Menschen, die viel laufen und auf den Beinen sind, aber gerade auch für Ältere, für Wikingertypen mit festem Bindegewebe sowie für Sportler ist das Dehnen der Achillessehne besonders wichtig.

So geht's: Die Achillessehne dehnen

❶ Stellen Sie sich auf einen Schemel. Ziehen Sie nun eine Ferse etwas zurück und lassen Sie sie in der Luft schweben, sodass der Fuß nur noch mit dem Ballen auf dem Untergrund aufliegt.

❷ – ❸ Nun ziehen Sie die Ferse aktiv nach unten und halten die Position für eine Weile. Anschließend beginnen Sie, die Position der Ferse in kleinen Winkeln zu verändern, um so die verschiedenen Fasern besser zu erreichen.

Achten Sie darauf, an welchen Stellen es für Sie intensiver wird, und schmelzen Sie dann dort eine Weile in die Dehnung hinein. Dabei bleibt der ganze Körper aufgerichtet und gespannt. Wenn Sie möchten, können Sie auch die Arme noch weit über den Kopf hinaus dehnen, um den ganzen Körper miteinzubeziehen. Statt Schemel geht bei dieser Übung auch eine Treppenstufe.

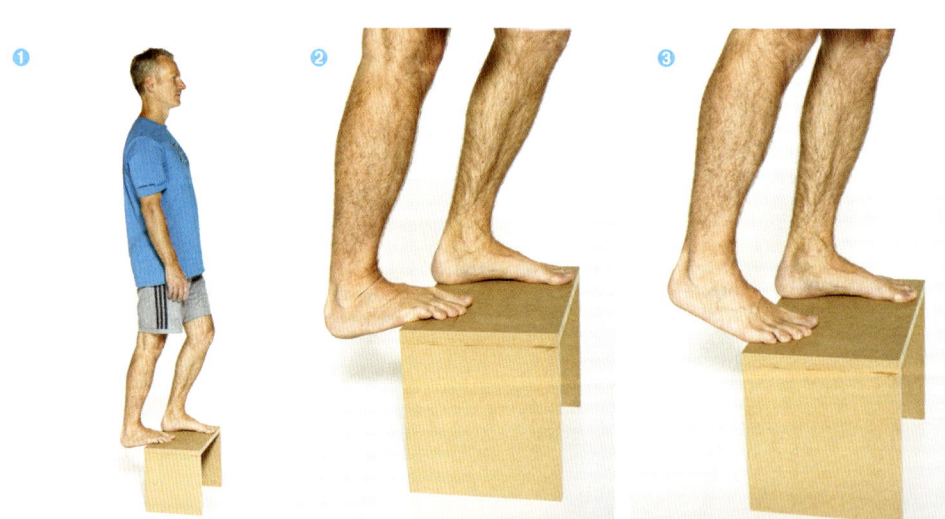

Die Übungen

Für Wikinger und Schlangenmenschen

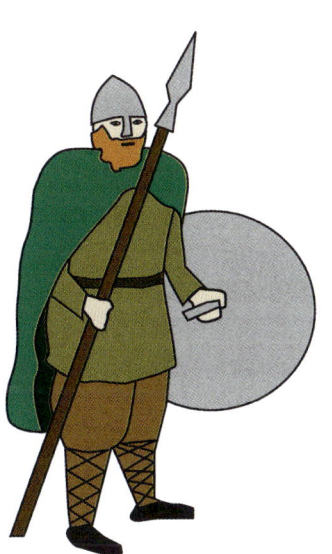 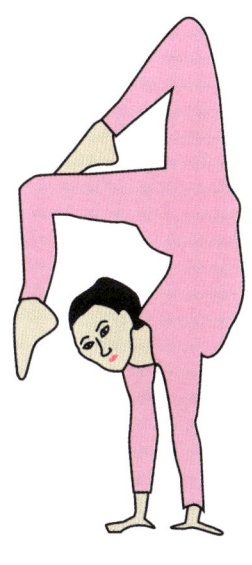

TIPPS UND ÜBUNGEN

Für die verschiedenen Bindegewebstypen, vor allem die am Ende der Skala liegenden, haben wir hier einige wichtige Hinweise und Übungen, die besonders sinnvoll sind, zusammengestellt.

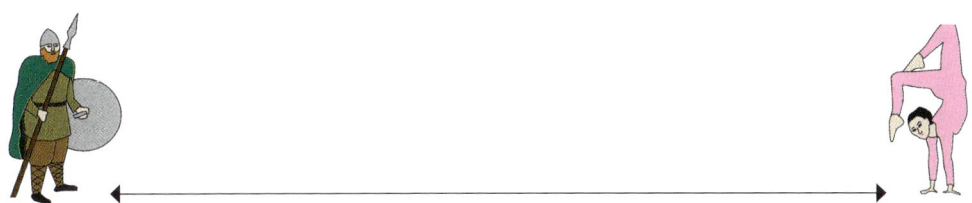

Spektrum normaler Typen

SCHLANGENMENSCHEN UND TÄNZERINNEN MIT EHER WEICHEM BINDEGEWEBE

■ Dehnen

Bitte nicht zu viel und insbesondere nicht zu stark dehnen. Halten Sie bei Dehnübungen den Bewegungsradius eher klein und üben Sie sich in kleinen, bewussten Veränderungen in der jeweiligen Position, um Ihre Körperwahrnehmung im Gelenk wieder zu schulen. Denn für Schlangenmenschen geht es weniger darum, noch beweglicher zu werden oder den Bewegungsradius zu vergrößern, sondern eher darum, wieder ein Bewusstsein im Gelenk und im Gewebe zu entwickeln, wo die Grenzen liegen. Vermeiden Sie wippende Dehnungen in den Extrembereichen.

■ Federn

Vorsicht beim Federn. Führen Sie Federungsübungen eher kräftigend und aktivierend aus, das bedeutet: Arbeiten Sie dabei nicht in einer extremen Dehnung. Sie sollten in einer Position federn, in der die Muskeln, mit denen Sie gerade arbeiten, nicht stark gedehnt sind. Sie erkennen das daran, dass diese Muskeln in der angestrebten Position maximal verkürzt und verdickt sind. Nur in diesem Zustand machen kurze, ruckartige Federungen das gesamte Gewebe straffer.

■ Beleben

Hier sind herzhafte, also ruckartig-schnelle Mini-Rollbewegungen förderlich, denn sie regen die Bindegewebszellen zur vermehrten Kollagen-Produktion an.

■ Spüren

Übungen aus diesem Bereich sind besonders wichtig für Sie. Denn oft ist bei Schlangenmenschen-Typen die innere Wahrnehmung gerade dann verkümmert und ungenau, wenn sie extreme Dehnpositionen einnehmen. Verfeinern Sie daher aktiv Ihre innere Wahrnehmung und Körperkontrolle im gesamten Bewegungsbereich.

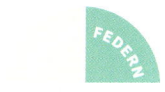

Die Übungen

FÜR SCHULTERN UND BRUST: BRUSTSTRAFFER

❶ Diese Übung ist gut für Frauen mit weichem Bindegewebe, die gerne eine straffe Brust behalten möchten: Gehen Sie in den Vierfüßlerstand, achten Sie dabei darauf, dass die Hüftgelenke über den Knien und die Schultern über den Handgelenken sind. Verbinden Sie die gesamte Handfläche mit der Matte und drücken Sie auch die Fingerspitzen etwas in den Boden – so dreht sich Ihr Unterarm automatisch in die richtige Stellung und die Innenseiten Ihrer Ellbogen schauen zueinander.

❷ Stellen Sie sich nun vor, Sie würden den Oberarmknochen ein wenig nach außen rotieren. Stabilisieren Sie die Position über Ihren Unterbauch und lösen Sie eine Hand von der Matte.

Nehmen Sie sich jetzt eine Hantel oder Gewichtsmanschette und führen Sie sie unter dem Stützarm seitlich hindurch zur anderen Seite.

In dieser Position wippen Sie jetzt ganz leicht: Damit straffen Sie die bindegewebigen Hüllen der Brustmuskulatur. Nach fünf- bis zehnmal Wippen wechseln Sie die Seite.

Die Übungen für Frauen von Seite 163–165 sind ebenfalls für Schlangenmenschentypen (auch Männer) geeignet.

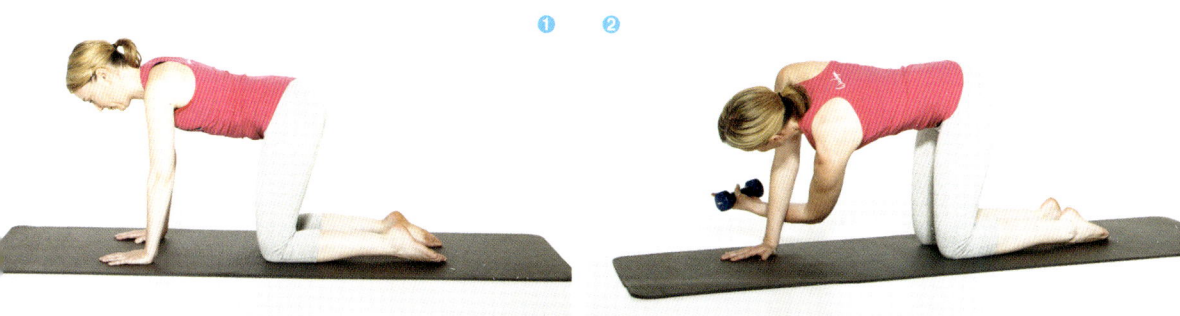

WIKINGER MIT FESTEM BINDEGEWEBE

Für Wikingertypen,
ob Männer oder Frauen, gilt:

■ Dehnen

Sie sollten viel und regelmäßig Ihre Faszien dehnen, sowohl in schmelzend-langsamen Dehnungen als auch dynamisch, also mit Wippen und Nachfedern. Dehnen Sie dabei öfter mit Gewicht, entweder mit dem Körpergewicht oder mit kleinen Hanteln, und gehen Sie bewusst an die Grenzen Ihrer Dehnfähigkeit.

■ Federn

Wählen Sie hier vor allem Übungen mit Ganzkörperschwingungen, die Koordination und Beweglichkeit verbessern, und achten Sie nach federnden Übungen darauf, die gerade aktivierten Strukturen wieder zu dehnen.

■ Beleben

Alles, was die Faszien zum Stoffwechsel anregt, ist besonders wichtig für Sie, denn Ihr Bindegewebe neigt zum Verfilzen.

■ Spüren

Immer gut, aber gerade für Wikingertypen wichtig.

Weitere sinnvolle Übungen für Wikingertypen sind »Die Katze« (Seite 130 f.), »Der Adlerflug« (Seite 118 f.) sowie die Beinschwünge (Seite 148 f.) und das »Lichtschalter-Kung-Fu« (Seite 184). Sie alle steigern die Beweglichkeit und verbessern die Koordination, für Wikingertypen besonders wichtig.

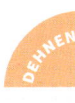

Die Übungen

DEN BRUSTKORB ÖFFNEN

Vor allem die Männer unter den Wikingertypen neigen zu nach vorne zusammengezogenen Schultern. Diese Übung öffnet den Brustkorb und lockert die festen Strukturen auf: Legen Sie sich mit dem Rücken auf einen Schemel, vermeiden Sie dabei ein Hohlkreuz.

❶ Nehmen Sie in jede Hand eine kleine Hantel oder eine gefüllte Wasserflasche. Strecken Sie die Arme seitlich aus. Achten Sie dabei darauf, dass die Ellbogengelenke immer leicht angewinkelt sind.

❷ Lassen Sie in dieser Position die Arme durch das Gewicht der Hanteln sinken, bis der Brustkorb vorgespannt ist.

❸ Fangen Sie jetzt an, in dieser extremen Dehnung kleine federnde Bewegungen zu machen. Reißen Sie nicht, sondern federn Sie angenehm. Variieren Sie die Position Ihrer Arme über die Seite bis über den Kopf in verschiedenen Winkeln und verschiedenen Handpositionen.

❹ Dasselbe wiederholen Sie mit angewinkelten Armen.

❺ – ❻ »Das fliegende Schwert« (Seite 134 f.) ist auch eine sehr gute Übung für Wikingertypen, ob Männer oder Frauen. Bitte beachten Sie dabei den Hinweis für Menschen mit instabilem Rücken.

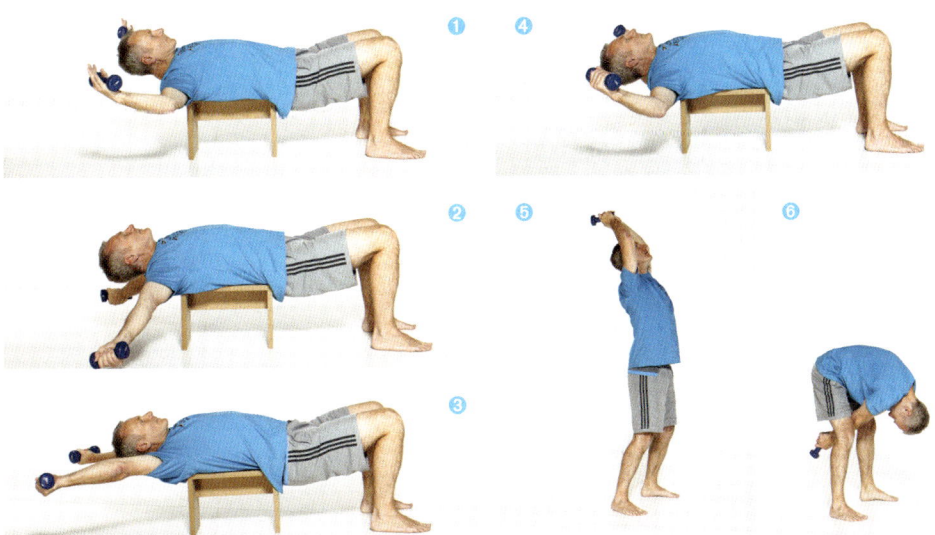

Was Männer und Frauen interessiert

ÜBUNGEN UND TIPPS FÜR FRAUEN

Erfahrungsgemäß haben Männer und Frauen unterschiedliche Problemzonen, die sie trainieren und formen möchten. Dazu gibt es jetzt einige Hinweise – grundsätzlich gelten beim Faszientraining aber für beide Geschlechter gleiche Prinzipien: Das Bindegewebe hat in jedem Organismus dieselben Funktionen. Grundlegende Geschlechtsunterschiede gibt es dabei nicht. Nur haben Frauen von Natur aus ein etwas weicheres Bindegewebe.

Insbesondere die Übungen unseres Basisprogramms eignen sich gut für alle Bindegewebstypen und für beide Geschlechter. Wer im Test als Wikinger oder als Schlangenmensch abgeschnitten hat, findet im vorangehenden Abschnitt die passenden Hinweise dazu. Die folgenden Übungen gehen noch auf einige typische Problemzonen und Wünsche ein.

Es gibt viele Frauen, die weiche Oberschenkel mit den gefürchteten Dellen haben, aber gleichzeitig im Nacken unter Verspannungen leiden. Daher müssen die Oberschenkel trainiert und gefestigt, der Nacken dagegen eher gelockert werden. Die gefürchteten Dellen und Röllchen, die sich am Oberschenkel ablagern können, lassen sich allein mit Muskeltraining meist nicht bekämpfen. Denn das Problem liegt in der mangelnden elastischen Spannkraft der oberflächlichen Faszien, die entlang der Oberschenkelaußenseite bis unter das Knie verlaufen. Bei entsprechender genetischer Veranlagung bilden sich in dieser Schicht sichtbare Fettdepots und Wasseransammlungen: die Cellulite.

Regelmäßiges Faszientraining fördert jedoch die elastische Spannung in den umhüllenden Schichten am Oberschenkel – und das kann die Dellen mildern oder gar beseitigen.

Die Übungen

OBERSCHENKEL AUSROLLEN

❶ Gehen Sie vor wie in der Übung »Oberschenkel ausrollen« auf Seite 145.

❷ – ❹ Bearbeiten Sie jedoch Ihren kompletten Oberschenkel mit der Rolle – also nicht nur die Außenseite, sondern auch Vorderseite, Rückseite und Innenseite sowie den Übergang in die Gesäßmuskulatur.

Achten Sie darauf, die Rollbewegung wirklich in Zeitlupe auszuführen: Denken Sie an den Schwamm, aus dem Sie die verbrauchte Flüssigkeit herauspressen wollen, damit er sich wieder mit frischem Wasser vollsaugen kann.

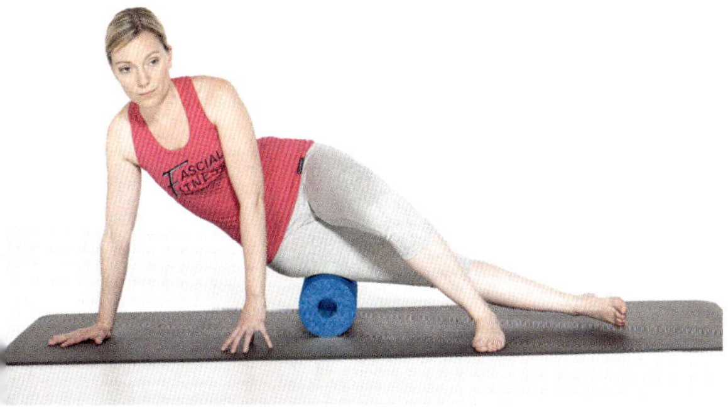

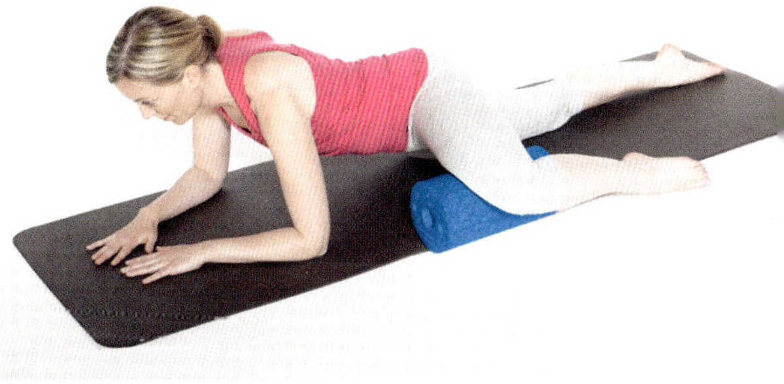

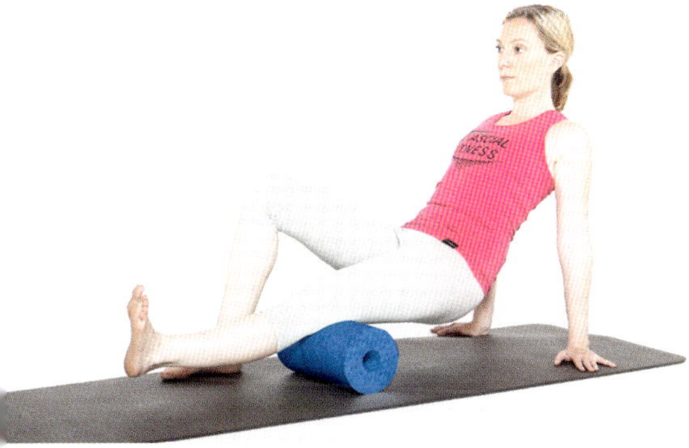

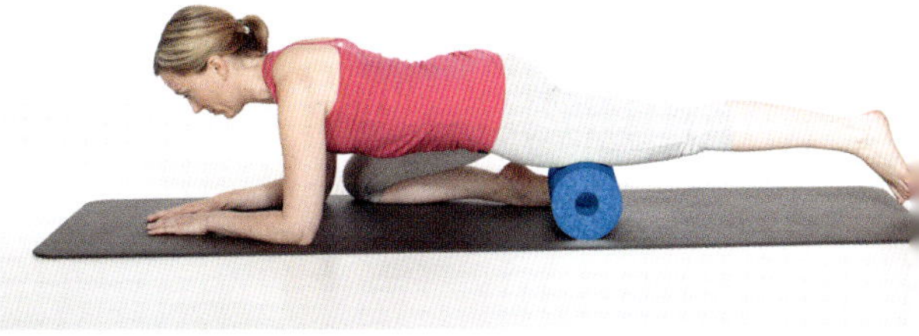

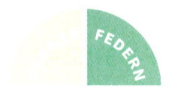

OBERSCHENKEL UND PO STRAFFEN, MIT UND OHNE GEWICHT

Diese Übung ähnelt der Übung »Die Oberschenkel außen aktivieren« von Seite 146 f., nur trainieren Sie diesmal beide Seiten des Oberschenkels und Sie liegen von Anfang an auf einem Stuhl – das fordert die Faszien noch mehr. Wenn Sie Probleme mit Handgelenk, Schultern oder Nacken haben und die Position auf dem Stuhl daher schwierig für Sie ist, können Sie die Übung selbstverständlich auch in Seitenlage auf dem Boden ausführen.

Am besten legen Sie sich Gewichtsmanschetten an den Knöcheln an. Es lohnt sich, welche zu kaufen. Als Frau reicht für den Anfang in der Regel ein Gewicht von etwa 750 Gramm pro Manschette, Sie können aber natürlich auch schwerere Gewichte nehmen.

So geht's: Oberschenkel und Po straffen

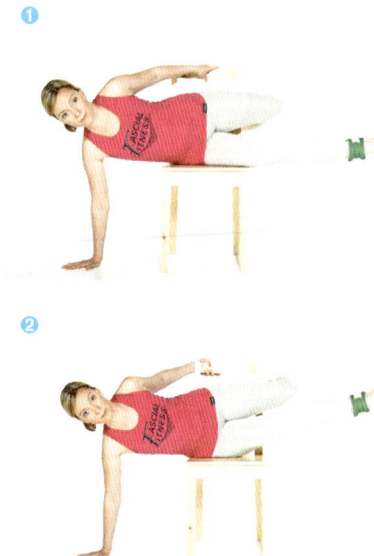

❶ Sie liegen seitlich auf einem Stuhl und arbeiten mal mit dem oberen Bein, mal mit dem unteren Bein. Damit straffen Sie den Oberschenkel von außen und von innen.

❷ Wenn Sie Ihr Bein teleskopartig gestreckt haben, halten Sie immer wieder einmal in der Position inne und pulsieren mit kleinen, federnden Minibewegungen nach oben – das strafft die Konturen und sorgt für eine stramme Silhouette.

Zum Abschluss wiederholen Sie die Übung noch einmal ohne die Gewichtsmanschette und freuen sich an der luftig-leichten Beweglichkeit Ihrer Beine.

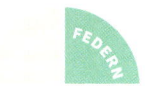

Die Übungen

DER BAUCHSTRAFFER

❶ Setzen Sie sich mit leicht geöffneten Beinen aufrecht auf den Boden oder Ihre Matte, die Füße sind aufgestellt. Strecken Sie die Arme nach vorne aus und achten Sie darauf, dass die Schultern nach unten gezogen bleiben – so als würde jemand vorne an Ihren Fingern ziehen und gleichzeitig ein Gewicht Ihre Schulterblätter nach unten drücken.

❷ – ❸ Kippen Sie nun das Becken nach hinten, ziehen Sie Ihre Bauchmuskeln etwas nach innen und rollen Sie sich bis zur Hälfte nach hinten ab. Achten Sie darauf, dass die Bauchdecke flach bleibt und der Rücken wirklich rund ist. Beginnen Sie hier nun wieder kleine Winkelveränderungen in der Position zu finden – neigen Sie sich ein wenig nach rechts, dann nach links, drehen Sie den Oberkörper, rollen Sie ein bisschen tiefer und wieder höher und verbinden Sie diese Positionen fließend miteinander. Halten Sie hin und wieder in der Position inne und federn Sie leicht in dieser Position nach oben.

Achten Sie auf Ihre Kraft und legen Sie eine Pause ein, wenn Sie den Bauch nicht mehr flach nach innen ziehen oder den Rücken nicht mehr ganz rund halten können.

Variante: Sie können sich auch einen Luftballon oder einen Ball zwischen die Knie klemmen. Pressen Sie diese während der ganzen Übung leicht zusammen – das hilft, die Beckenbodenmuskulatur mit anzuspannen.

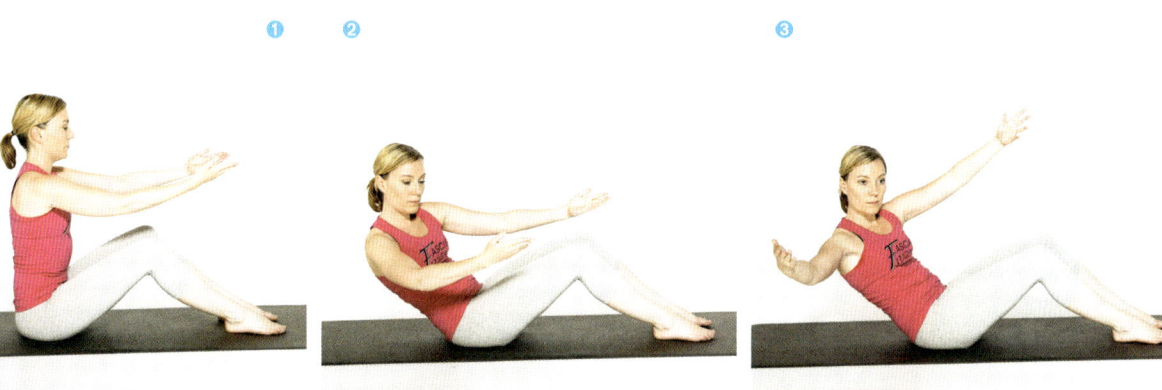

ÜBUNGEN UND TIPPS FÜR MÄNNER

Männer haben oft verkürzte Strukturen in den Beinen, den Hüften und in den Schultern. Das kann auch ein Resultat einseitigen Trainings sein. Gleichzeitig legen viele Männer aber Wert auf Spannkraft und Geschmeidigkeit – wer vor Kraft kaum gehen kann, wirkt schließlich unelegant. Männer, die Krafttraining machen, sollte die trainierten Partien zum Ausgleich also genügend dehnen, um ihre Flexibilität zu erhalten. Das gilt besonders für diejenigen, die gerne einen starken Oberkörper und breite Schultern haben möchten.

Hier kommen also einige Übungen für Männer, die Spannkraft, Elastizität und Geschmeidigkeit verbessern.

DER FLAMINGO

Stellen Sie sich mit hüftbreit geöffneten Beinen vor Ihren Stuhl. Verlagern Sie das Gewicht auf eine Seite und legen Sie das freie Bein auf die Sitzfläche. Das Standbein sollte sicher stehen, das Knie dieses Beines ist dabei nicht ganz durchgedrückt.

❶ Nun beugen Sie den Oberkörper mit ausgestreckten Armen über das Bein auf dem Stuhl, und zwar so weit nach vorne, dass Sie bei leicht gebeugtem Knie in diesem Bein schon eine spürbare Dehnung auf der Oberschenkelrückseite wahrnehmen. Diese Vorspannung des Beines auf dem Stuhl sollte nun während der ganzen Übung erhalten bleiben.

❷ Versuchen Sie jetzt, mit dieser Spannung zu spielen, indem Sie die Dehnung des Beines mal mehr nach innen und mal mehr nach außen verlegen. Erspüren Sie dabei die verschiedenen Aspekte der rückwärtigen, meist verkürzten Muskelkette. Variieren Sie die Dehnung auch durch kleine Streck- und Beugebewegungen im Kniegelenk, dehnen Sie sich katzenhaft und geschmeidig in die Länge.

Die Übungen

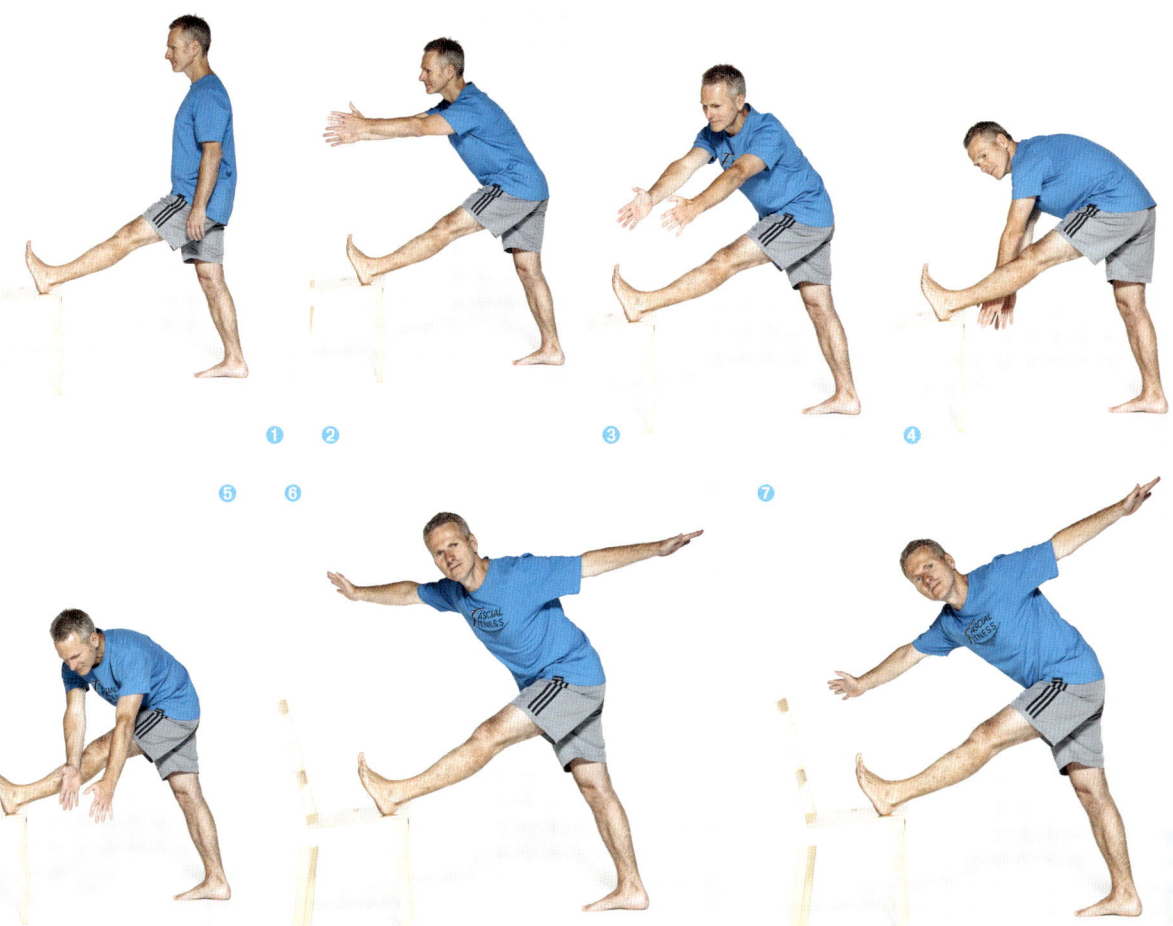

❸ – ❺ Achten Sie dabei auch auf den Oberkörper: Die Spitzen der Schulterblätter ziehen Sie leicht nach hinten und unten, das Brustbein ist während der gesamten Beindehnung weich und offen.

❻ – ❼ Fortgeschrittene können die Übung noch weiterführen und diese Muskelgruppe auch vom anderen Ende her, also vom Becken ausgehend, öffnen. Dann spielen Sie mit kleinen Bewegungen des Oberkörpers oder des Beckens und verändern so die Faszienkette der Beinrückseite bis in die Füße hinab. Nehmen Sie dazu die Arme mit nach vorne oder an die Seite und ziehen Sie sich in die Gegenrichtung auf. Versuchen Sie, eigenen Dehn- und Bewegungsimpulsen nachzugehen – von klein bis groß oder von einfach bis hin zu komplexeren Verbindungen, sodass Sie die gesamte rückwärtige Kette spielerisch und weich in die Länge ziehen.

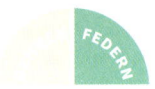

WERFEN

❶ Bei dieser Übung simulieren Sie eine Wurfbewegung, als ob Sie einen Ball oder einen Speer weit werfen würden. Versuchen Sie dabei, möglichst ohne Kraft eine fließende Wurfbewegung durchzuführen. Dabei kommt es darauf an, die Rumpf- und Armstrukturen durch eine vorbereitende Gegenbewegung wie einen Gummi vorzuspannen. Nehmen Sie ruhig einen Ball oder einen Gegenstand in die Hand, ohne ihn zu werfen. Das aktiviert im Gehirn das Bewegungsmuster beim Üben.

❶ ❷

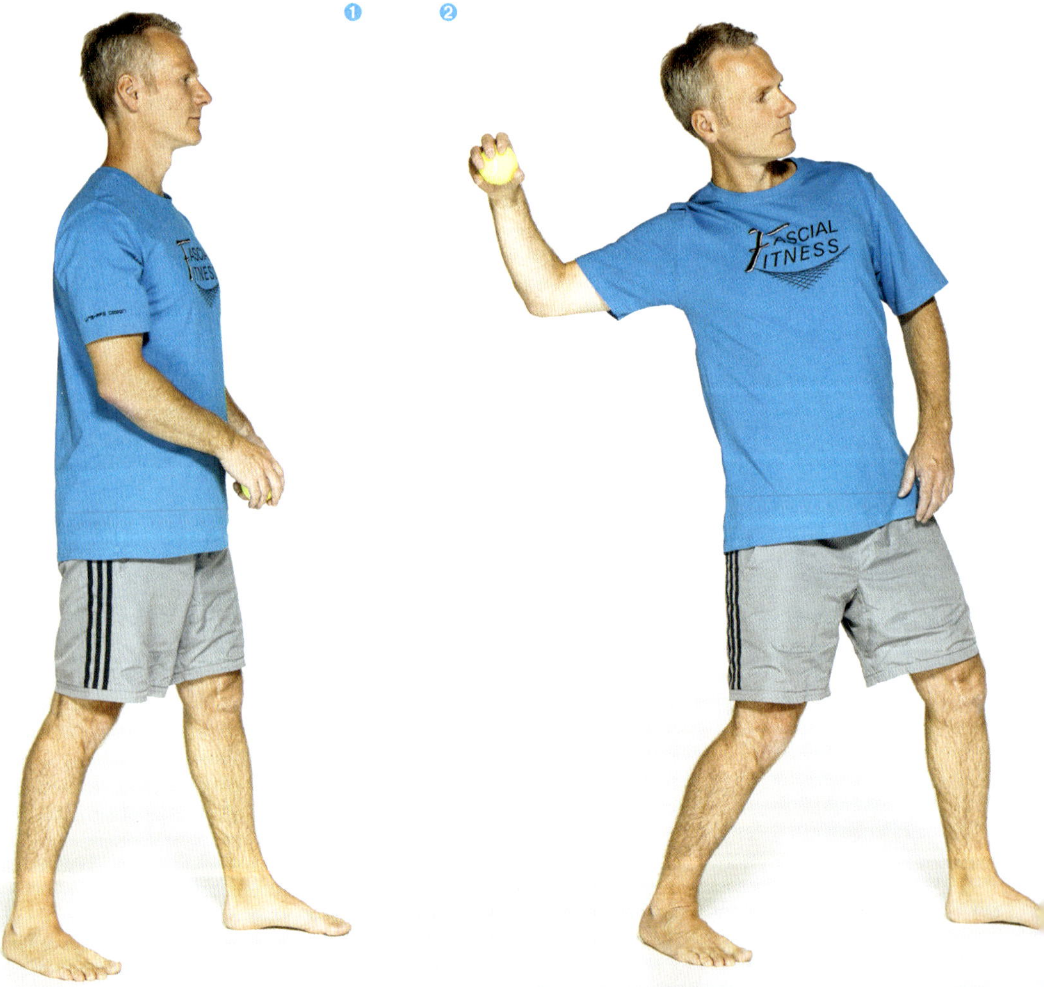

Die Übungen

❷ – ❸ Sie lehnen sich also leicht zurück und ziehen den Arm in der Vorbereitung nach hinten. Am Umkehrpunkt lässt sich diese gespeicherte Energie dann ohne größeren Krafteinsatz für die Wurfbewegung verwenden. Sie brauchen nicht wirklich zu werfen, es geht nur um Vorspannung und Impuls. Achten Sie darauf, dass der Bewegungsimpuls des Werfens aus der Schulter und nicht aus der Hand kommt, wie bei einer Peitschenbewegung. Die Bewegung wird nach der Aufspannung in der Schulter ausgelöst, die Hand schnellt dann wie das Ende der Peitsche mühelos hinterher.

Variation für Fortgeschrittene: Lösen Sie den Bewegungsimpuls vorne im Brustbein aus und lassen Sie ihn zeitlich verzögert erst über Schulter und Arm, dann bis zur Hand fließen.

❸

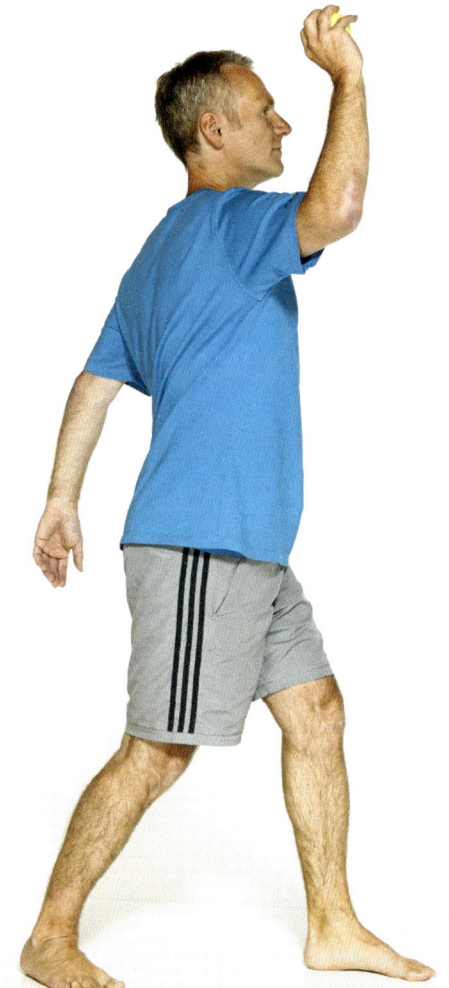

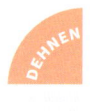

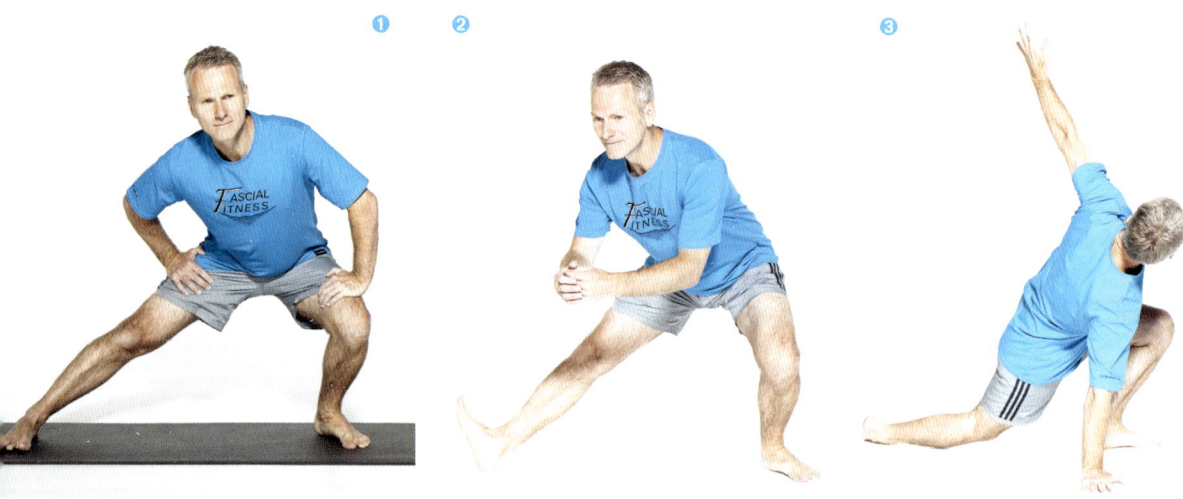

DIE ADDUKTOREN DEHNEN

❶ Hier geht es um die Innenseite der Oberschenkel, die Muskeln dort sind die Adduktoren. Sie beginnen mit einem seitlichen Ausfallschritt. In dieser Position machen Sie mit dem ausgestreckten Bein wippende Bewegungen.

❷ Als Nächstes stützen Sie das gestreckte Bein nicht mehr auf dem ganzen Fuß, sondern auf der Ferse ab und drehen den Fuß nach außen. In dieser Position machen Sie wippende, federnde Bewegungen mit dem Oberkörper in verschiedene Richtungen.

❸ Dann drehen Sie das gestreckte Bein komplett nach innen, sodass der Fuß auf dem Rist aufliegt. Den entgegengesetzten Arm strecken Sie über dem Körper nach hinten, sodass der Oberkörper sich leicht verdreht. Wippen und federn Sie in dieser Position.

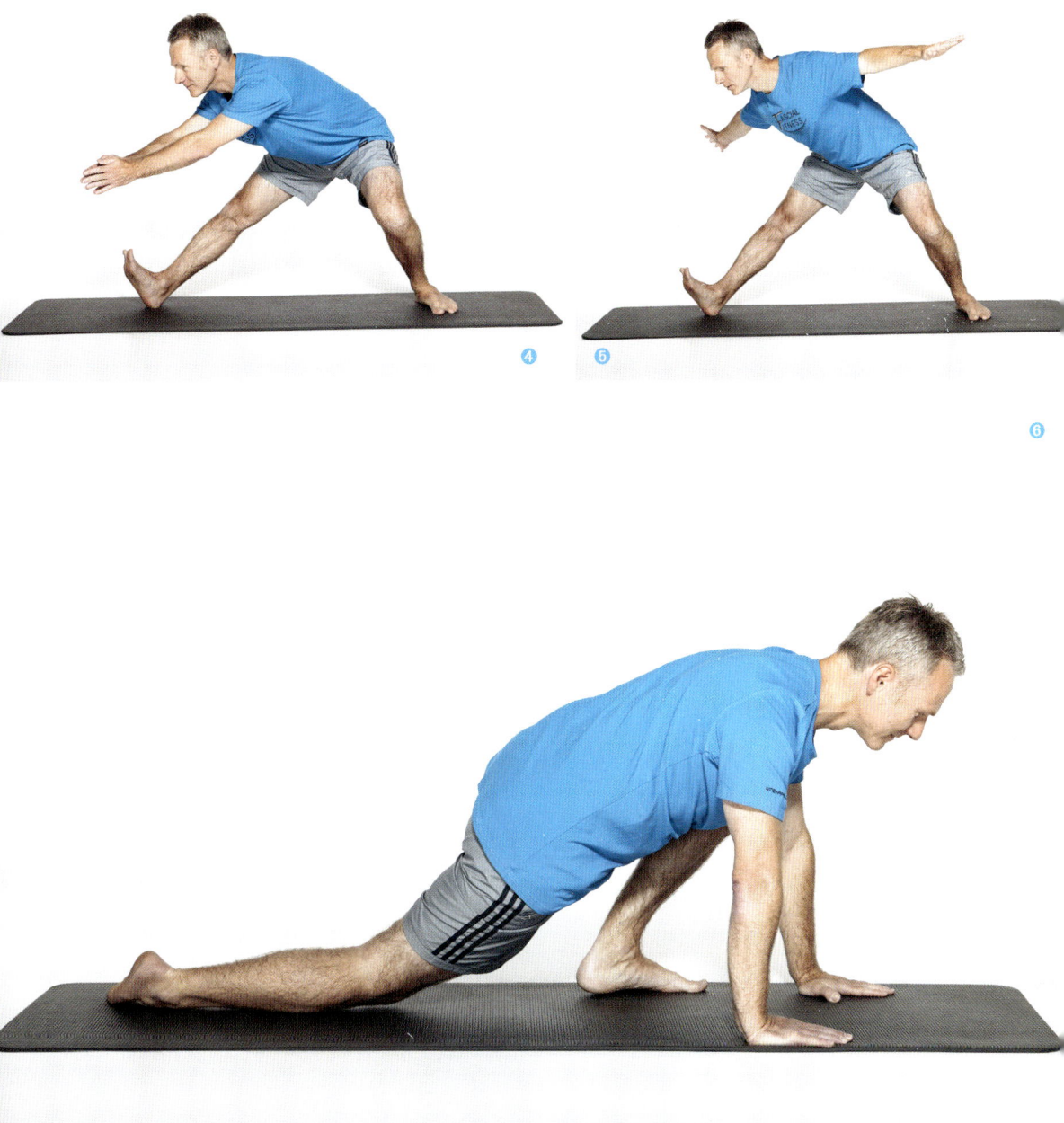

❹ – ❻ Suchen Sie bei allen drei Übungsteilen immer wieder nach neuen, noch unbekannten Zügen im Körper, um das fasziale Netz optimal anzuregen.

Die Übung »Den Brustkorb öffnen«, die im Abschnitt zu den Wikingertypen auf Seite 161 beschrieben ist, ist ebenfalls gut für viele Männer, besonders solche, die Krafttraining für den Oberkörper betreiben.

Sportlerprobleme

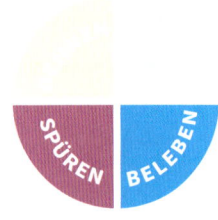

Sportler sind definitionsgemäß gut trainiert – und haben trotzdem oft Probleme, leiden an Bewegungseinschränkungen oder Schmerzen. Das kann sowohl an einseitigem Training als auch an Verletzungen oder zu starker Belastung liegen. Das neue Wissen um die Faszien konnte dazu in den letzten Jahren viel Erhellendes beitragen, ob es die Beteiligung der Faszien am Muskelkater ist oder die Erkenntnis, dass ein guter Zustand des Bindegewebes vor Verletzungen schützt, weil die allermeisten Sportverletzungen das weiße Fasziengewebe betreffen und nicht den Muskel. Was sich auch sehr stark auswirkt, ist das neue Wissen um die elastische Speicherfähigkeit der Faszien, das in verschiedenen Trainingsformen genutzt wird.

In bestimmten Sportarten treten aber einige Faszien- und Muskelprobleme immer wieder auf. Deshalb gehen wir in diesem Abschnitt auf einige davon ein. Wer das vertiefen möchte, kann sich in der sportwissenschaftlichen Literatur informieren, Hinweise dazu finden Sie im Anhang.

TIPPS FÜR SPORTLER

Beweglichkeit ist für alle Athleten wichtig, für die einen mehr, die anderen weniger. Doch für die Beweglichkeit haben unsere kollagenen Strukturen größere Bedeutung als die kontraktilen, also die roten Muskelfasern. Das fasziale Gewebe – Sehnen, Bänder, Muskelhüllen, Gelenkkapseln – muss daher gepflegt werden, und das richtige Faszientraining ist ein Muss gerade für Sportler. Sehr gut sind dafür regelmäßige Übungen, die das Gewebe beleben und die Wahrnehmung erhöhen.

Beginnen Sie jedes Training in Ihrer Sportart mit Faszienübungen aus dem Bereich Beleben: etwa mit dem Ausrollen der Strukturen, die Sie besonders beanspruchen, zum Beispiel der Oberschenkel, der Waden, der Füße oder des Rückens. Sie rollen dabei vor dem Training eher etwas schneller über die Muskeln, das regt an und steigert die Propriozeption, also die Bewegungswahrnehmung.

Anders geht das Ausrollen nach dem Training, nach starker Belastung und nach Wettkämpfen: Dann rollen Sie sehr langsam,

Die Übungen

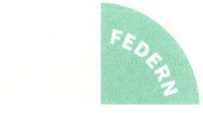

Übungen dazu finden Sie im nächsten Abschnitt zum Muskelkater (Seite 173 ff.) und in den Abschnitten zu Rücken (Seiten 128–137), Hüfte und Oberschenkel (Seiten 144–150) weiter oben. Das langsame Ausrollen ist entspannend und fördert die Regeneration des Gewebes. Mehr dazu gleich im nächsten Abschnitt.

Wer Krafttraining macht, sollte die trainierten Partien zum Ausgleich genügend dehnen, um seine Flexibilität zu erhalten.

Für Golfer, Tennisspieler, andere Ball- und Rückschlagspieler ist die Speicherfähigkeit der Sehnen in Schultern und Armen wichtig, nutzen Sie dafür die Wurfübung von Seite 168 f.

SELBSTHILFE BEI MUSKEL-KATER

Hier kommt ein kleines Selbsthilfeprogramm für den Muskelkater: das Ausrollen mit der Faszienrolle und langsames Dehnen. Das Ausrollen gleicht einer Selbstmassage, eine echte Massage ist natürlich noch besser, aber meistens Luxus. Greifen Sie also zur Selbsthilfe! Dosieren Sie dabei den Druck so, dass Sie keine überstarken Schmerzen haben, sondern dass im verkaterten Gewebe das angenehme Wohlwehgefühl entsteht.

Gut gegen den Muskelkater sind auch langsame, schmelzende Dehnübungen wie beim »Elefantenschritt« in dieser Reihe (Seite 178) und Übungen wie »Die Katze« (Seite 130 f.), »Der Flamingo« (Seite 166 f.) oder »Der Adlerflug« (Seite 118 f.). Weiter unten finden Sie Empfehlungen für noch mehr Dehnübungen, je nachdem, wo der Muskelkater Sie gerade plagt (Seite 178).

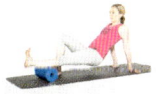

1. Die Waden ausrollen

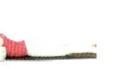

2. Ausrollen anderer Körperstellen bei Muskelkater

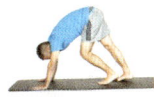

3. Langsames Dehnen bei Muskelkater: Der Elefantenschritt

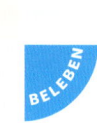

DIE WADEN AUSROLLEN

Diese Übung bringt Erleichterung für Waden mit Muskelkater, aber auch für verkürzte, übertrainierte Wadenmuskeln von Läufern, Ski- und Radfahrern. Setzen Sie sich bequem auf den Boden und stützen Sie sich mit den Händen hinter dem Körper ab. Achten Sie darauf, dass der Schultergürtel stabil bleibt und der Kopf nicht zwischen den Schultern hinabsinkt.

❶ Positionieren Sie die Rolle unten an einer Wade, etwa auf der Höhe der Achillessehne. Das andere Bein stützen Sie auf, so können Sie den Druck besser dosieren. Heben Sie das Gesäß an und beginnen Sie nun langsam und vorsichtig, Gewicht auf den Kontaktpunkt zu geben, und schmelzen Sie in kleinen, tastenden Bewegungen dort hinein.

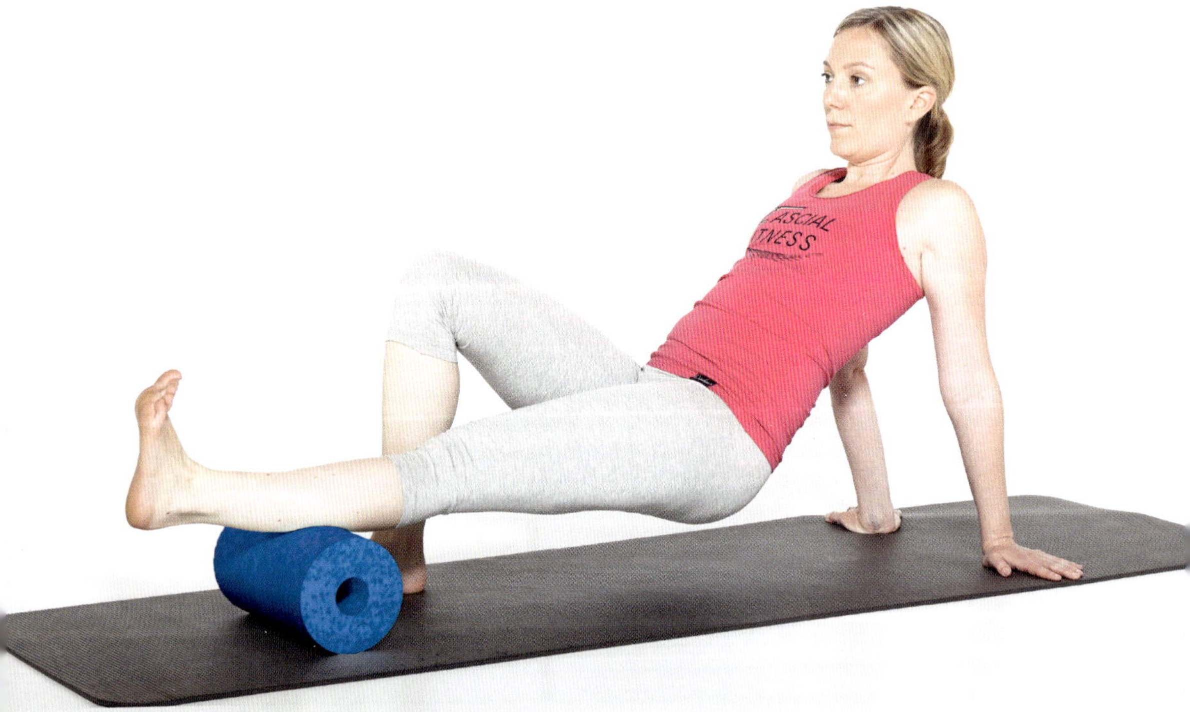

Die Übungen

Lassen Sie auf diese Weise die Rolle Millimeter für Millimeter die Wade hinaufwandern.

❷ Tun Sie dies wirklich in Zeitlupe. Falls Ihnen der Druck zu stark ist, können Sie zuerst das Becken auf dem Boden lassen. Wenn Sie den Druck aber noch verstärken wollen, können Sie das zweite Bein als Gewicht über das untere Bein legen.

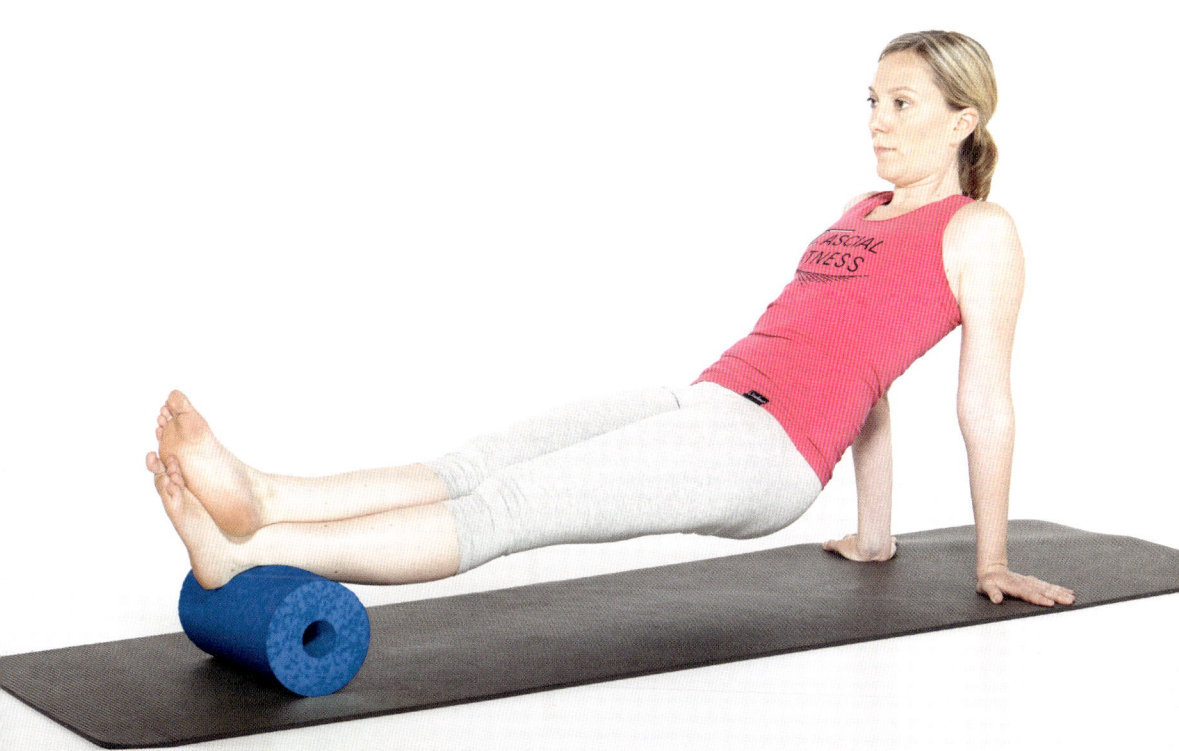

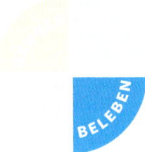

AUSROLLEN ANDERER KÖRPERSTELLEN BEI MUSKELKATER

Das langsame, erholsame Ausrollen geht an vielen Körperpartien, so auch am Oberschenkel (Seite 145, 163), am Rücken (Seite 128 f.) und mit Bällen und kleineren Rollen auch an den Unterarmen (Seite 141) oder an Brust und Oberkörper.

❶ Die Brustmuskeln und -faszien ausrollen mit einem Tennisball.

❷ Brust und Arme mit der Faszienrolle ausrollen.

❸ Rücken und Lendenwirbelsäule ausrollen.

❹ Oberschenkel außen ausrollen.

❺ Oberschenkelvorderseite ausrollen.

❻ Oberschenkelrückseite ausrollen – hier eine Variante mit darübergelegtem Bein. Das erzeugt viel Druck auf das untere Bein, wenn Sie das mögen. Dosieren Sie so, wie es für Sie angenehm ist.

❼ – ❽ Die Unterarme können Sie mit einer kleinen Faszienrolle oder mit einer gefüllten Wasserflasche ausrollen.

LANGSAMES DEHNEN BEI MUSKELKATER: DER ELEFANTENSCHRITT

❶ Starten Sie aus dem Vierfüßlerstand. Achten Sie dabei darauf, dass die Hüftgelenke über den Knien und die Schultern über den Handgelenken sind. Verbinden Sie die gesamte Handfläche mit der Matte und drücken Sie auch die Fingerspitzen etwas in den Boden – so dreht sich Ihr Unterarm automatisch in die richtige Stellung und die Innenseiten Ihrer Ellbogen schauen zueinander. Stellen Sie sich nun vor, Sie rotieren die Oberarmknochen etwas nach außen. Spannen Sie den Unterbauch etwas an und heben Sie den Po in die Luft, bis Sie in einer schön aufgespannten Dreiecksposition landen. Dann schieben Sie das Becken weit zurück, die Fersen senken Sie dabei so weit wie möglich Richtung Matte ab.

❷ Beugen Sie nun nacheinander wie in der Übung »Die Katze« (Seite 130 f.) abwechselnd ein Bein im Knie und schieben Sie das entgegengesetzte Sitzbein noch weiter in die Luft.

❸ – ❹ Nähern Sie Ihre Füße nun ganz langsam, Schritt für Schritt, den Händen. Dabei hebt sich Ihr Hinterteil immer höher, der Winkel, den Ihr Körper bildet, wird spitzer.

Sobald Sie nicht mehr näher an Ihre Hände herankommen, wandern Sie mit den Händen Schritt für Schritt nach vorne, bis Sie in die Ausgangsposition gelangen.

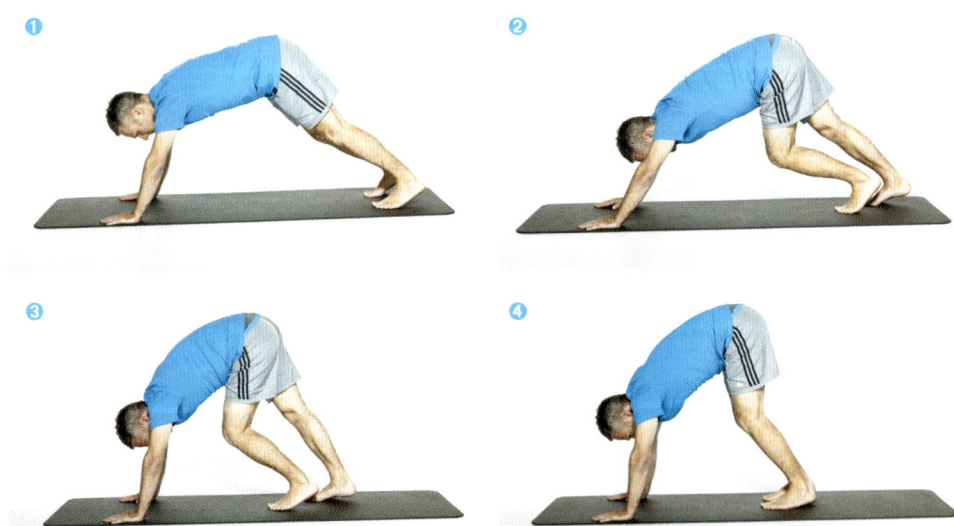

AUSGLEICHSÜBUNGEN FÜR LÄUFER

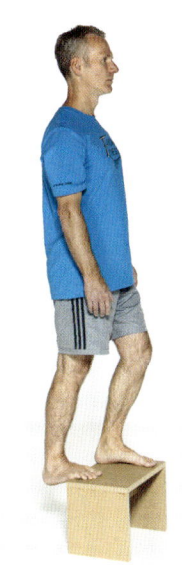 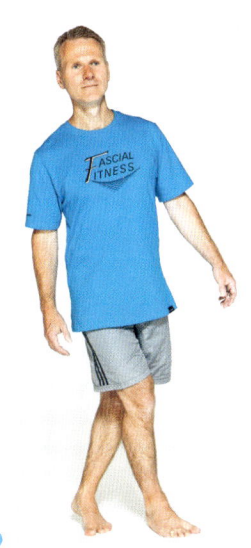 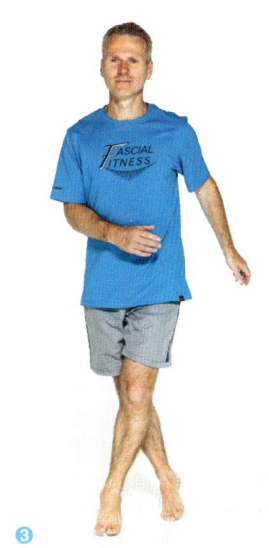 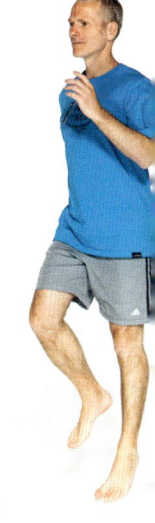

❶ Für Läufer ist es wichtig, die stark beanspruchte Achillessehne zu dehnen, damit sie geschmeidig bleibt und an Elastizität und Speicherfähigkeit gewinnt. Die Dehnübung für die Achillessehne ist auf Seite 156 beschrieben.

❷ – ❹ Außerdem sollten Sie beim Laufen öfter mal variieren. Denn gerade Ausdauerläufer bewegen sich sehr gleichförmig, sodass es günstig ist, das Bewegungsmuster im Training ab und an zu ändern: Wechseln Sie die Richtung, laufen Sie rückwärts oder seitwärts, überkreuzen Sie die Beine und bauen Sie den einen oder anderen Hopser mit ein.

Auch Bänke, Wurzeln oder der Gehweg laden zur Variation ein: Springen Sie leichtfüßig in Ihrem Laufrhythmus hinauf und wieder hinunter. Bleiben Sie wach und agil – so trainieren Sie Ihre Körperwahrnehmung und die Faszien beim Laufen optimal und geben den Gelenken und Sehnen neue Belastungswinkel.

FASZIEN-FITNESS

HINWEISE FÜR RADFAHRER

Radfahrer beanspruchen immer nur bestimmte Körperpartien: Waden, Oberschenkel und Hüften. Der Bewegungsablauf ist stets gleich, und auch Knie- und Hüftgelenk werden nur einseitig strapaziert, nämlich in einem sehr kleinen Radius. Besonders die Rückseite der Oberschenkel ist bei Radsportlern oft verkürzt, und die Strukturen oberhalb des Knies und an der Hüfte sind oft unbeweglich. Von Teilnehmern an der

Ungleichmäßig belastet: Die lange Faszienzugbahn der Rückenlinie ist beim Radfahren mal verkürzt, mal überdehnt.

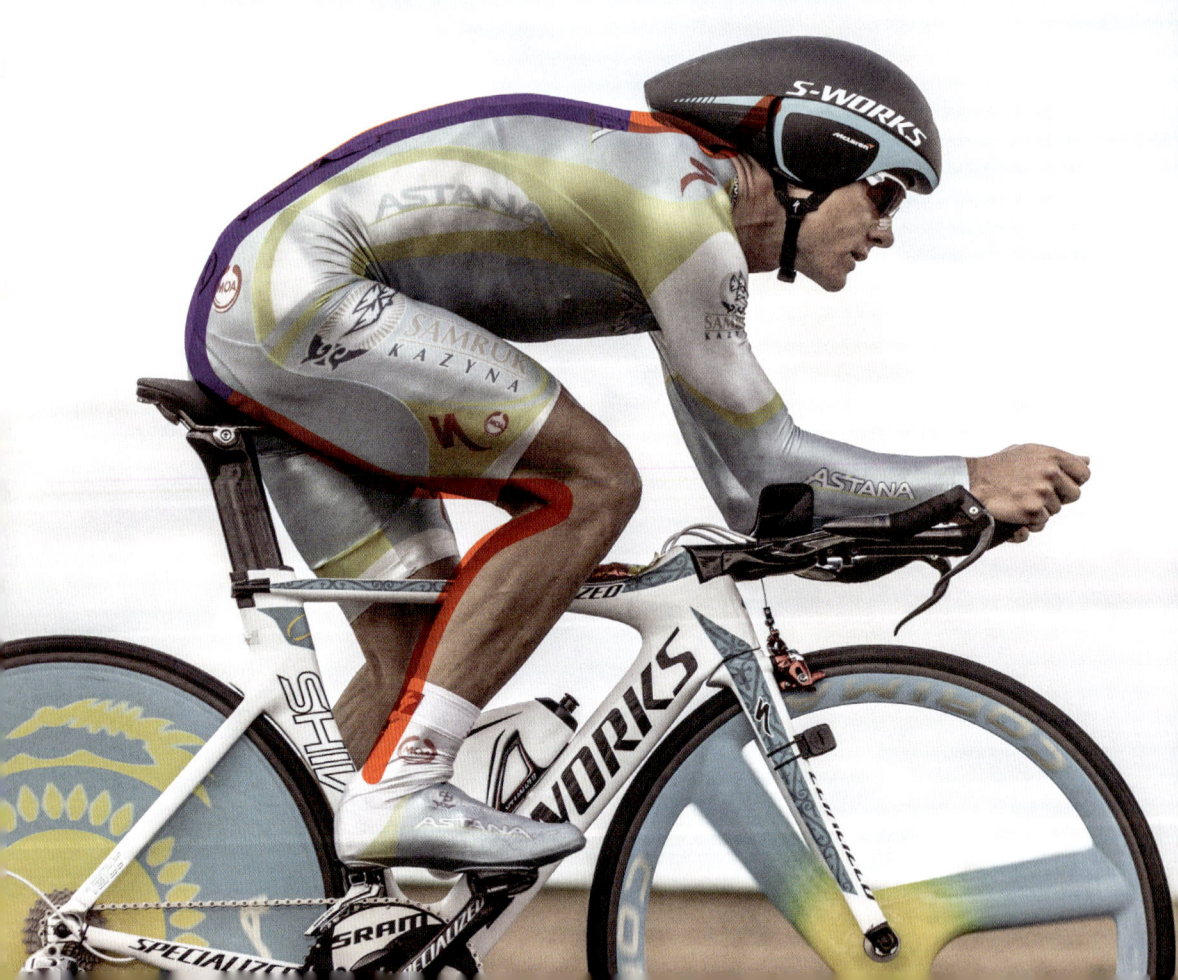

Die Übungen

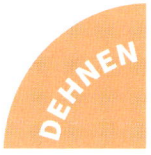

Tour der France oder anderen großen Rennen weiß man, dass sie einige Tage nach der Tour extrem steif gehen, vermutlich wegen der einseitigen Belastung.

Eingeschränkt ist bei so einseitig trainierten Strukturen allerdings nicht nur der Muskel, sondern die ganze Muskel-Faszien-Einheit, und zwar hauptsächlich, weil es im muskulären Bindegewebe zu einer Schwellung, genauer gesagt, zu einem Flüssigkeitsstau kommt. Langfristig kann sich aber bei einseitigem Training tatsächlich auch das rote Muskelgewebe verkürzen.

Radfahrer sollten also bewusst ausgleichen, indem sie viel dehnen, etwa mit den Dehnübungen »Die Katze« (Seite 130 f.) und »Der Adlerflug« (Seite 118 f.). Gut ist auch die Brustdehnung aus dem Abschnitt zu den Wikingerübungen (Seite 160 f.), denn der Oberkörper eines Radfahrers befindet sich meist in einer zusammengezogenen Position. Das führt im Übrigen auch dazu, dass die oberflächliche Rückenlinie ungleichmäßig belastet wird, und dies bei langen Touren und intensivem Training über lange Zeit: Die Rückseite der Oberschenkel ist bis unter das Knie belastet und verkürzt ebenso wie der rückseitige Nacken, und gleichzeitig ist der gesamte Rückenbereich ständig gedehnt.

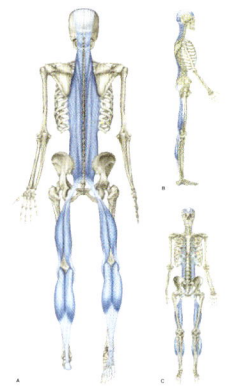

Die oberflächliche Rückenlinie

FASZIEN-FITNESS

Der Alltag als Übung: mehr kreative Bewegung!

Unser Plädoyer für mehr kreative Bewegung im Alltag: Nutzen Sie Ihren ganzen Bewegungsspielraum aus – werden Sie bei all Ihren Bewegungen vielseitiger und spielerischer! Sie fordern und stimulieren damit Ihre Faszien und beanspruchen auch Ihre Gelenke ausreichend. Das ist artgerecht, hält den Bewegungsapparat gesund und muss nicht an ein bestimmtes Trainingsprogramm oder eine Sportart gebunden sein.

Wir zeigen Ihnen hier deshalb einige Übungen, die Sie einfach nebenbei machen können, Sie brauchen in der Regel nicht einmal Sportkleidung dafür. Natürlich sollten Sie im Büro oder bei Freunden nicht gerade den Lichtschalter antreten, das machen Sie eher zu Hause. Aber wenn Ihr Chef nicht dabei ist, können Sie auf jeder Treppe den »Treppen-Tanz« machen oder in Ihrem eigenen Büro zwischendurch ein paar afrikanisch federnde Bewegungen ausführen, wenn Sie eine Briefklammer vom Boden aufheben.

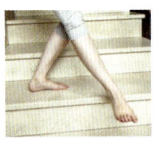 **1. Der Treppen-Tanz**

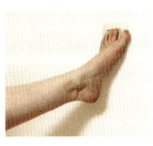 **2. Lichtschalter-Kung-Fu**

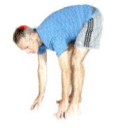 **3. Afrikanisches Bücken im Alltag**

Die Übungen

DER TREPPENTANZ

❶ – ❺ Jede Treppe bietet Ihnen die Möglichkeit zu einem kleinen Faszientraining: Springen Sie elastisch und möglichst lautlos von Stufe zu Stufe, und variieren Sie dabei die Stellung Ihrer Füße. Drehen Sie sie nach innen und nach außen, springen Sie nach rechts und links die Stufen hoch oder runter, und versuchen Sie dabei immer, ganz leise aufzukommen.

Diesen »Treppentanz« können Sie barfuß oder mit Schuhen, in Sport- oder Alltagskleidung machen – Stöckelschuhe sind allerdings ungeeignet, Sie brauchen unbedingt flexible Sohlen dafür. Die Bewegung soll tänzerisch, spielerisch und ganz leicht, wie nebenbei ausgeführt werden, idealerweise wird sie zur Gewohnheit auf jeder Treppe.

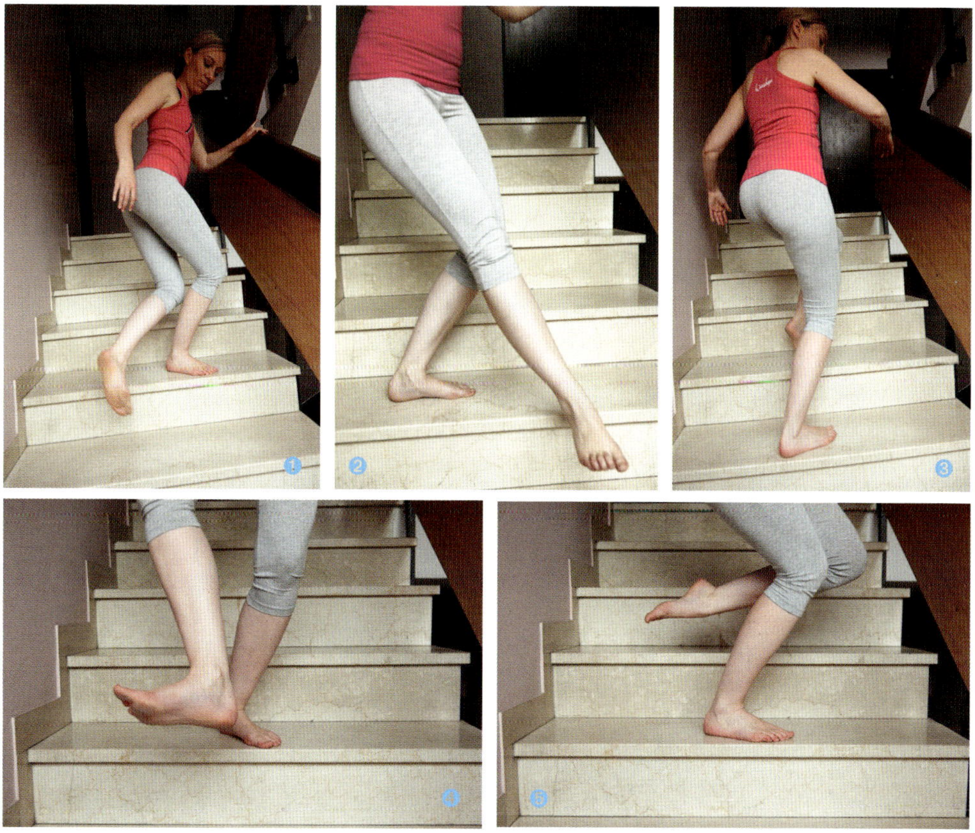

FASZIEN-FITNESS

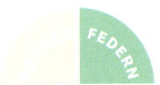

LICHTSCHALTER-KUNG-FU

Diese Übung kostet Sie vielleicht erst Überwindung, aber Sie macht wirklich Spaß! Denn Sie dürfen sich wie Karate Kid fühlen oder wie ein eleganter Kung-Fu-Kämpfer: Treten Sie öfter mal einen Lichtschalter an oder aus, anstatt ihn mit der Hand zu bedienen. Sinnvollerweise tun Sie das in der Wohnung nicht mit schmutzigen Straßenschuhen, denn vor allem am Anfang treffen Sie vielleicht öfter mal die Tapete.

So geht's:

❶ Visieren Sie den Lichtschalter an, gehen Sie in den Ausfallschritt und stellen Sie damit eine Vorspannung her.

❷ – ❸ Dann zielen Sie mit einem Fuß auf den Schalter und treffen ihn – hoffentlich. Fortgeschrittene können sich dabei auch drehen und mit dem Rücken zur Wand den Schalter treffen.

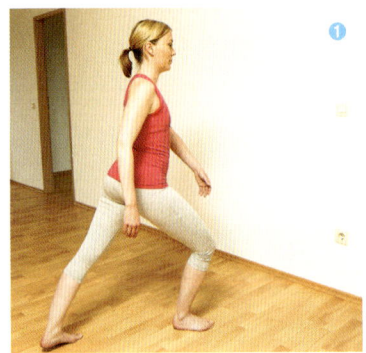 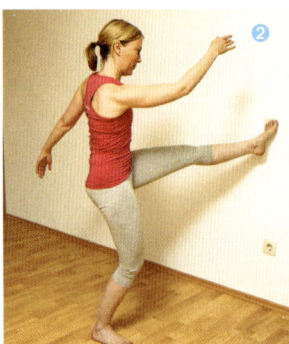 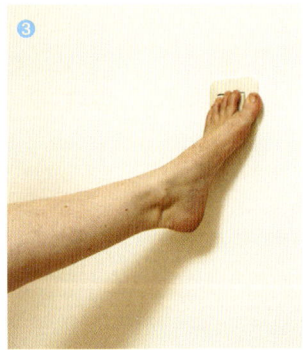

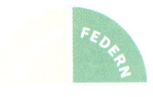

AFRIKANISCHES BÜCKEN IM ALLTAG

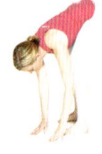

Immer wenn Sie etwas vom Boden aufheben, bücken Sie sich auf die von uns oben beschriebene afrikanische Weise (siehe Seite 132 f.): Sie federn tief aus der Lendengegend heraus. Schöpfen Sie dabei kurz den ganzen Bewegungsradius aus und federn Sie ein- oder zweimal nach.

Die Übungen

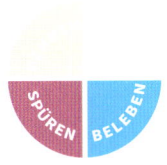

Ältere Menschen

Altern verändert die Faszien, zumal sich viele ältere Menschen auch weniger bewegen – und wer sich nicht bewegt, verklebt! Für Ältere ist Faszientraining daher besonders wichtig. Hier dazu einige Tipps speziell für Menschen über 60:

Die Regeneration des Gewebes verläuft im Alter langsamer. Regelmäßiges Ausrollen und Anregen der Faszien mit Übungen aus dem Bereich Beleben fördern den Stoffwechsel in den Faszien und pflegen das Gewebe.

Im Alltag sind für Sie besonders Beweglichkeit und Koordination wichtig, auch um zum Beispiel Stürze zu vermeiden. Wählen Sie also Übungen aus den Bereichen Dehnen und Spüren.

Bei den eher stärkenden Übungen aus dem Bereich Federn wählen Sie solche aus, die die Ganzkörperschwingung und die Koordination fördern. Dabei brauchen Sie nicht übermäßig viel Kraft zu entwickeln, im Gegenteil, Sie sollten eher behutsam üben.

❶ Eine gute Übung ist zum Beispiel »Der schwingende Bambus« (Seite 142 f.).

❷ Auch »Das fliegende Schwert« (Seite 134 f.) kann eine gute Ganzkörperübung sein, wenn Sie diese vorsichtig ausführen. Beginnen Sie sanft und vermeiden Sie jede ruckartige Dynamik. Lassen Sie Ihren Atem die fließende Bewegungsgeschwindigkeit vorgeben.

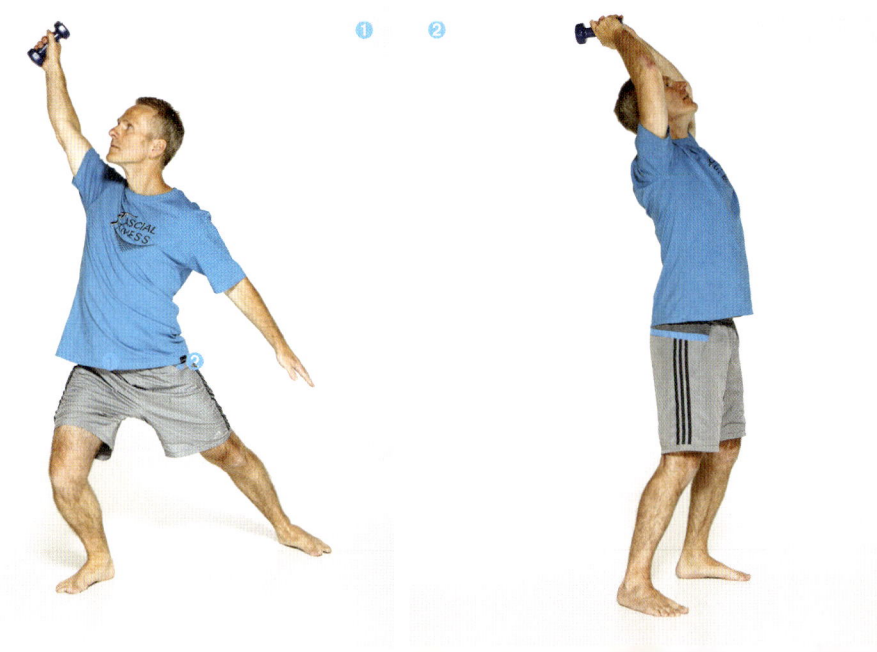

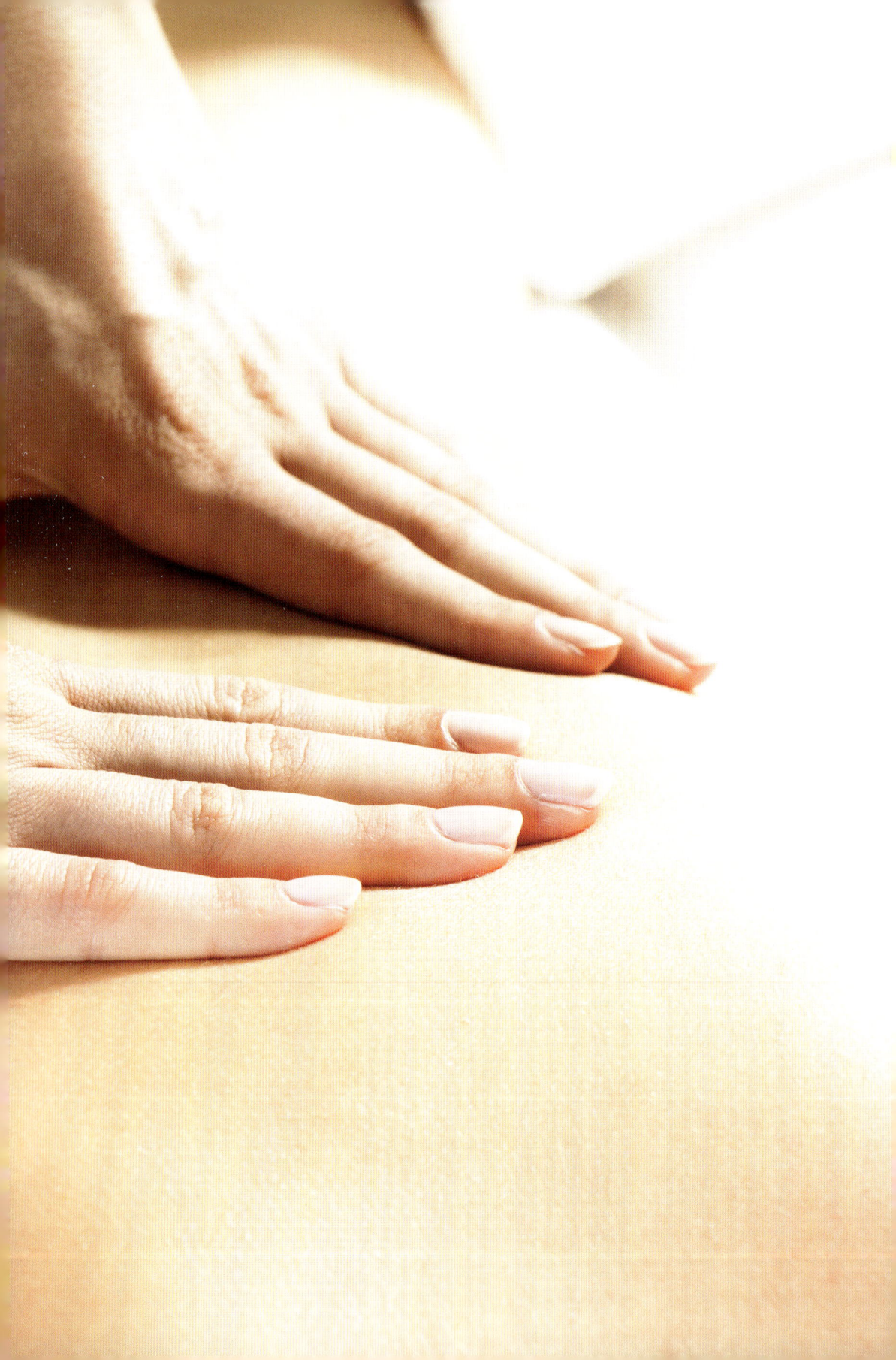

4. KAPITEL

Faszien, Physiotherapie und sanfte Heilmethoden

Faszien, Physiotherapie und einige Bewegungs- und Heilverfahren haben eine enge Verbindung. Physiotherapie ist dabei möglicherweise das Feld, in dem sich durch die neuen Erkenntnisse am meisten bewegt: Vielleicht müssen sogar ganze Theoriegebäude und Methoden neu überdacht und ergänzt werden. Gleichzeitig sind Physiotherapeuten verschiedener Couleur auch Faszienspezialisten, daher haben wir 2007 zu unserem ersten internationalen Faszienkongress an der Harvard University bewusst neben Medizinern und Biologen gerade Physiotherapeuten eingeladen. Denn viele von ihnen haben durch ihre jahrelange Erfahrung mit den Reaktionen des Körpers auf Berührung und manuelle Behandlung extrem viel Wissen angesammelt, das wir für die Faszienforschung nutzen wollten. Meine eigene Ausbildung als Rolfer und Feldenkrais-Lehrer liefert mir bis heute Impulse für die wissenschaftliche Arbeit.

In diesem Kapitel möchte ich Ihnen kurz einige Konsequenzen aufzeigen, die die neuen Erkenntnisse aus der Faszienforschung für einige manuelle und andere, sogenannte alternative Verfahren hat. Das ist wirklich interessant und eröffnet Wege zu integrativen Therapien. Bei den Verfahren, die ich hier kurz kommentiere, geht es um einige Bewegungslehren sowie um manuelle Therapie oder Massage. Das Wissen um die heilende Wirkung von Gymnastik und Massage ist uralt. Wahrscheinlich reichen die Wurzeln von Gymnastik und Massage zu Heilzwecken bis in die Steinzeit zurück, und Formen davon finden sich in vielen Kulturen. Aus China, das eine der ältesten Sportkulturen der Welt hat, gibt es seit dem 4. Jahrtausend v. Chr. Berichte über Körperübungen und manuelle Behandlung. Ebenso alt sind Überlieferungen aus Indien, das die älteste systematische Medizintradition der Welt besitzt. Dort sind bis heute sowohl Gymnastik als auch Massage Bestandteil der Volksmedizin. In der europäischen Medizin und Kultur gab es besonders in der Antike, bei Griechen und Römern, eine ausgeprägte Tradition von Leibesübungen und Massage, und zwar sowohl für den Sport als auch in der Heilkunst: Dass Massage beruhigend wirkt und Heilung fördert, gehörte zum medizinischen Wissen.

Dieses Wissen trat im europäischen Mittelalter etwas in den Hintergrund, kehrte in der Renaissance aber wieder zurück, um dann ab der Aufklärung richtig aufzublühen: Vor allem im 19. Jahrhundert gab es – man denke an den deutschen Turnvater Jahn – geradezu eine kontinentale Bewegung der Körperertüchtigung. Manuelle Verfahren wurden in diesem Zeitraum durch die Naturheilkunde wesentlich befördert, die in dieser Zeit ganz besonders in Deutschland großen Einfluss gewann. Eine zweite Welle gab es in den 1920er- bis 1950er-Jahren. Und ganz neu erreichte uns seit 1970 der Boom der sanften, »östlichen« und alternativen Methoden, mit Yoga, Shiatsu, Akupunktur, Qigong, Pilates und vielem mehr.

Die Faszienforschung kann heute viele Erfolge, die diesen verschiedenen Methoden zugeschrieben werden, aus einem neuen Blickwinkel beleuchten. Sogenannte sanfte oder komplementäre Verfahren haben tatsächlich oft Wirkungen, die man sich bisher nicht erklären konnte. Das betrifft unter anderem Akupunktur, Yoga und Osteopathie. Die ursprünglich dahinterstehenden Theorien über Lebensenergie, Meridiane, Blockaden oder »gestörte Harmonie« entstammen traditionellem Wis-

Antike Ärzte schätzten Gymnastik und Massage.

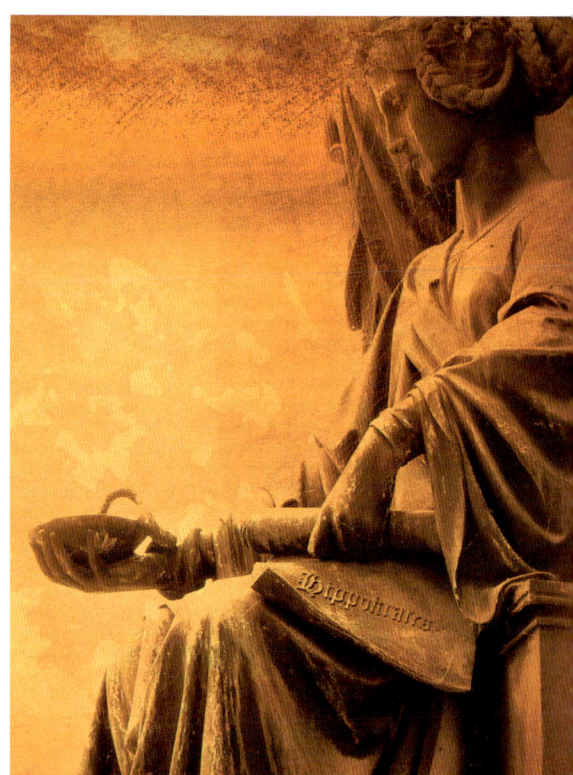

sen, manchmal intuitiven Einsichten oder auch schlicht Spekulationen. Aber esoterische Konzepte konnten skeptische Ärzte und Wissenschaftler bisher nicht überzeugen – auch mich nicht. Meine Geschichte dazu kennen Sie schon. Manche klinischen Erfolge aber gaben zumindest den Methoden recht, wenn schon kein plausibles Erklärungsmodell dafür bestand oder besteht.

Wie wir jetzt allerdings wissen, könnten Dehnung und Stimulation der Faszien, der Flüssigkeitsaustausch, der Stoffwechsel in ihnen und ihre Interaktion mit dem Nervensystem den Hintergrund dafür bilden. Und zwar, weil viele manuelle Methoden und Bewegungsformen mehr oder weniger gezielt die Faszien erreichen – vielleicht ohne dass die Anwender und Theoretiker der Verfahren das unbedingt wissen. Das ist das Erstaunliche vor allem an älteren Methoden, die traditionell sind oder auf Erfahrungswissen beruhen: Sie zielen auf die Faszien oder erreichen sie. Und das könnte bestimmte Erfolge und Effekt dieser Methoden naturwissenschaftlich erklären. Was es damit auf sich hat, erkläre ich Ihnen anhand einiger ausgewählter Beispiele.

YOGA

Die altindische Gymnastik wurde über Jahrhunderte entwickelt. Mindestens seit 700 v. Chr. gibt es Berichte aus den älteren Upanishaden, einer Sammlung philosophischer Schriften des Hinduismus. Ursprünglich ist Yoga eine Folge von asketischen Leibesübungen, die der Meditation dienen, indem sie unter anderem den Atemrhythmus beeinflussen. Im ursprünglichen hinduistischen Sinn hat Yoga einen spirituellen Rahmen und ist eingebettet in eine Tradition von Selbstzucht und Verzicht – es ist kein Sportprogramm, sondern gehört zur Suche nach Erleuchtung und dem Verlangen nach Selbstvervollkommnung. Die heute bekannten Formen des Yoga im Westen sind allerdings recht körperbetont und haben sich von den indischen Ursprüngen weit entfernt. Viele Übungen und Positionen sind aber im Wesentlichen gleich geblieben.

Die erstaunlichen Erfolge von Yogaübungen bei der Schmerzbehandlung, speziell bei Rückenschmerzen, haben in den letzten 20 Jahren Experten aufmerksam gemacht. Yoga reduziert nachweislich auch Stress und reguliert überhöhten Blutdruck nach unten. Das beweisen internationale wissenschaftliche Studien, darunter auch eine aus Deutschland von Prof. Andreas Michalsen, Naturheilkundeforscher in Berlin. Was die Ursache für die positiven Erfolge angeht, glaubte man im Westen vornehmlich, dass Yoga über die Psyche wirkt, weil es zu konzentrierten Posen und Verharren zwingt und damit Stress reduziert, auch sollen die Meditation und der spirituelle Aspekt dabei helfen, insbesondere, weil sie Selbstheilungskräfte aktivieren.

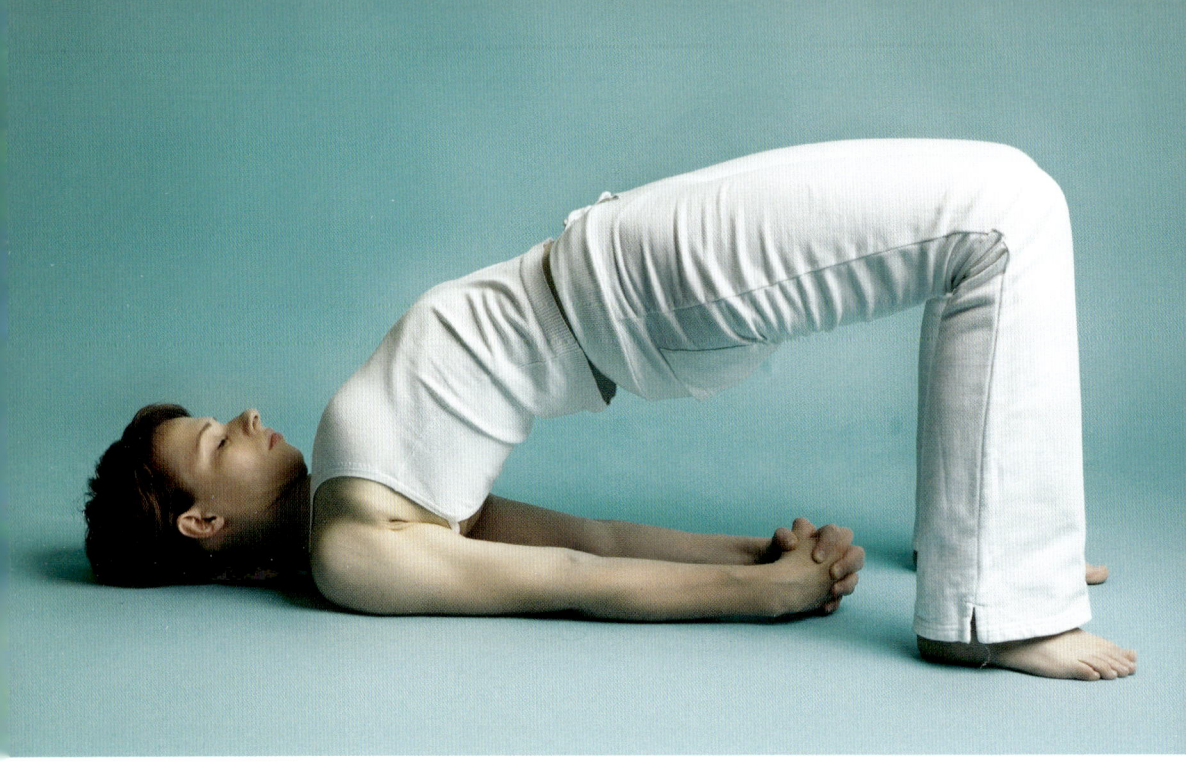

Dehnübungen aus dem alten Indien werden heute neu interpretiert

Aber auch die Muskelkräftigung und eine bessere Durchblutung wurden für die Erfolge ins Feld geführt, die Standarderklärung für Effekte bei körperlichen Übungen.

Doch Yoga besteht vor allem aus Dehnübungen – Positionen, die lange eingehalten werden. Dieses Dehnen erreicht offensichtlich die Faszien. Sie reagieren darauf unter anderem mit Signalen ans Nervensystem und Änderung ihrer Spannung. Und wie es scheint, ist genau das, die Reaktion in den Faszien, verantwortlich für die meisten der positiven körperlichen Effekte. Das vermuten zumindest internationale Forscher, maßgeblich dabei sind Arbeiten von Helene Langevin aus den USA. Langevin ist weltweit eine der renommiertesten Neurowissenschaftlerinnen, und sie hat an der Harvard-Universität den Lehrstuhl für komplementäre und integrative Medizin inne. Dort erforscht sie auch die Wirksamkeit und Anwendbarkeit sogenannter alternativer Verfahren mit wissenschaftlichen Methoden. In Tierversuchen konnte Langevin schon nachweisen, dass Dehnen Entzündungserscheinungen verringert und Schmerzen lindert. Dazu wurde Ratten eine Substanz in die tiefe Rückenfaszie gespritzt, die die Entzündung hervorruft. Zu sehen war, dass die Tiere sich dann verkrampft bewegten und offensichtlich Rückenschmerzen hatten. Ein Teil der so behandelten Ratten wurde dann zwölf Tage lang jeden Tag zehn Minuten vorsichtig gedehnt, indem die Forscher sie in die Hand nahmen und ihren Rücken mehrmals sanft streckten. Das sollte die Dehnungen, die bei Yogaübungen gemacht werden, simulieren. Ergebnis: Die Ratten, die gedehnt wurden, hatten bald wieder einen normalen Gang und die Entzündung ließ nach. Gewebeschnitte zeigten das später, dass es weniger Entzündungszellen in ihrer Rückenfaszie gab als bei den unbehandelten Ratten.

Eine große klinische Studie mit Rückenschmerzpatienten, durchgeführt von einer Schülerin von Helene Langevin, offenbarte dann, dass das Dehnen tatsächlich die Erfolge von Yoga bei Rückenschmerzpatienten erklären kann.

Dabei wurde eine große Gruppe von Patienten in drei Gruppen geteilt, von denen ein Teil drei Monate lang Yoga machte, ein Teil konventionelle Gymnastikübungen für den Rücken inklusive Stretching, und 45 lasen ein Buch über Schmerz, in dem auch Übungsanleitungen zu Atem und Meditation sowie Tipps zur Lebensführung enthalten waren. Das Ergebnis: Die Gruppe mit dem Selbsthilfebuch schnitt am schlechtesten ab, sowohl die Yoga- als auch die Gymnastikgruppe hatten aber gleiche Erfolge: Die Teilnehmer berichteten über geringere Schmerzen. Diese Studie von Karen Sherman, Universität Seattle, ist international aufgenommen worden und gilt als Beweis dafür, dass Yoga weder allein über Meditation und Spirituelles noch über Muskelkräftigung wirkt, sondern tatsächlich über seine spezifischen Dehnübungen.

Was das Dehnen nun genau macht – ob etwas gelockert oder weich wird, ob Botenstoffe ausgeschüttet werden oder ob Signale an das vegetative Nervensystem gehen, ob es propriozeptive oder interozeptive Phänomene sind –, das ist damit noch nicht abschließend geklärt. Natürlich muss hier noch mehr geforscht werden. Aber diese Hinweise auf die Faszienwirkung von Yoga und die Faszienbeteiligung am Rückenschmerz sind schon sehr überzeugend.

KLASSISCHE MASSAGE UND MANUELLE THERAPIE

Schon in der Antike massierten speziell ausgebildete Sklaven die Gladiatoren und Olympioniken, Massage ist wahrscheinlich sogar die älteste Heilmethode der Welt. Bisher wurden ihre Erfolge vornehmlich mit der besseren Durchblutung und der allgemeinen Lockerung von Muskeln erklärt.

Doch die Faszien spielen dabei wohl die bedeutendere Rolle: Massage regt den Stoffwechsel in den Faszien an und schüttet Botenstoffe und Hormone aus – denn die Faszien sind Teil des spezifischen Systems für sozialen Kontakt und soziale Berührung, das Menschen haben. Massage mit langsamer, schmelzender Druckausübung fördert außerdem den Flüssigkeitsaustausch in den Faszien, wie Sie schon erfah-

FASZIEN-FITNESS

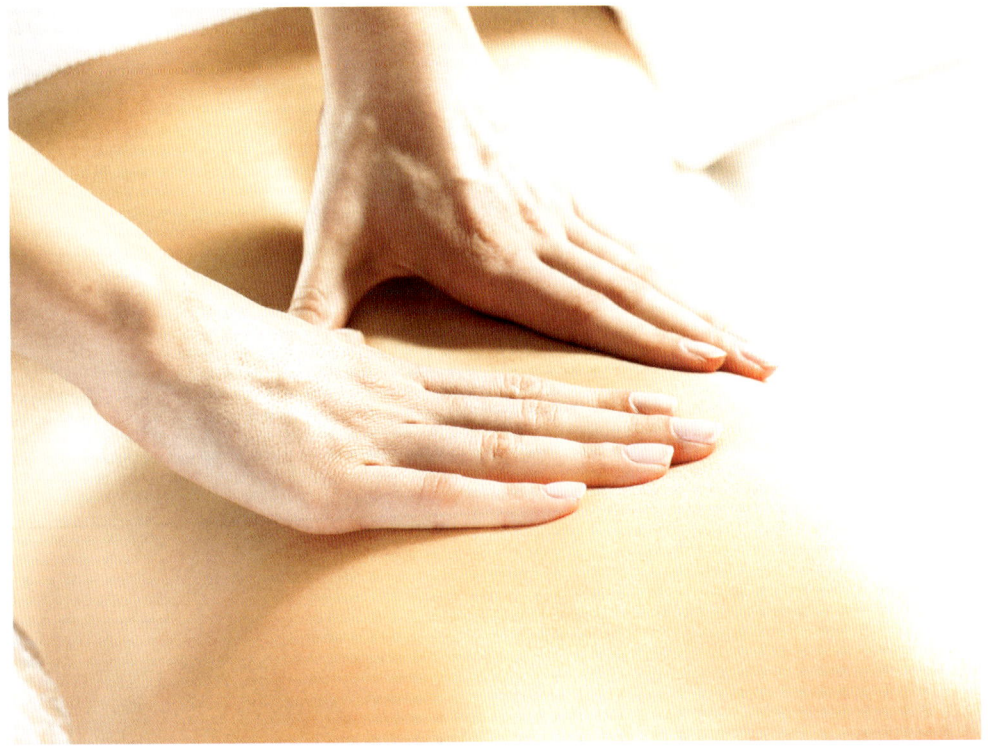

Heilen mit den Händen ist uralt.

ren haben. Damit werden auch Stress- und Entzündungsstoffe sowie Stoffwechselreste aus dem Gewebe entfernt, das sich danach wieder mit frischer Flüssigkeit und Nährstoffen füllt. Und Massage führt außerdem, wie Faszienforscher nachgewiesen haben, zur Ausschüttung entzündungshemmender Botenstoffe in Haut und Faszien und sie kann sogar Verklebungen und Verfilzungen in den Faszien lösen. Denken Sie an den Tierversuch von Geoffrey Bove und Susan Chapelle mit der Massage von Operationsnarben, den wir in Kapitel 2 (siehe Seite 42) schon erwähnt haben. Massiert wurden die Tiere übrigens mit langsamen, schmelzenden Bewegungen, also Techniken, die auch beim Rolfing angewendet werden. Die biochemischen und neuroreflektorischen Auswirkungen von Massage sind in der Physiologie schon lange bekannt. Dass es aber genau die Faszien sind, die hierbei wichtig sind, und nicht die Muskeln oder nur deren Blut- und Nervenversorgung, ist eine neue Erkenntnis.

AKUPUNKTUR

Akupunktur ist ein sogenanntes komplementäres Heilverfahren und hilft unzweifelhaft bei Rücken- und Knieschmerzen. Aber warum? Die Chinesen, die wohl seit etwa dem 2. Jahrhundert v. Chr. Nadelstiche in die Körper von Patienten gesetzt haben, gehen von »Meridianen« aus, angeblichen Leitbahnen durch den ganzen Körper, in denen eine Lebensenergie fließen soll. Wird diese blockiert, sollen die Nadeln die Bahnen frei machen. Ein weiterer Hintergrund sind philosophische Vorstellungen von Yin und Yang, weiblichen und männlichen Energien, die von den insgesamt 400 Akupunkturpunkten stimuliert und ins Gleichgewicht gebracht werden sollen. Doch von ominösen Energien und energetisch geladenen Meridianen, in denen eine umfassende Lebensenergie fließt, sind westliche Forscher keinesfalls zu überzeugen. Trotzdem wirkt Akupunktur offensichtlich – und wieder hat Helene Langevin, die komplementäre Verfahren erforscht, hier eine Beteiligung der Faszien nachgewiesen: Die Akupunkturpunkte liegen nämlich auf Faszienkreuzungspunkten, die mit Rezeptoren versehen sind und reflektorisch reagieren. Sie schicken also Signale ans Gehirn und an die Muskeln, wenn sie stimuliert werden (durch Nadeln, aber auch durch Druck und Massage). Das heißt: Akupunkturnadeln stimulieren die Faszien zu Reaktionen, die sich dann heilend auswirken. Das könnte auch erklären,

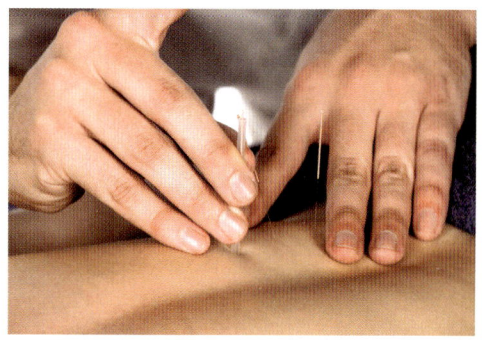

Nadelstich gegen Schmerz: Akupunktur wirkt tatsächlich.

warum in Studien sogar die sogenannte Scheinakupunktur gewirkt hat. Dabei stechen die Versuchsleiter nicht genau in die klassischen Akupunkturpunkte, sondern etwas daneben. Sie treffen dabei jedoch Bereiche, die noch zu demselben sensiblen Areal, medizinisch Dermaton genannt, gehören. Die Tatsache, dass derselbe Haut- und Bindegewebsbereich stimuliert wird, könnte die Wirksamkeit dieser Scheinakupunktur erklären. Seit Helene Langevins verschiedenen anatomischen und physiologischen Tests hat es dazu noch weitere Arbeiten gegeben, vor allem von chinesischen Forschern. Die Übereinstimmung von Akupunkturpunkten mit bestimmten Bindegewebspunkten hat sich dabei bestätigt, und auch die Chinesen gehen jetzt davon aus, dass Akupunktur unter Beteiligung der Faszien wirkt. Allerdings bleiben sie noch dabei, dass außerdem die Lebensenergie fließt. Das sei ihnen unbenommen.

ROLFING

Diese Methode der manuellen Behandlung haben Sie schon kurz kennengelernt, als wir über die Pioniere der Faszienforschung gesprochen haben. Wissenschaftliche Studien zum Rolfing gibt es vor allem aus den USA. Rolfing ist bisher nicht von den Kassen anerkannt, aber wir arbeiten daran und sind dabei, unsere Erfolge bei Rücken- oder Schulterschmerzen, allgemeinen Schmerzen, Verspannungen und Haltungsproblemen zu dokumentieren und wissenschaftlich zu belegen. Von der ursprünglichen Vorstellung, dass ein Rolfer das Bindegewebe verformen oder wieder in Form bringen kann sowie einen wie auch immer gearteten Energiefluss wieder löst, sind die Rolfer inzwischen aber weitgehend abgewichen. Ida P. Rolf hatte in vielem recht und war eine absolute Pionierin darin, dem Bindegewebe bei der Beweglichkeit des Körpers eine hervorragende Position

Rolfing-Griffe gehen tief ins Gewebe und zielen direkt auf die Faszien.

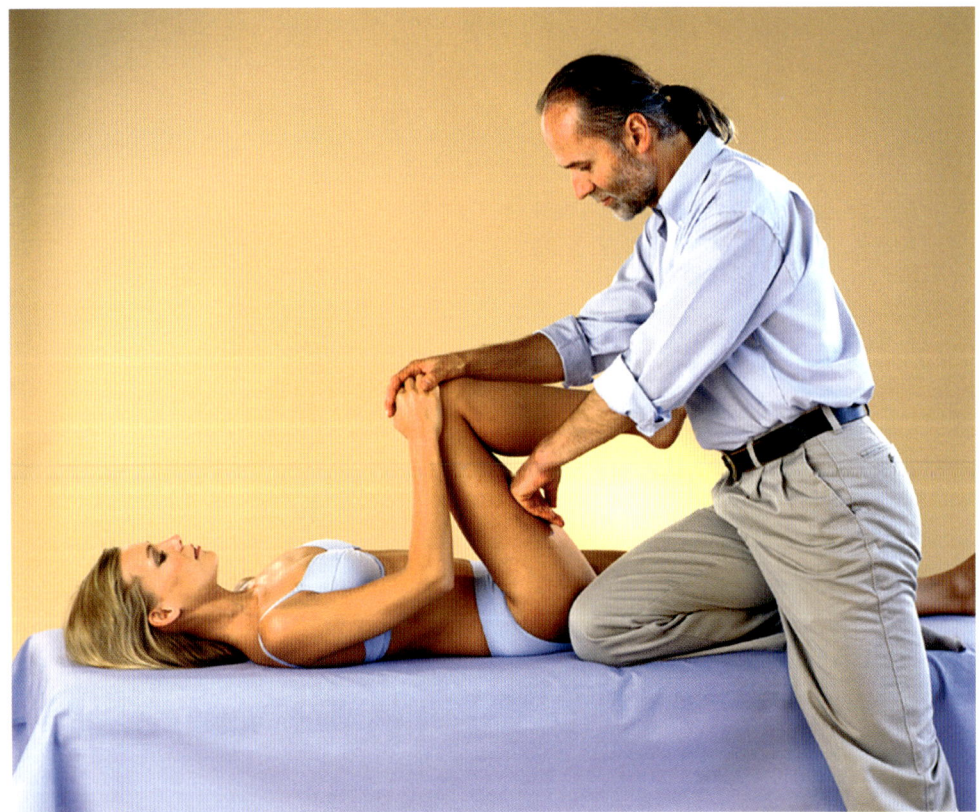

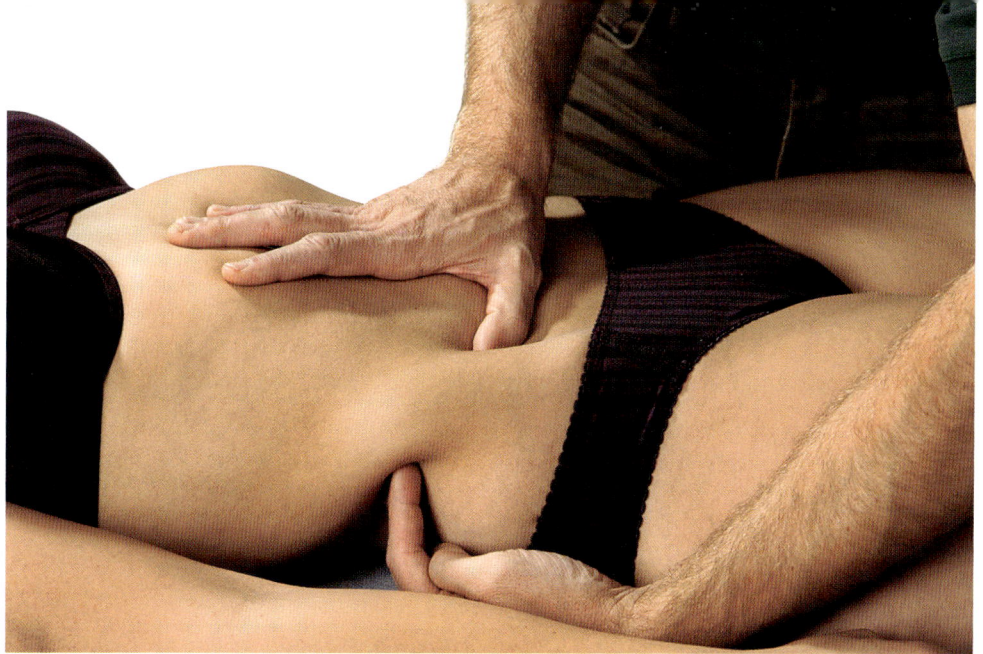

Osteopathen stützen ihre Methoden heute stark auf das Wissen um die Faszien.

einzuräumen. Einige ihrer Erklärungen erscheinen aber aus heutiger Sicht veraltet, zum Beispiel, dass man mit starkem Druck festes Bindegewebe bleibend verformen kann. Auch wusste sie nicht, dass die Faszien mit Nervenendigungen versehen sind – Ida Rolf hat sie eher als interessantes mechanisches Material betrachtet. Wenn die große alte Dame aber die rasante Dynamik der modernen Faszienforschung hätte miterleben können, wäre sie davon ebenso begeistert, wie es viele ihre Kollegen aus der Körpertherapie heute sind, da bin ich mir sicher. Immerhin – ihre Erkenntnisse und ihre Grifftechniken haben sich als wirksam erwiesen. Das zeigte unter anderem eine Studie über zehn Rolfing-Sitzungen bei Patienten mit Nackenschmerzen. Die Rolfing-Techniken sind langsame, schmelzende Massagegriffe und sehr feste Einwirkung auf Faszien an bemuskelten Körperstellen wie Lendenwirbelsäule, Schultern, Nacken.

Dazu kommen die Einwirkung auf Schultern und Arme durch Bewegung und Streckung und spezielle Griffe, die das Becken anheben und damit die langen Faszienzugbahnen miteinbeziehen.

OSTEOPATHIE

Die Osteopathie ist ein manuelles Verfahren, das für nahezu alle Krankheiten eine Behandlung vorsieht. Über den Begründer, Andrew Taylor Still, haben Sie schon in Kapitel 1 (siehe Seite 43) etwas erfahren, nach Stills Tod wurde die Osteopathie im 20. Jahrhundert in verschiedene Richtungen weiterentwickelt.

Die Behandlung geschieht durch Handauflegen des Therapeuten und bestimmte Griffe und Massagetechniken. Osteopathische Behandlungen sind teilweise umstritten, wirken aber nach eigenen Studien des Osteopathen-Verbandes bei vielen Schmerzsymptomen und bei bestimmten Regulationsstörungen wie Bluthochdruck, bei Migräne und chronischen Krankheiten. Sie werden inzwischen sogar von einigen Krankenkassen bezahlt, obwohl bisher weder der theoretische Hintergrund bewiesen ist noch ihre Wirksamkeit in allen Fällen eindeutig belegt ist. Doch die Osteopathie erfreut sich großer Beliebtheit in der Bevölkerung, und sie ist in den USA sogar Universitätsforschungsgebiet und Bestandteil ärztlicher Ausbildung. Gegenwärtig werden ihre Erfolge klinisch geprüft.

Ein Hintergrund der Methode ist die Vorstellung, dass alle Organe und Teile des Körpers in Bewegung sind, also gegeneinander verschiebbar, und das auch sein müssen, da sie Teil eines Lebensfluidums und eines Flüssigkeitssystems sind. Und tatsächlich gibt es ja über das Fasziennetz einen körperweiten Flüssigkeitsaustausch – auch ist die Beweglichkeit von Organen und großen Muskeln innerhalb ihrer Faszienhüllen entscheidend für die im wahrsten Sinne des Wortes reibungslose Funktion. Erfolge der Osteopathie könnten also darauf beruhen, dass die manuelle Stimulation der Faszien durch die Techniken des Osteopathen etwas auslöst, etwa ihren Stoffwechsel anregt oder neuronale Reflexe und Reaktionen hervorruft. Die Wirksamkeit von osteopathischen Behandlungen lässt sich zum Teil wissenschaftlich belegen und vor dem Faszienhintergrund erklären, umfassend ist das allerdings noch nicht. Dafür bieten die Osteopathen für zu viele Probleme eine Lösung an und ihre Techniken sind auch nicht einheitlich. Doch dass die Wirkung wesentlich auf die Beteiligung der Faszien zurückgeht, scheint sicher. Inzwischen arbeiten einige Wissenschaftler, darunter der Italiener Paolo Tozzi, ein Physiotherapieforscher und Osteopath, an der Begründung der osteopathischen Techniken mit den Erkenntnissen der Faszienforschung. Auch er war Teilnehmer an unseren Faszienkongressen.

PILATES

Das Körper- und Bewegungsprogramm, das unter dem Namen Pilatestraining bekannt ist, hat ursprünglich ein Berufsboxer und Zirkusartist entwickelt. Und das nicht ganz zufällig – Joseph Hubert Pilates hatte umfassende Sporterfahrung. Geboren wurde er 1883 in Mönchengladbach. Er emigrierte 1912 nach England und später in die USA, sein Training entwickelte Pilates zunächst für Soldaten und Polizisten. Als Kriegsgefangener im Ersten Weltkrieg hielt er mit Übungen seine Mitgefangenen fit, angeblich überstanden sie dank Pilates die große Grippeepidemie von 1918 bis 1920 besser als viele andere. Später entwickelte Pilates sein Programm in Richtung Heilgymnastik und Rehabilitation weiter, vor allem auch als Training für Tänzer. Dabei arbeitete er in den USA mit Rudolf von

Laban zusammen, von dem Sie in Kapitel 3 schon gehört haben (siehe Seite 69).

Pilatestraining erfreut sich heute großer Beliebtheit, gerade weil es tänzerische und spielerische Elemente hat und sowohl Dehnung als auch Kräftigung und vor allem gute Koordination vorsieht – kein Wunder bei dem Hintergrund eines Zirkusakrobaten. Der Schwerpunkt liegt auf der Kräftigung des Körperzentrums, also der Bauch-, Rumpf- und Beckenmuskulatur, in der eigenen Pilatessprache das »Powerhouse«. Die Kräftigung wirkt sich erwiesenermaßen gut auf Rückenschmerzen aus. Pilatestraining hat aber auch Erfolge bei vielen anderen Schmerzsyndromen sowie bei Stress und Regulationsstörungen.

Pilates selbst erklärte die Wirksamkeit seines Trainings über Federn und Bänder im Körper. Damit meinte er als medizinischer Laie sicherlich auch die Faszien, ohne dass er das speziell benannt hätte. Aber er hatte wohl ein großes Gespür für Körperbewegungen und Anatomie, sodass er intuitiv die Beteiligung der Faszien und der Faszienzugbahnen begriff.

Typische Pilatesübungen stärken die Körpermitte.

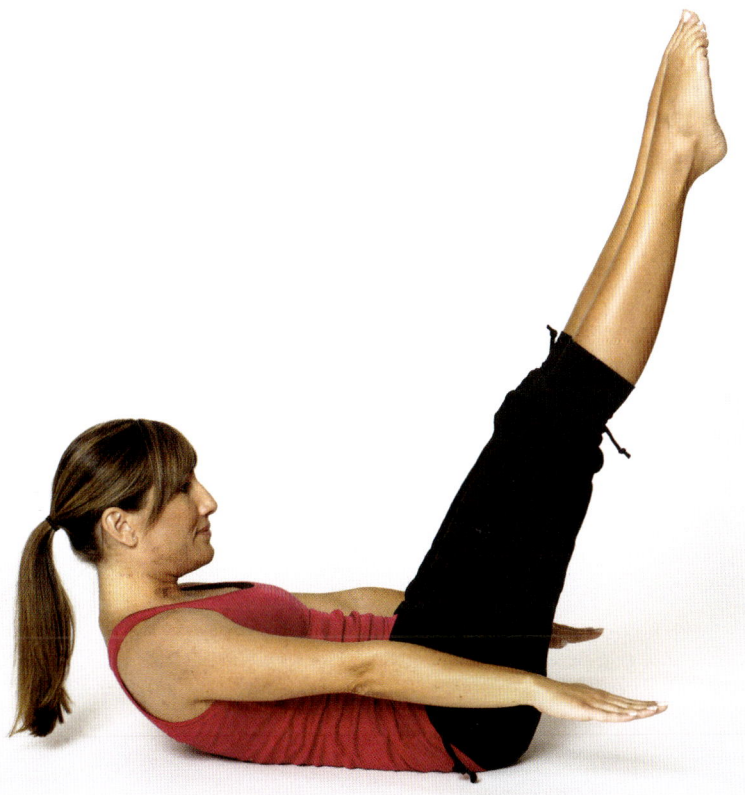

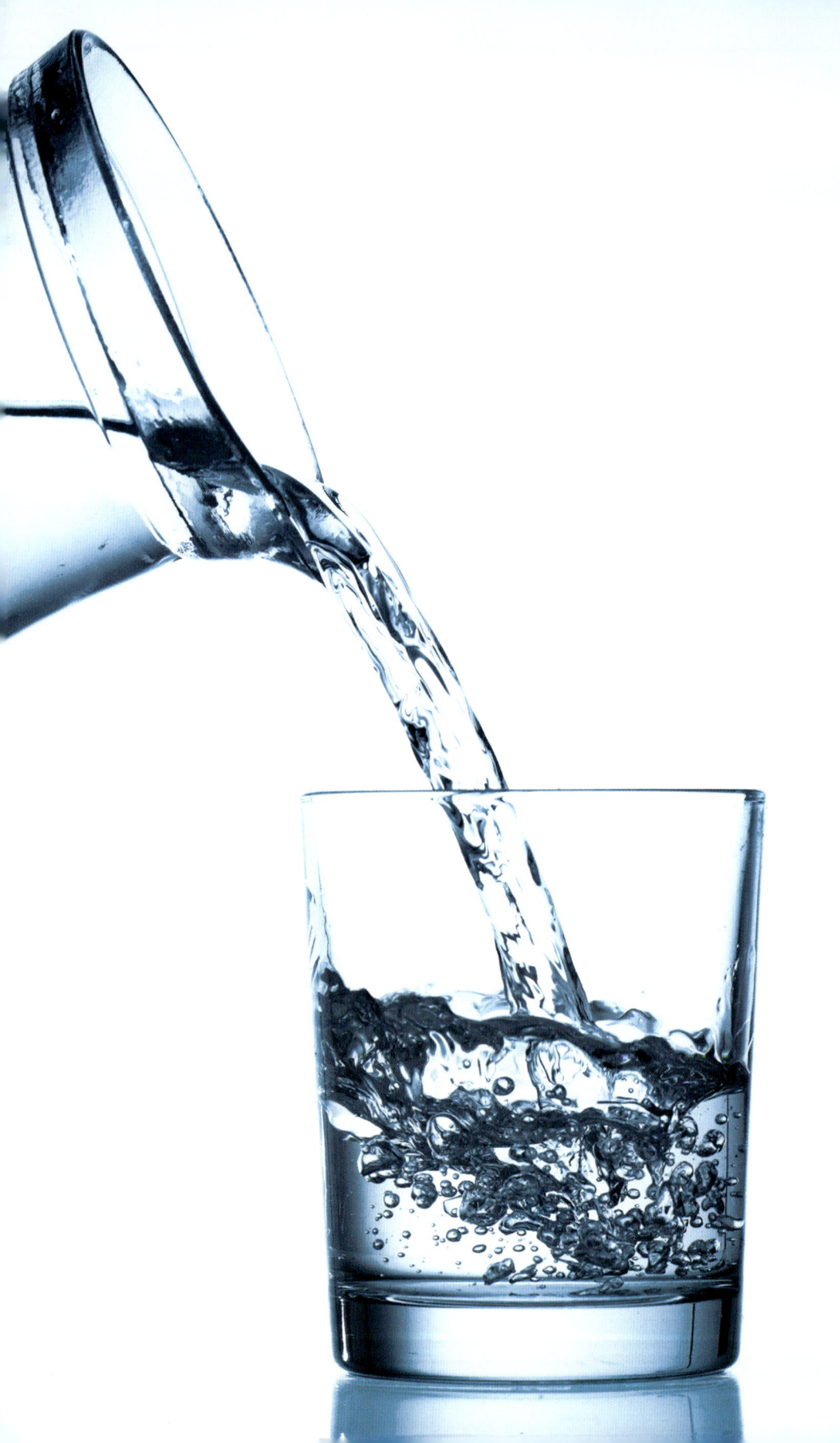

5. KAPITEL

Fitte Faszien: Essen und gesunder Lebensstil

Zum Abschluss möchten wir dem Thema Ernährung und Lebensstil noch ein kurzes Kapitel widmen. Fragen dazu werden uns in unserer Arbeit oft gestellt: Was sollen wir essen? Wie wirkt sich die Ernährung auf das Bindegewebe aus? Welche Mineralien, Spurenelemente oder Vitamine sind wichtig?

Generell ist klar: Eine gesunde Ernährung und ein gesunder Lebensstil gehören dazu, wenn man seine Faszien fit halten oder wieder fit machen will. Das ist fast trivial, schließlich ist der gesamte Körper abhängig davon, dass wir ihn mit gutem Essen und genügend Schlaf pflegen. Die meisten Ratschläge dazu sind bekannt und verstehen sich von selbst, die müssen wir Ihnen eigentlich nicht aufzählen. Aber es gibt doch einige Gesichtspunkte, auf die man besonders achten und die man optimieren kann, wenn man sein Bindegewebe gesund halten will.

Unsere Tipps fußen auf bekannten Ernährungs- und Gesundheitsratschlägen, sind aber keine umfassende Ernährungsberatung. Wir akzentuieren jeweils nur, was für die Faszien besonders wichtig ist. Und am Ende gebe ich Ihnen noch ein paar ganz persönliche Tipps.

GEFAHR ÜBERGEWICHT

Vermeiden Sie Übergewicht, denn Übergewicht bedeutet, dass der Halteapparat – Knochen, Gelenke, Bänder, Sehnen, fasziales Gewebe – stärker belastet wird, als ihm guttut. Außerdem leidet die Beweglichkeit. Übergewicht bedeutet aber vor allem, dass sich im Fettgewebe, das ja Teil des Bindegewebes ist, viel Fett einlagert. Die gefüllten Fettzellen geben ungünstige Hormone sowie viele Entzündungsstoffe ab – und die wirken nachweislich schädigend auf Stoffwechsel und Bindegewebe. Nicht zu vernachlässigen ist außerdem die Optik: Übergewichtige haben oft sichtbare Cellulite an Bauch, Beinen, Po und Oberarmen.

NICHT RAUCHEN!

Rauchen schadet dem ganzen Körper. Und wenn Sie Ihrem Bindegewebe etwas Gutes tun wollen, dann sollten Sie auf gar keinen Fall rauchen. Beim Rauchen entstehen nämlich Unmengen an zellschädigenden freien Radikalen im Körper und der Sauerstoffgehalt des Blutes nimmt ab. Zudem inhalieren Sie Nikotin – ein Gefäßgift, das die Blutgefäße zusammenzieht und unter Stress setzt. Für die Faszien bedeutet das alles, dass sie schlechter ernährt werden. Raucher haben erwiesenermaßen ein höheres Risiko für Rückenschmerzen, Knorpelschäden, Arthrose und Bandscheibenvorfälle, die

Überflüssige Kilos gehen nicht nur auf die Knochen. Sondern auch aufs Bindegewebe.

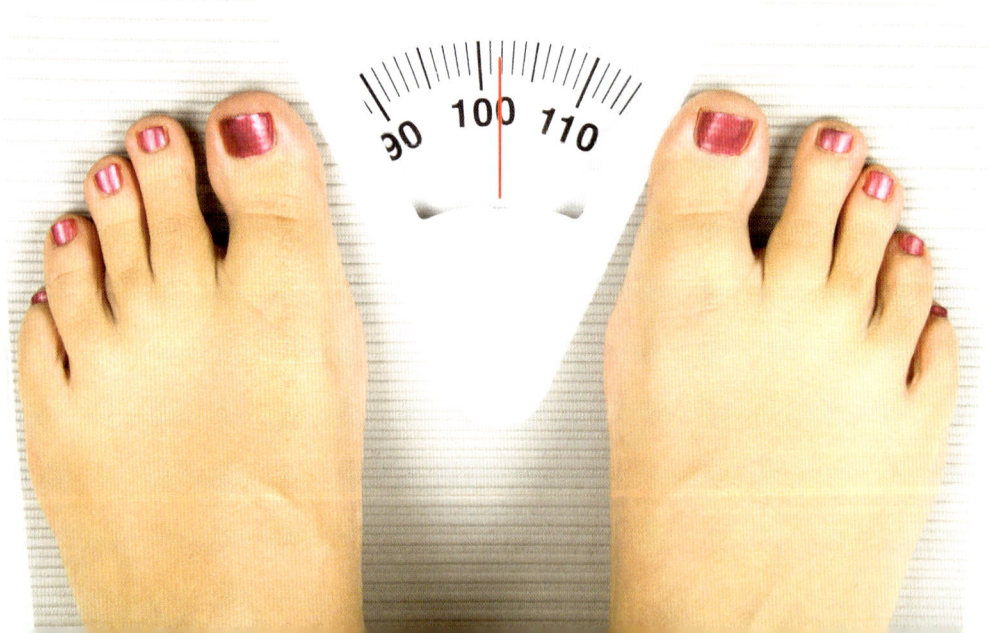

alle mit der schlechteren Versorgung der bindegewebigen Strukturen zusammenhängen.

TRINKEN SIE GENUG

Da das Bindegewebe bis zu 70 Prozent aus Wasser besteht, braucht es auch genügend davon: Trinken Sie daher pro Tag 1 bis 1,5 Liter Wasser – und wir meinen wirklich Wasser. Also nicht Säfte, Limonaden, Colas, Milchmixgetränke oder Kaffee. Das sind Genussmittel, keine Durstlöscher. Gewöhnen Sie sich am besten an Leitungswasser ohne Kohlensäure. Das bekommen Sie überall in guter Qualität.

Im Leistungssport braucht man vielleicht etwas mehr, trinken Sie aber nicht aus Prinzip große Mengen – es hat schon Todesfälle durch übermäßiges Wassertrinken gegeben.

EIWEISS IST WICHTIG

Proteinfasern sind das wichtigste Grundmaterial der Faszien. Um die Fasern herzustellen, braucht der Körper aber selbst Protein. Und zwar bestimmte Aminosäuren, die er mit der Nahrung aufnehmen muss, da er sie nicht selbst erzeugen kann. Genügend Eiweiß ist also die Voraussetzung dafür, dass die Bindegewebszellen Fasern

Der ganze Organismus braucht Wasser – und für das Bindegewebe ist es besonders wichtig.

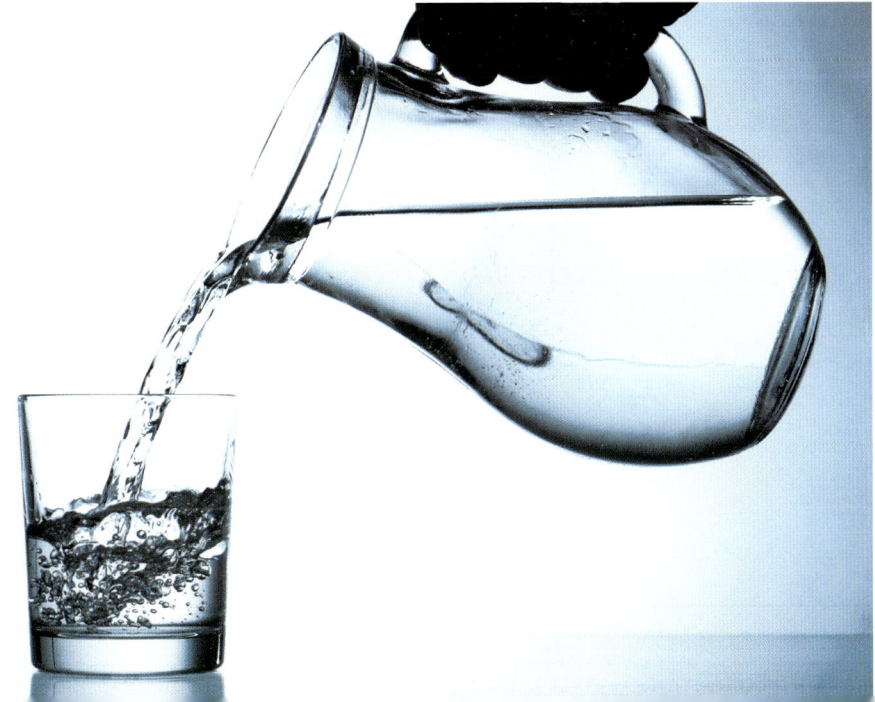

produzieren können. Tierisches Protein ist dabei besser zu verwerten als pflanzliches. Essen Sie daher hochwertiges Fleisch und Eier aus artgerechter Haltung, Fisch, Milchprodukte und Käse. Für Vegetarier ist es besonders wichtig, auf genügend Eiweiß zu achten, etwa aus Linsen, Bohnen, anderen Hülsenfrüchten oder Milchprodukten. Informieren Sie sich in guten Kochbüchern und wissenschaftlichen Nährstofftabellen über Eiweißquellen.

VITAMIN C FÜR DAS KOLLAGEN

Die Kollagensynthese im Bindegewebe hängt auch von Vitamin C ab – die Zellen benötigen es als eine Art Klebstoff, damit die Fasern zusammenhalten. Wenn Vitamin C im Körper massiv fehlt, kommt es zu Mangelerscheinungen im Gewebe, weil die Kollagenherstellung gestört ist: Zahnfleischbluten, schlechte Wundheilung, Ablösung der Knochenhaut, Verhornung und anderes – bekannt als Skorbut. Vitamin C ist daher wichtig für das Bindegewebe. Ein echter Mangel ist heutzutage zwar selten, aber achten Sie einfach darauf, genügend Vitamin C zu sich zu nehmen. Und täuschen Sie sich nicht – Obst ist nicht der beste Vitamin-C-Lieferant. In Äpfeln steckt zum Beispiel kaum etwas und Zitronen und Orangen werden vom heimischen Gemüse getoppt. Schauen Sie in die Vitamintabelle und informieren Sie sich: Kohlsorten von Brokkoli über

Fleisch und Milchprodukte liefern besonders viel wertvolles Protein, Vegetarier können sich an Hülsenfrüchte halten.

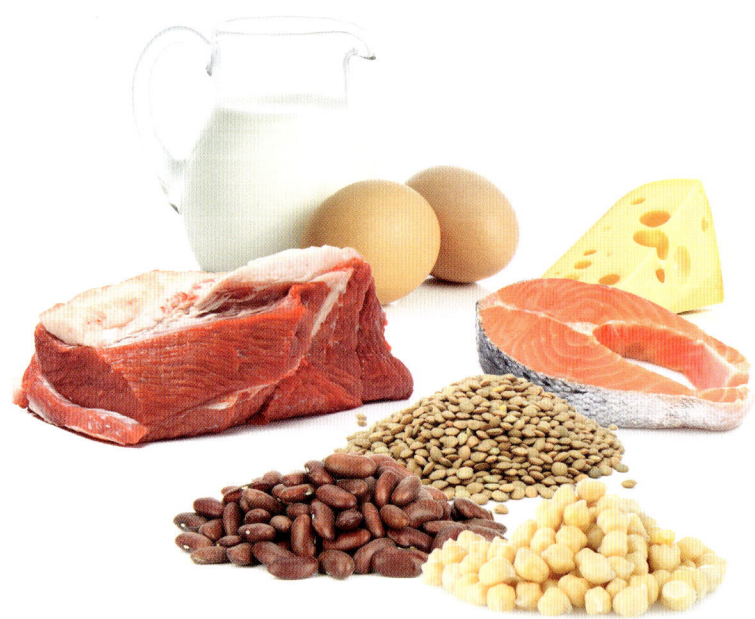

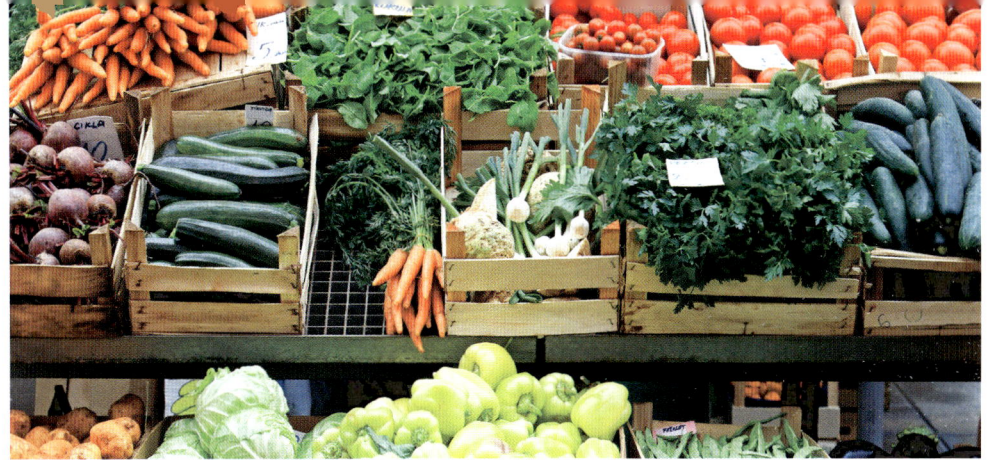

Kohlsorten und Paprika sind gute Vitamin-C-Spender.

Rosenkohl, Grünkohl, Weißkohl bis zu Wirsing enthalten mehr Vitamin C als Zitrusfrüchte. Vitamin-C-Bomben sind auch Spinat, Fenchel, Petersilie, Chili und ganz besonders Paprika. Sogar Kartoffeln sind verlässliche Vitamin-C-Spender. Im Sommer bieten sich Erdbeeren und andere heimische Beeren an. Tropische Früchte wie Kiwis, Guaven, Papaya oder die meist zu Saft oder Pulver verarbeitete Acerola-Beere liefern auch sehr viel Vitamin C. Alltagstauglicher und günstiger sind aber die vielen Gemüsesorten.

Bindegewebe. Zink spielt aber auch eine Rolle für die Wundheilung und ist in den Wänden von Bindegewebszellen enthalten sowie an der Kollagensynthese beteiligt. Ein Mangel an Zink macht sich unter anderem durch gestörte Wundheilung, schwaches Bindegewebe und Infektanfälligkeit bemerkbar. Viel Zink steckt in Rind- und Schweinefleisch, Eiern, Milch, Käse, Hülsenfrüchten, Nüssen, Meeresfrüchten und Innereien. Aus Fleisch und tierischen Lebensmitteln wird Zink besser aufgenommen als aus pflanzlichen.

FIT DURCH ZINK, MAGNESIUM UND KALIUM

Erstaunliche Zinkbomben sind besonders Leber, Austern und Garnelen, aber auch Nüsse und Fleisch.

Zink ist ein notwendiges Spurenelement, das am Eiweiß-, Fett- und Zellstoffwechsel beteiligt ist, das Immunsystem stärkt, die Insulinproduktion beeinflusst und unentbehrlich ist für viele Hormonfunktionen, darunter die Schilddrüsenhormone und das Testosteron. Testosteron sorgt bei Männern wie Frauen für festes

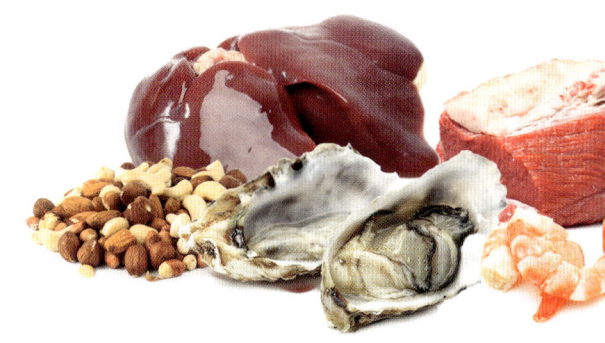

Magnesium und Kalium beeinflussen ebenfalls den Zellstoffwechsel und das Zellwachstum, die Kollagensynthese und den Wasserhaushalt, auch sie sollten ausreichend aufgenommen werden. Gute Magnesiumquellen sind unter anderem Mineralwasser und viele Nüsse, insbesondere Sonnenblumenkerne. Kaliumreich sind Pilze, Bananen, Bohnen, Käse, Spinat und Kartoffeln.

AUSREICHEND SCHLAFEN!

Im Schlaf regeneriert sich der Organismus, insbesondere das Bindegewebe und die Bandscheiben. Letztere können sich beim langen Liegen wieder mit Flüssigkeit vollsaugen, sodass sie neue Nährstoffe erhalten. Und nur in der Tiefschlafphase wird das Wachstumshormon HGH ausgeschüttet, das die Kollagensynthese in den Bindegewebszellen anregt. Ausreichender und erholsamer Schlaf sind daher wich-

Schlafmangel stresst auch das Bindegewebe.

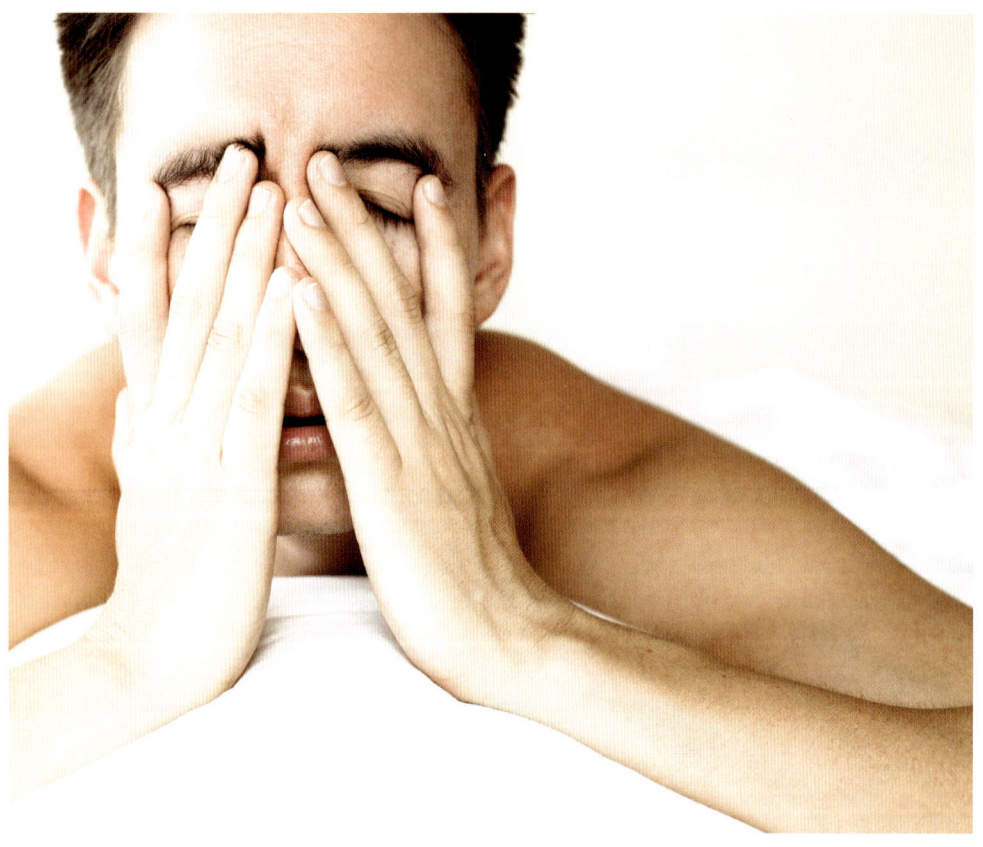

Fitte Faszien: Essen und gesunder Lebensstil

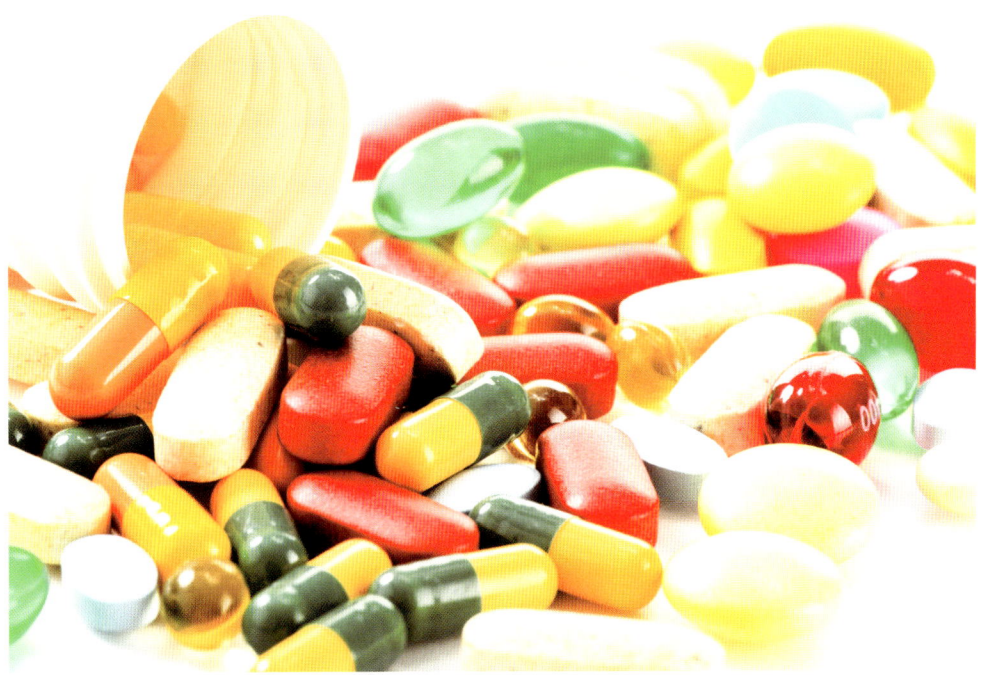

Bunte Pillen machen es scheinbar leicht mit Vitaminen.

tig. Betreiben Sie Schlafhygiene: Gehen Sie zu regelmäßigen Zeiten und rechtzeitig ins Bett, bleiben Sie nicht über Ihren natürlichen Müdigkeitszeitpunkt hinaus wach. Schlafen Sie genug, für die meisten Menschen heißt das sechs bis acht Stunden. Und legen Sie auch tagsüber Pausen ein, vor allem mittags. Im physiologischen Leistungstief in der Mittagszeit ist der Körper nämlich auf Ruhe, nicht auf Anstrengung programmiert. Je besser Sie diesem Rhythmus folgen, desto weniger Stress erzeugen Sie im Körper. Ihre Faszien werden es Ihnen danken.

SIND NAHRUNGS-ERGÄNZUNGSMITTEL SINNVOLL?

Kieselerde, Silizium, Vitamin C, Zink, Mineralstoffe, Spurenelemente, Vitamin-B-Komplex – für das Bindegewebe wird allerlei empfohlen, das man der Einfachheit halber schnell als Pille einwerfen kann, statt es mit mühsam zubereiteter Nahrung aufzunehmen. Allerdings ist es unter Forschern unumstritten, dass Vitamine und Spurenelemente besser wirken, wenn sie in Form von echten Lebensmitteln im

Körper ankommen. Diese bringen immer weitere gesunde Stoffe mit: Die Vitamine in Lebensmitteln sind eingeschlossen in sinnvolle Ballaststoffe, Gemüse und Obst enthalten außer Vitaminen und Spurenelementen viele weitere sekundäre Pflanzenstoffe. Fleisch, Eier und Milch liefern wichtige Fette gleich mit. Sie sorgen dafür, dass Vitamine vom Körper überhaupt aufgenommen werden können.

Eine gewisse Ausnahme bildet Zink. Denn Zink ist eines der wenigen Vitamine, an denen ein latenter Mangel herrschen kann, sodass eine kleine Zinkkur mit Tabletten gelegentlich nicht schadet. Lassen Sie sich dazu in der Apotheke oder beim Arzt beraten. Auch die B-Vitamine, insgesamt acht an der Zahl, gehören zu den Vitaminen, die man ab und zu auffrischen kann, besonders nach Infektionskrankheiten, Stressphasen oder bei vegetarischer Ernährung. Sie werden im Körper gespeichert und die Reservoirs schwinden, wenn außergewöhnliche Belastungen entstehen. Zum Auffüllen der Speicher genügt ebenfalls eine kleine Kur mit Vitamin-B-Komplex, wie immer nach Beratung durch Arzt oder Apotheker.

Kieselerde ist ein Mischpräparat, das Silizium enthält. Es wird traditionell und eher in alternativen Kreisen als günstig für Bindegewebe, Haare und Nägel erachtet. Tatsächlich kommt Silizium im Bindegewebe vor – ob es aber, als Präparat aufgenommen, wirklich wirkt und sich in Faszien anreichern kann, ist nicht erwiesen. Noch dazu sind vor einigen Jahren Kieselerdeprodukte in Verruf geraten, weil sie Sand enthielten und verschmutzt waren, Nierenschäden nicht ausgeschlossen. Die Verbraucherzentrale Hamburg fällte daraufhin ein vernichtendes Urteil, Bundes- und Länderbehörden prüften und Ärzte rieten energisch ab.

MEINE PERSÖNLICHEN GESUNDHEITSTIPPS

Ich nehme immer mal wieder als kleine Kur einige Kräuterextrakte, Vitamine und Mineralstoffe, aber nicht ununterbrochen, sondern einige Wochen im Jahr und mit Pausen. Zu den Stoffen, die ich gelegentlich einnehme, gehören Zink und Vitamin C, außerdem Curcumin und Grünteepulver. Curcumin, der Hauptstoff des indischen Gewürzes Kurkuma, gilt in der ayurvedischen Medizin als ein Volksheilmittel. Die moderne Forschung hat dem gelben Gewürz tatsächlich entzündungshemmende Eigenschaften bescheinigt. Auch auf das Wachstum bestimmter Tumore scheint sich Curcumin hemmend auszuwirken. Ähnliches gilt für Grünteepulver oder grünen Tee: Die Wirkstoffe darin verringern die Anzahl freier Radikale im Körper und gelten deshalb ebenfalls als entzündungshemmend und vorbeugend in vielerlei Hinsicht.

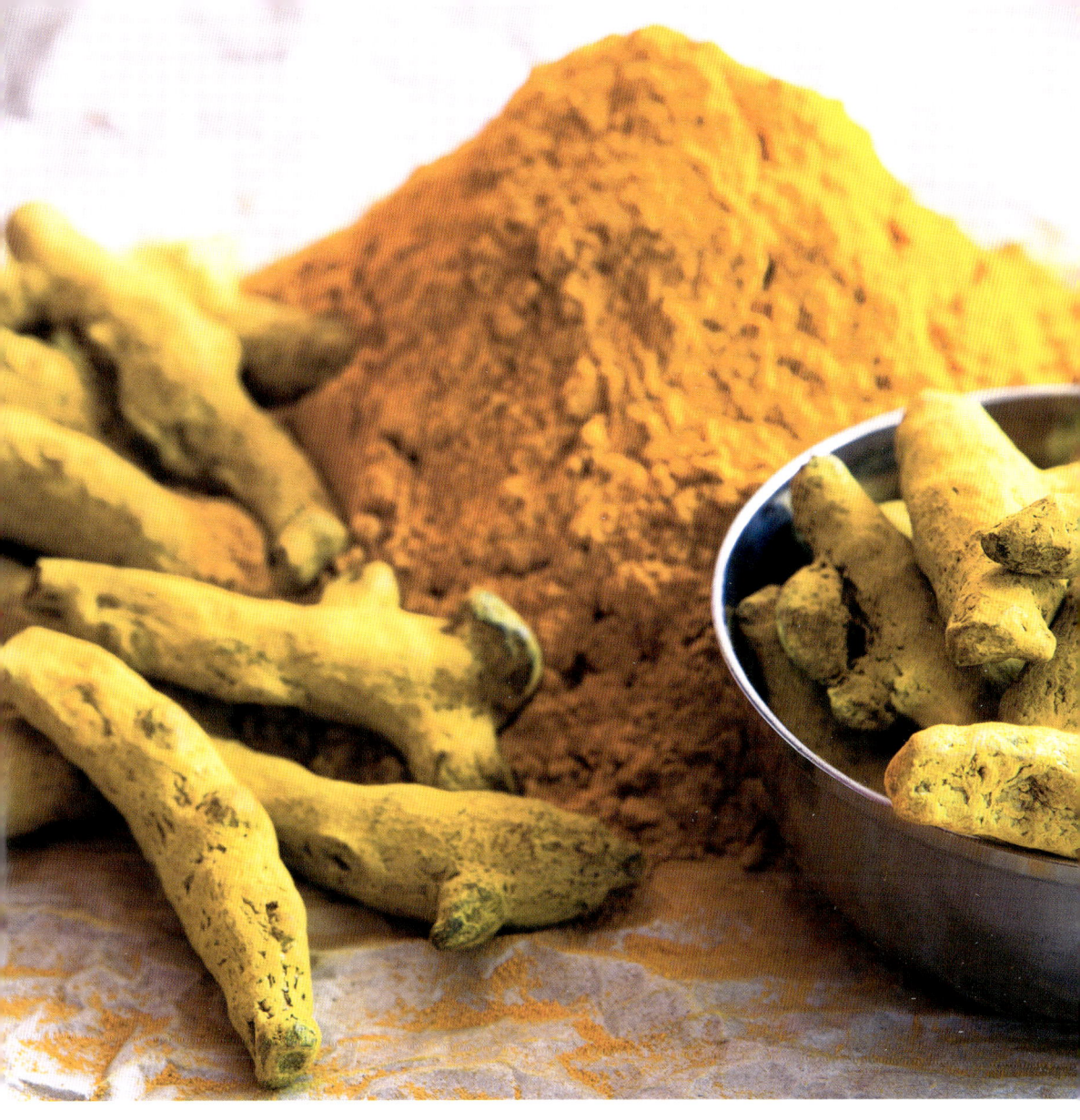

Gelbwurz, auch Kurkuma genannt, enthält einen entzündungshemmenden Wirkstoff.

Ein interessantes Mischpräparat, das ich einmal ausprobieren möchte, hat der Sportmediziner und Betreuer der deutschen Fußballnationalmannschaft, Hans-Wilhelm Müller-Wohlfahrt, entwickelt. Es enthält verschiedene Vitamine und Spurenelemente sowie wichtige Aminosäuren. Studien dazu gibt es meines Wissens nicht. Aber auch wenn ich dafür bin, die nötigen Stoffe eher mit der normalen Mischkost aufzunehmen, kann es sein, dass in Ausnahmesituationen, nach Belastungen oder Krankheit und im Leistungssport ein solches Präparat ganz nützlich ist.

SCHLUSSWORT

Die Zukunft gehört den Faszien!

Haben Sie Feuer gefangen? Ich hoffe es sehr, denn ich bin mir sicher, dass jeder Mensch, gleich welchen Alters und welchen Gesundheitszustandes, von gezieltem Faszientraining und mehr kreativer Bewegung im Alltag profitieren kann. Wenn Sie nicht allein, sondern lieber in der Gruppe üben wollen, können Sie sich an die Fascial Fitness Association wenden, die ich mit gegründet habe. Inzwischen gibt es in Deutschland über 400 von ihr ausgebildete Faszientrainer, die in eigenen Studios im ganzen Bundesgebiet arbeiten, und es gibt ein Weiterbildungsangebot für Interessierte, die eine Trainerlizenz erwerben möchten.

Wenn Sie also mehr über Faszientraining lernen oder lieber unter Anleitung üben möchten, können Sie sich ein Studio in Ihrer Nähe suchen. Wichtig ist, dass Sie Spaß daran haben, sich zu spüren und Ihre Bewegungen geschmeidiger und, wie ich es gerne sage, faszialer zu machen. Dabei kann gerade das regelmäßige Training in der Gruppe sehr hilfreich sein, ebenso wie ein Einzelcoaching bei einem erfahrenen Faszientrainer. Das gilt vor allem für Anfänger und ältere Menschen.

Zum Schluss möchte ich noch einen Blick in die Zukunft wagen: Ich glaube, dass es aus Fasziensicht auch eine gesundheitspolitische Perspektive gibt. In Kapitel 2, als es um die Spielplätze für Erwachsene ging, haben wir das schon angedeutet: Gerade auch Erwachsene müssen sich mehr, vielseitiger und dadurch faszienfreundlicher bewegen, und ein spielerischer Zugang kann viele Menschen deutlich besser dazu motivieren. Vielleicht wird daher der Trend zu den Erwachsenenspielplätzen bald in ein allgemeines Gesundheitsprogramm aufgenommen und Gemeinden stellen für jedes Viertel einen Spielplatz für alle Generationen bereit? Das ist ganz bestimmt keine utopische Fantasie, sondern eine reale Möglichkeit, um in unserem Industrieland wieder mehr Menschen Lust auf artgerechte – affenartige! – Bewegung zu machen. Und damit unter anderem Gelenkerkrankungen, Rückenschmerzen, Arthrose und Übergewicht zu bekämpfen. Denn die Kosten für diese Gesundheitsbeschwerden gehen jedes Jahr in die Milliarden.

Schon jetzt sind Faszientraining und der gezielte Blick auf die Faszien aus Sport und Medizin nicht mehr wegzudenken – und dieser Siegeszug hat erst begonnen. In Ulm planen wir von der Faszienforschungsgruppe für die nächsten Jahre klinische, wissenschaftliche Studien zur Wirksamkeit von faszialen Übungsreihen. Dabei geht es sowohl um Sport als auch um Rückenschmerz. Wir arbeiten mit Sportwissenschaftlern anderer nationaler und internationaler Universitäten zusammen und sind schon sehr gespannt, was dabei herauskommen wird. Es wird uns mit Sicherheit helfen, unsere Übungen und Methoden noch zu verbessern. Das kann im Hinblick auf verschiedene Sportarten und Trainingsformen geschehen, ganz besonders aber auch im Bereich Rehabilitation und Prävention, also im medizinischen Sektor.

Aber es gibt noch weitere Facetten in der Zukunft des Faszientrainings: Die Körpertherapeutin und Faszientrainerin Divo Gitta Müller hat in den letzten Jahren ein spezielles Faszienbewegungsprogramm für Frauen entwickelt, das sie in ihrem Studio in München anbietet. Neben der Lösung von Versteifungen und Verkürzungen liegt hier ein besonderer Fokus auch auf der Straffung von zu lockeren Gewebebereichen. Der sichtbare und spürbare Verjüngungseffekt von regelmäßigen Übungen ist dabei nicht nur körperlich erkennbar, sondern er spiegelt sich bei ihr und ihren Teilnehmerinnen auch in einem jugendlich-beschwingten Gute-Laune-Effekt im Alltag wider.

Das ist für mich in besonderer Weise beglückend, denn ich bin mit Divo Gitta Müller seit gut zehn Jahren verheiratet. Ich möchte mich daher zuallererst bei ihr für die vielen inspirierenden Anregungen, die menschlich-emotionale Unterstützung und die jahrelange fruchtbare Zusammenarbeit bedanken.

Ich danke außerdem meinem Team der Fascia Research Group an der Universität Ulm, meinen langjährigen Lehrerkollegen am International Rolf Institute in Boulder, Colorado, sowie dem enthusiastischen Trainer-Team der Fascial Fitness Association.

Speziell für dieses Buch gebührt jedoch mein besonderer Dank dem riva Verlag, der die Idee hatte und mich in mehreren Anläufen erfolgreich zu diesem Buch überredet hat; und zuletzt – und dafür mit umso größerer Anerkennung – meiner Koautorin, der Wissenschaftsjournalistin Johanna Bayer, der es schon in Fernsehberichten gelungen ist, etwas von der Faszination der jüngsten Entwicklungen in der Faszienforschung zu vermitteln. Sie hat auch hier sachkundig und mit Bravour dafür gesorgt, dass wir die schwierige Gratwanderung zwischen publikumsfreundlicher Lesbarkeit und wissenschaftlicher Korrektheit bewältigen.

ADRESSEN · LINKS · INFOS

■ Literatur

Müller-Wohlfahrt, Dr. Hans-Wilhelm: *Mensch, beweg dich! So stärken Sie Ihr Bindegewebe*, dtv, München 2004

Myers, Thomas: *Anatomy Trains – Myofasziale Leitbahnen*, 2. Auflage, Elsevier, München 2010

Pischinger, Alfred: *Das System der Grundregulation, Grundlagen für eine ganzheitsbiologische Theorie der Medizin*, 6. überarbeitete Auflage, Verlag Karl. F. Haug, Heidelberg 2009

Schifter, Roland, und Elke Harms: *Bindegewebsmassage: Neuronale Abläufe – Befund – Praxis*, 15. Auflage, Thieme Verlag, Stuttgart 2009

Schleip, Robert u.a. (Hrsg.): *Lehrbuch Faszien*, Elsevier Urban & Fischer, München 2014

■ Links und Adressen

Fascial Fitness in Deutschland: Trainingsnetzwerk mit Informationen, Liste zertifizierter Trainer in ganz Deutschland und Informationen zur Ausbildung:
www.fascial-fitness.de

Fasziales Bewegungsprogramm rund um harmonische Bewegungen, entwickelt von der Faszien- und Körpertherapeutin Divo Müller, München:
www.bodybliss.de

Rolfing-Organisation in Deutschland, mit Therapeutenliste, auch international:
www.rolfing.de

Seite der Universität Ulm mit Faszienforschungsgruppe (engl.):
www.fasciaresearch.de

Hartschaumrolle für Faszienübungen im Sportfachhandel oder über:
www.perform-better.de

■ Unternehmen, die Spielplätze für Erwachsene bauen oder betreiben

Hamburg
http://www.playfit.de/outdoor-fitness.html

Österreich
http://www.gartenderbewegung.at/index_gartenDerBewegung.html

DIE AUTOREN

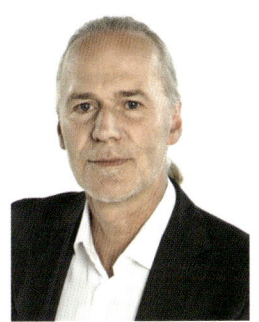

■ Robert Schleip

ist der führende Faszienforscher Deutschlands, promovierter Humanbiologe, Certified Rolfer und Diplom-Psychologe. An der Universität Ulm leitet er als Wissenschaftler seine eigene Forschungsgruppe zu Faszien, zusätzlich arbeitet er als Manualtherapeut in eigener Rolfing-Praxis. Als Dozent hält er Vorträge im Bereich Physiotherapie, Trainingswissenschaft sowie Osteopathie und arbeitet zusammen mit Wissenschaftlern und Therapeuten in einem weltweiten Netzwerk an der Erforschung des Bindegewebes.

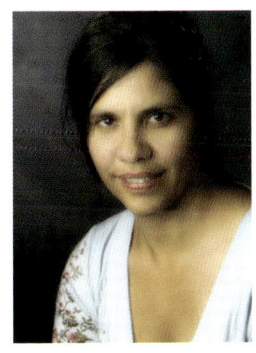

■ Johanna Bayer

ist Wissenschaftsjournalistin und Autorin für Fernsehsendungen in ARD, WDR und Arte sowie für Publikumsmagazine. Sie arbeitet regelmäßig zu medizinischen Themen, darunter Muskeln und Bewegung, Ernährung, Hirnforschung und Anthropologie. Mit der Faszienforschung und ihrer Bedeutung für Training, Alltag und Schmerztherapie hat sie sich mehrfach in Fernsehsendungen und Presseartikeln beschäftigt.

BILDNACHWEIS

Seite 5, 6, 90, 92–96, 104, 106–109, 113, 114 oben, 115, 116 oben, 117, 119, 120 rechts, 121, 123, 125, 127–133, 135–137, 138 unten, 139–150, 151 unten, 152–156, 159, 161, 163–165, 167–171, 173–175, 177–179, 182–185: © Vukašin Latinović
Seite 4 und 6: mit freundlicher Genehmigung von www.eden-reha.de
Seite 8: © fascialnet.com
Seite 9, 15 und 211 oben: Robert Schleip
Seite 10: © imago/Ulmer
Seite 11: mit freundlicher Genehmigung von Endovivo Productions und Dr. J. Guimberteau
Seite 13: © shutterstock/ayakovlevcom
Seite 16, 25: © fascialnet.com
Seite 18: © fotolia/Christian Jung
Seite 19: © ScienceFoto.de – Dr. André Kempe
Seite 20, 73 links und rechts: © Dr. Christian Schmelzer, Dr. Andrea Heinz, Institut für Angewandte Dermatopharmazie an der Martin-Luther-Universität Halle-Wittenberg e.V., Halle (Saale)
Seite 21, 55, 61 rechts, 62, 100–103, 116 unten, 157: Kristin Hoffmann
Seite 23: © shutterstock/topseller
Seite 28: © fotolia/Cara-Foto
Seite 30 rechts: © fascialnet.com
Seite 30 links unten: Bild modifiziert nach Nishimura et al. 1994 (Acta Anat. 151: 250–257) mit freundlicher Genehmigung von Karger Publishers
Seite 31: © fotolia/adimas
Seite 34, 37, 39, 40, 43: Laura Osswald
Seite 38, 194: © European Rolfing Association e.V.
Seite 45: shutterstock/snapgalleria
Seite 46: © shutterstock/Andrey_Popov
Seite 48, 68 links oben: aus Tittel, Kurt: *Beschreibende und funktionelle Anatomie*, 15. Auflage, Kiener Verlag, München 2012, S. 273
Seite 49: picture-alliance / united archives
Seite 50: © shutterstock/Lucky Business
Seite 51: © shutterstock/Vadim Georgiev
Seite 52: © shutterstock/8th.creator
Seite 53: Kristin Hoffmann unter Verwendung eines Bildes von shutterstock/stihii
Seite 54: Kristin Hoffmann nach einer Illustration aus: Rode, Christian (2010): *Interaction Between Passive and Contractile Muscle Elements: Re-evaluation and New Mechanisms*, PhD thesis, Jena, Germany, siehe auch: http://wiki.ifs-tud.de/_media/biomechanik/projekte/interaktion_zwischen_passiven_und_kontraktilen_muskelelementen_neubewertung_und_neue_mechanismen_von_dr._christian_rode.pdf, basierend auf einer Illustration aus: Hill, A. V.: „The heat of shortening and the dynamic constants of muscle". *Proceedings of the Royal Society of London: Series B*, 1938, 126, 136–195.
Seite 56 oben links: © fotolia/JohanSwanepoel
Seite 56 oben rechts: © shutterstock/dlodewijks
Seite 56 unten: © shutterstock/Christopher Meder

Bildnachweis

Seite 57: shutterstock/Stephen Coburn
Seite 59: © shutterstock/SJ Allen
Seite 60: © fotolia/takasu
Seite 61 links: »Mast mit Salinge« von Seebeer, lizenziert unter Public domain über Wikimedia Commons
Seite 64, 65, 66, 67, 118, 120 links, 134, 138 oben, 151 oben, 181: aus Myers, Thomas W.: Anatomy Trains. *Myofascial Meridians for Manual and Movement Therapists*, Elsevier Ltd, Oxford 2008
Seite 68 rechts oben: aus Tittel, Kurt: *Beschreibende und funktionelle Anatomie*, 15. Auflage, Kiener Verlag, München 2012, S. 324
Seite 68 unten: Leni Riefenstahl © Archiv Leni LRP
Seite 69: © Hermann Baumann, Berlin, aus: Medau, Hinrich: *Deutsche Gymnastik. Lehrweise Medau*, Union Deutsche Verlagsgesellschaft Stuttgart, 1940
Seite 70: mit freundlicher Genehmigung von Robert Schleip, modifiziert nach: Reeves, ND, Narici, MV, Maganaris, CN (2006): »Myotendinous Plasticity to Ageing and Resistance Exercise in Humans.« In: *Exp Physiol* 91(3): 483–498.
Seite 71: mit freundlicher Genehmigung von Springer Science + Business Media aus Järvinen, Tero A. H.: »Organization and Distribution of Intramuscular Connective Tissue in Normal and Immobilized Skeletal Muscles.« In: *Journal of Muscle Research and Cell Motility*, Jan. 2002, fig. 6
Seite 71: aus: Tsuji, Takuo, und Hamada, Toshio: »Age-Related Changes in Human Dermal Elastic Fibres.« In: *British Journal of Dermatology*, Vol. 105, Issue 1, Juli 1981, 57–63
Seite 72: © fascial-fitness.com
Seite 74 links: © shutterstock/Maridav
Seite 74 rechts: © shutterstock/eastern light photography
Seite 75: © gettyimages/Mark Wieland
Seite 78: © shutterstock/Sukharevskyy Dmytro (nevodka)
Seite 79: mit freundlicher Genehmigung von Robert Schleip, modifiziert nach: Kawakami, Y, Muraoka, T, Ito, S, Kaneshisa, H, Fukunaga, T (2002): *In Vivo Muscle Fibre Behaviour during Countermovement Exercisen in Humans Reveals a Significant Role for Tendon Elasticity.* J Physiol 540 (2): 635-646.
Seite 83: © shutterstock/Samo Trebizan
Seite 84: © shutterstock/Scott Tomer
Seite 86: © playfit GmbH
Seite 91: © fotolia/Andrey Pils
Seite 99 links: © Barto
Seite 99 rechts: shutterstock/Jose Gil
Seite 114 unten: fotolia/bilderzwerg
Seite 180: © shutterstock/Radu Razvan, bearbeitet von Maria Wittek
Seite 186, 192: © shutterstock/Petar Djordjevic
Seite 188: © shutterstock/EveStock
Seite 190: © shutterstock/Couperfield
Seite 193: © shutterstock/Nanette Grebe
Seite 195: © www.bv-osteopathie.de, Bundesverband Osteopathie, e.V., BVO
Seite 197: riva Verlag
Seite 198, 201: © shutterstock/luchschen
Seite 200: © shutterstock/Gts
Seite 202: Collage unter Verwendung von Bildern von shutterstock
Seite 203 oben: © shutterstock/Baloncici
Seite 203 unten: Collage unter Verwendung von Bildern von shutterstock
Seite 204: © shutterstock/KieferPix
Seite 205: © shutterstock/monticello
Seite 207: © shutterstock/Andrii Orlov
Seite 211 unten: Johanna Bayer

FASZIEN-FITNESS

ÜBUNGSÜBERSICHT

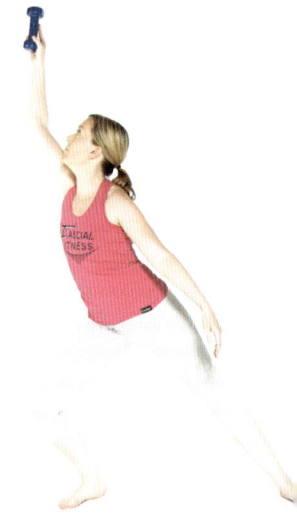

Das Basisprogramm 112–125
    Füße ausrollen .... 114 f.
    Elastische Sprünge für Waden und Achillessehne .... 116 f.
    Vordere und hintere Linie dehnen: Der Adlerflug .... 118 f.
    Taille und Seite dehnen: Die Adlerschwinge am Stuhl .... 120 f.
    Schultern und Schultergürtel aktivieren: Rückfedern mit den Armen .... 122 f.
    Nacken und Rücken entspannen: Die Wirbelschlange .... 124 f.

Übungen für Problemzonen: Rücken, Nacken, Arme, Hüften, Füße 126–156
    Ein kleines Rückenprogramm 127–137
        Die Lendenfaszie ausrollen .... 128 f.
        Den Rücken dehnen: Die Katze .... 130 f.
        Afrikanisches Bücken .... 132 f.
        Das fliegende Schwert .... 134 f.
        Die Wirbelkette entlasten .... 136 f.
    Im Büro: Probleme in Nacken, Armen und Schultern 138–143
        Schultern dehnen 139
        Freiheit für den Nacken 140
        Entspannung für müde Unterarme 141
        Schwung für den ganzen Körper: der schwingende Bambus .... 142 f.
    Rund um die Hüfte 144–150
        Die Oberschenkel ausrollen 145
        Die Oberschenkel außen aktivieren .... 146 f.
        Die Beine schwingen .... 148 f.
        Der Rochen 150
    Für Füße und Gang 151–156
        Ausrollen der Plantarfaszie 152
        Die Fußsohlen sensibilisieren .... 152 f.
        Die Beine schwingen 154
        Elastische Sprünge für Füße, Waden und Achillessehne 155
        Die Achillessehne dehnen 156

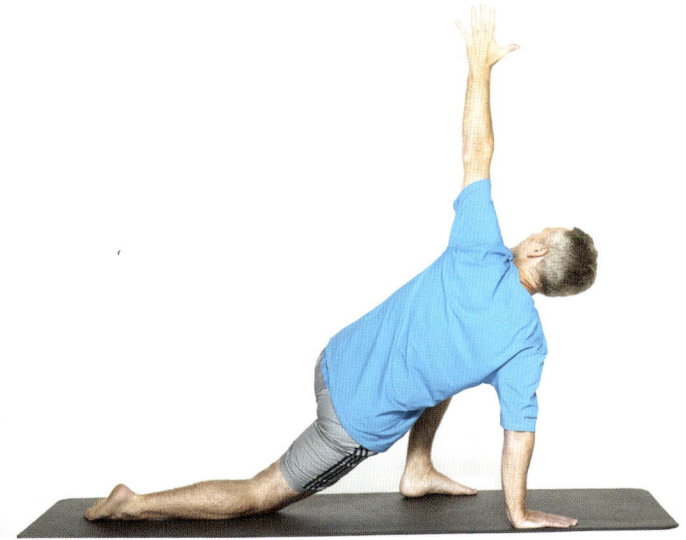

Übungsübersicht

Für Wikinger und Schlangenmenschen 157–161
  Schlangenmenschen und Tänzerinnen mit eher weichem Bindegewebe 158
    Für Schultern und Brust: Bruststraffer 159
  Wikinger mit festem Bindegewebe 160
    Den Brustkorb öffnen 161

Was Männer und Frauen interessiert 162–171
  Übungen und Tipps für Frauen 162–166
    Oberschenkel ausrollen 163
    Oberschenkel und Po straffen, mit und ohne Gewicht 164
    Der Bauchstraffer 165
  Übungen und Tipps für Männer 166–171
    Der Flamingo .... 166 f.
    Werfen .... 168 f.
    Die Adduktoren dehnen .... 170 f.

Sportlerprobleme 172
  Tipps für Sportler .... 172 f.
  Selbsthilfe bei Muskelkater 173–178
    Die Waden ausrollen .... 174 f.
    Ausrollen anderer Körperstellen bei Muskelkater .... 176 f.
    Langsames Dehnen bei Muskelkater: Der Elefantenschritt 178
  Ausgleichsübungen für Läufer 179
  Hinweise für Radfahrer .... 180 f.

Der Alltag als Übung: mehr kreative Bewegung 182–185
  Der Treppentanz 183
  Lichtschalter-Kung-Fu 184
  Afrikanisches Bücken im Alltag 184

Ältere Menschen 185

REGISTER

A

Abwehrzelle *siehe* Zelle
Achillessehne . . . . 56, 58 f., 79, 113, 114, 116,
　　　　　　　　　　　151, 154, 156, 179
Achillessehnenriss 98, 116
Adduktor 73, 170
Adipozyt *siehe* Zelle
Aktin *siehe* Strukturprotein
Akupunktur 42, 188, 193
　　　-punkt 193
　　　Schein- 193
Alltagsbewegung 50, 92
Alter 12, 14, 17, 24, 52, 55,
　　　　　　　　　　71, 84, 103, 105, 110, 185, 208
Alterssteifigkeit 51
Aminosäure 201, 207
Anatomie 6, 31, 36, 42, 62, 197
Angststörung 45, 85
Arthrose 84f, 200, 209
Aufbau, faszialer 29

B

Balance 66, 85, 151
Ball . . . . 57, 69, 87, 107, 114 f., 176
　　　Doppel- 136
　　　Gummi- 20, 57, 93, 117
　　　Tennis- 106, 114, 136
Ballaststoff 206
Band 12, 18, 23, 31, 34, 61, 63,
　　　　　　　　　　73, 82, 85, 144, 172, 197, 200
Bändersystem 69
Bandscheiben 12, 22, 47, 82, 84, 204
　　　-operation 47
　　　-schaden 47, 10
　　　-vorfall 98, 200
barfuß 14, 108, 116, 155
Bauch 22, 29, 42, 65, 122, 134, 200
　　　-decke 28
　　　-faszie *siehe* Faszie
　　　-höhle 28
　　　-raum 18, 28, 31, 39
Baustein 19
Bautyp 18, 22

Bayer, Johanna 209
Becken 39, 65, 97, 102, 122, 195
Beckenbodenmuskulatur 165
Beckenmuskulatur *siehe* Muskulatur
Bein . . . . 39, 59, 66, 75, 83, 100, 102 f.,
　　　　　　　　　118, 138, 144, 151, 154, 158, 166, 200
Belastbarkeit 12, 82
Belastungsreiz 83
Beleben 88, 93, 96, 109, 110f, 114,
　　　　　　　　　　　151, 158, 160, 172, 185
Beschwerde 47, 82, 89, 97
　　　charakteristische 98
Bewegen *siehe* Grundfunktion der Faszien
Beweglichkeit . . . . 11, 31, 51 f., 77 f., 94 f., 98,
　　　　　　　　　　　103, 114, 118, 124, 136, 144,
　　　　　　　　　　　160, 172, 185, 194, 196, 200
Bewegung 7, 9, 10–12, 15, 20, 22,
　　　　　　　　　　　26, 27, 31f., 34–36, 38, 41,
　　　　　　　　　　　43f, 49–53, 55 f., 60, 62 .f,
　　　　　　　　　　　65, 67 f., 71, 73 f., 82, 84 f.,
　　　　　　　　　　　87, 90, 92, 95, 105, 110, 115,
　　　　　　　　　　　132, 182, 188, 192, 195 f., 208
Bewegungsablauf 12, 82, 180
　　　funktionaler 12
Bewegungsapparat . . 19, 29, 31, 33, 44, 51 f., 85, 182
Bewegungsblindheit 35
Bewegungseinschränkung 110, 144, 172
Bewegungslosigkeit 51, 70, 84
Bewegungsmangel 84, 95
　　　Folgen des 84
Bewegungsradius 90, 158, 185
Bewegungssinn 33, 34
Bewegungssteuerung, innere 34
Bewegungswahrnehmung 33, 172
Bindegewebe 9, 10, 12, 14, 17–24,
　　　　　　　　　26 f., 29–31, 33, 36 f., 39–41, 44, 51, 63, 82,
　　　　　　　　　93, 97–99, 101, 118, 156, 158, 160,
　　　　　　　　　162, 172, 194 f., 199–206
　　　elastisches 23
　　　faseriges 22
　　　lockeres 22
　　　loses 27
　　　muskuläres 19, 181

    parallelfaseriges 23
    retikuläres 24
    spezielles 24
    Störungen im 14
    straffes 23
    unregelmäßiges 23
    Grundfunktionen des 17
Bindegewebsfaser *siehe* Faser
Bindegewebsfunktion 19
Bindegewebsmassage *siehe* Massage
Bindegewebspunkt 193
Bindegewebsqualität 98
Bindegewebsschicht 27, 30, 33
Bindegewebsschwäche 99
Bindegewebsstörung *siehe* Störung
Bindegewebsstruktur 97
Bindegewebstyp .... 14, 22, 26, 52, 91, 97 f.,
    100–103, 157, 162
Bindegewebszelle *siehe* Zelle
Blackroll *siehe* Rolle
Blackroll-Training 94
Blockade 38, 188
Blueroll *siehe* Rolle
Blutdruck 35, 37, 90, 189
Blutgefäß 22, 32, 35, 200
Botenstoff .... 21, 24, 41, 44, 191 f.
Bove, Geoffrey 42, 192

C

Cellulite 98, 162, 200
Chapelle, Susan 42, 192
Chiropraktik 40
Curcumin *siehe auch* Kurkuma 206

D

Degeneration 83
Dehnbarkeit 20
Dehnen .... 49, 78, 88, 90 f., 96, 109,
    111, 156, 158, 160, 173, 178, 185, 190 f.
    dynamisches 91
    langsames .... 90 f., 173, 178
    statisches 91
    wippendes 91
Dehnspannung 78, 81
Dehnung .... 32, 35, 78, 80 f., 85, 87, 158, 189 f., 197
    passive 78, 81
    schmelzende 78
Depression 41, 45, 84
Dermaton 193

Diabetes 84
Dicke, Elisabeth 36, 39
Doppelball *siehe* Ball
Doppelspirale 67
Druck .... 22, 32, 35 f., 38, 40, 43 f.,
    55, 57, 61, 70, 87, 93 f., 108,
    117, 129, 173, 193, 195
    -schmerz 76
Durchblutung .... 190 f.
Durchblutungsstörung 39

E

Ehler-Danlos-Syndrom 99,
    siehe auch Hypermobilitätssyndrom,
    pathologisches, Marfan-Syndrom
Eigenbehandlung 94
Eiweiß 201, 202
Elastin *siehe* Strukturprotein
Ellenbogenproblem *siehe* Problem
Embodiment 95
Endomysium 30, 55, 81
Energie, kinetische 57
Energiefluss 38, 194
Entzündung 47, 74, 75, 76, 84, 91,
    110, 114, 190 f.
Entzündungszelle *siehe* Zelle
Enzym 21
Epimysium 55, 76
Ernährung 15, 144, 199, 206

F

Fascia lata *siehe* Faszie
Fascia Research Project 42
Fascial Fitness Association 10, 105, 208, 209
Faser .... 19–24, 29 f., 53 f., 71 f., 78, 201 f.
    Bindegewebs- 72
    -bündel .... 29 f., 53, 70
    Elastin- 22, 24
    -protein 20
    Kollagen- .... 19 f., 22, 24, 38, 54, 77
    Muskel- .... 29 f., 32, 74 f., 78, 81, 172
Faszie .... 6, 7, 9–12, 14 f., 17–20, 22–24,
    26, 28 f., 30–36, 38, 40–45, 47,
    49–53, 55 f., 58–60, 62 f., 70–74,
    76–78, 80–83, 87, 90–93, 95–98,
    109, 110 f., 114–116, 118, 122,
    124, 128, 132, 138, 151, 160, 162,
    164, 172, 182, 185, 187, 189–193,
    195–197, 199–201, 205 f.

Faszie
- Architektur der 72
- Bauch- 18
- Fascia lata 73
- flächige 31
- Funktionen der 15
- gesunde 74, 77, 82
- Lenden- .... 44, 59, 71, 127 f., 132, 134
- Lumbal- 47
- Muskel- 18, 26, 30, 33, 55, 73, 77, 92
- Nacken- 124
- Plantar- .... 58, 64, 114, 151 f.
- Rücken- 47, 132, 191
- Rücken-, große 18, 31
- Rücken-, tiefe 33, 42, 190
- seitliche Oberschenkel- 73
- verkürzte 118
- vier Grundfunktionen der 26, 28, 88, 109, 111

Faszienbahn, lange .... 68 f., 77, 85
Faszienbegriff, moderner 19
Faszienbehandlung 41, 94
Faszienblatt 18, 31
Faszienexperte 41
Faszienforscher .... 11, 19, 24, 36, 42, 62 f., 69, 192
Faszienforschung .... 19, 28, 42, 45, 47, 49, 51, 63, 74, 187 f., 194–196, 209
Fasziengewebe *siehe* Gewebe
Fasziengewebe, Typen von *siehe* Gewebe
Faszienhülle .... 24, 30 f., 36, 54 f., 76, 196
Faszien-Kreuzungspunkt 42, 193
Faszienmechanismus 56
Faszien-Muskel-Einheit 29
Fasziennetz *siehe* Netz
Fasziennetzwerk *siehe* Netzwerk
Faszienrolle *siehe* Rolle
Faszienschicht .... 24, 29 f., 32
Fasziensensor *siehe* Sensor
Fasziensystem 15, 51
Faszientraining .... 7, 11 f., 14 f., 28, 49 f., 72, 74, 77, 79, 82, 87 f., 94 f., 105–107, 110 f., 162, 172, 185, 208 f.
Faszienverletzung 10
Faszien-Zugbahn ..... 52, 59, 63, 68 f., 87, 90, 92, 105, 195, 197
Faszienzustand 14, 82
Federn .... 55 f., 69, 88, 92, 96, 109–112, 132, 158, 160, 185, 197

Federungskapazität, elastische 55
Fehlbelastung 84
Ferse 24, 58, 117
Fersensporn 14, 82, 114
Fett 18, 24, 97, 206
- -gewebe *siehe* Gewebe
- -zelle *siehe* Zelle

Fibroblast .... 20 f.
Fibromatose 98
Findley, Thomas 41
Fitness, mentale 84
Flüssigkeitsanteil .... 21 f., 24
Flüssigkeitsaustausch 77, 87, 93, 96, 128, 158, 189, 191, 196
Flüssigkeitssystem 196
Folgeschaden 28
Formen *siehe* Grundfunktion der Faszien
Frau .... 39 f., 69, 97–99, 103, 105, 159 f., 162, 164, 203, 209
Frontallinie, oberflächliche 63, 65
Frozen Shoulder *siehe* Schultersteife
Füllgewebe *siehe* Gewebe
Funktion, sensorische 87
Funktionseinschränkung 17
Fuß .... 29, 51, 58–60, 64, 66, 79, 98, 105, 113 f., 116 f., 126, 151, 155, 172, 199
- -knöchel 66
- -problem *siehe* Problem

G
Gallenblase 23
Gang 47, 51, 59, 63, 83, 85, 126, 132, 151, 155, 191
Ganten, Detlev 84
Ganzkörperkoordination 78
Gehen 51, 58–60, 67, 73, 116, 151, 154
Gelenk .... 14, 24, 32–34, 44, 52, 60, 63, 69, 73, 84 f., 87, 90, 99, 144, 158, 179, 182, 200
- -entzündung 85
- -kapsel 10, 18, 172
Geschlechtsunterschied 162
Gewebe .... 11, 15, 18 f., 21, 23, 27–29, 38, 54 f., 70–73, 77, 87, 94, 96 f., 108, 110, 112, 117, 128, 158, 172 f., 185, 192, 194, 200, 202
- Faszien- .... 6, 18, 20 f., 29, 33, 52, 54, 70 f., 76, 78, 89 f., 172

Faszien-, Typen von 17, 89
Fett- 18, 24, 200
Füll- 18, 28
fasziales 18, 63, 73, 172
-arten 22
-typ 22
Muskel- 10, 30, 76, 80, 181
Stütz- 27, 31
Gewicht .... 11, 61, 77, 85, 107 f., 160, 164
Gewichtsmanschette 106, 109, 164
Gibson, William 76
Gleichgewicht 67, 151, 193
Golgi-Apparate *siehe* Mechanorezeptor
Grapefruit 23, 31
Graven-Nielsen, Thomas 76
Griff, osteopathischer 93
Grundfunktion der Faszien *siehe* Faszie
Bewegen 26, 88, 92, 109, 111
Formen .... 26, 88, 90 f., 109, 111
Kommunizieren .... 26 f., 88, 95, 111
Versorgen .... 26 f., 88, 93, 111
Grundregulation 37
Grundsubstanz .... 21 f.
Grünteepulver 206
Gummiball *siehe* Ball
Gymnastik .... 32, 69, 188 f.

H

Hals 65, 124
-wirbelsäule 140
Haltung .... 14, 38, 41, 52 f., 60,
63 f., 65, 132, 202
Haltungsproblem *siehe* Problem
Handgelenk 164
Hantel 80, 106, 160
Harmonie, gestörte 188
Hartschaumrolle *siehe* Rolle
Haut .... 20, 22 f., 27–29, 31,
.... 33, 36, 43, 45, 192 f.
Head, Henry 39
Heilung 12, 85, 188
Heilverfahren 40, 42, 187, 193
Herzinfarkt 84
Homöopathie 40
Hormon 24, 191, 200
Schilddrüsen- 203
Wachstums- 204
Hüfte .... 22, 78, 105, 126, 144, 166, 173, 180 f.
Hüftgelenk 12, 82, 85, 118, 144, 180

Hüftoperation .... *siehe* Operation
Huijing, Peter 44
Hülle .... 18 f., 29–31, 53, 55, 76, 78, 81
Hyaluronsäure 22
Hypermobilitätssyndrom, pathologisches 99,
siehe auch Marfan-Syndrom,
Ehler-Danlos-Syndrom

I

Immunsystem 21, 34, 203
Immunzelle *siehe* Zelle
Inselgebiet .... 44, *siehe auch* Insula
Insula 44,
siehe auch Inselgebiet
Insulinproduktion 203
Interorezeptor/Interozeption .... 44 f.
Ischiasnerv 33

J

Joggen 58, 116

K

Kalium .... 203 f.
Kalzium 20
Katapulteffekt .... 57 f., 151
Kieselerde .... 205 f
Kleidung .... 12, 108 f.
Klingler, Werner 28
Knie 22, 24, 116, 118,
144, 162, 181
Knochen .... 9, 19 f., 23, 26, 29, 31,
40, 51, 54 f., 58, 60, 62 f.,
78, 83 f., 200
-ansatzpunkt 29
-haut 31, 54, 202
Knorpel 18, 24, 54, 63, 85, 144
Kollagen *siehe* Strukturprotein
-faser *siehe* Faser
-produktion 77
-synthese 98, 202–204
Kommunikationsphänomen 27
Kommunizieren *siehe* Grundfunktion der Faszien
Kontraktion 32, 55, 58
Koordination .... 9, 11 f., 63, 70, 78, 82 f.,
85, 95, 160, 185, 197
Kopf .... 29, 59, 65 f., 124, 140, 174
-schmerz *siehe* Schmerz
Körperbewegung 10, 197
Körpergefühl 34, 45, 94, 109, 151, 158

Körperhaltung 12, 71
Körperstatik 40, 63, 83
Körpertherapeut/-therapie 9, 14, 38, 209
Körperzentrum . . . . 197, *siehe auch* Powerhouse
Kraftaufbau 15
Krafttransfer 29
Kraftübertragung 53, 70
Krankenkasse 91, 196
Kreuzschmerz *siehe* Schmerz
Kurkuma . . . . 206 f., *siehe auch* Curcumin

L

Laban, Rudolf von 69, 197
Langevin, Helene . . . . 42, 190 f., 193
Laterallinie 63, 66, 120, 138
Lehmann-Horn, Frank 41
Leistungsfähigkeit 12, 150, 82
Leistungszuwachs 11
Leitbahn 29, 41, 193
Lendenfaszie *siehe* Faszie
Luftballon 107
Lumbalfaszie *siehe* Faszie
Lymphe 27, 93
Lymphknoten 24
Lymphzelle *siehe* Zelle

M

Magnesium 204
Mangelerscheinung 84, 202
Mann . . . . 34 f., 69, 97–99, 105,
159 f., 161 f., 166, 203
Manualtherapeut 38
Marfan-Syndrom . . . . 99, *siehe auch*
Hypermobilitätssyndrom, Ehler-Danlos-Syndrom
Massage . . . . 32, 35, 39 f., 42 f., 93,
108, 173, 187 f., 191–193
Bindegewebs- 39
Selbst- 39, 87, 93, 173
Matrix . . . . 21 f., 37, 71
Mechanorezeptor 32, 93
Golgi-Apparat 32
Pacini-Körperchen 32
Rezeptoren, interstitielle 32, 35
Ruffini-Körperchen 32, 35
Medau, Hinrich 69
Medau, Senta 69
Meditation 90, 189, 191
mehrdirektional 24
Meinl, Daniela 105

Mense, Siegfried 42
Meridian 38, 42, 188, 193
Methode, alternative 188
Michalsen, Prof. Andreas 189
Mikroverletzung 47
minimalinvasiv 29
Mischtyp 98
Müller, Divo Gitta 209
Müller-Wohlfahrt, Hans-Wilhelm 207
multiple Sklerose 85
Muskelbündel 18
Muskelfaser *siehe* Faser
Muskelfaszie *siehe* Faszie
Muskelfibrille . . . . 75 f.
Muskelgewebe *siehe* Gewebe
Muskelkater 10, 74–77, 87, 94,
172–174, 176, 178
Muskelkette 12, 166
Muskelproblem *siehe* Problem
Muskelspannung 32, 35, 62
Muskelstörung *siehe* Störung
Muskeltonus 62, 93
Muskeltraining 15, 47, 77, 110, 162
Muskelzelle *siehe* Zelle
Muskulatur 12, 43, 82
Schulter-Nacken- 85
Becken- 197
Myers, Thomas W. 23, 41, 60, 63
Myofascial Release 93
Myofibroblast 44, 98

N

Nackenfaszie *siehe* Faszie
Nackenschmerz *siehe* Schmerz
Nahrungsergänzungsmittel 205
Narbe . . . . 24, 28 f., 44, 98
Naturheilkunde 188
Nervenbahn 34
Nervenende 22
Nervenendigung . . . . 22 f., 32–34, 195
Nervensystem . . . . 32 f., 35, 38, 189 f.
autonomes 35, 41
somatisches 39
vegetatives . . . . 32, 35 f., 39, 43, 90, 93, 191
Netz 11, 19, 22, 27, 62
Faszien- 196
Netzstruktur 71
Netzwerk 11, 24, 40, 60, 63, 87, 126
Faszien- . . . . 12, 73, 82, 105, 109, 110 f.